U0196971

临床内科疾病诊疗策略

主　编　耿　琳　曲光瑾　赵艳秋

副主编　孙　苗　李桂兰　刘　磊　买吾拉尼江·依孜布拉

编　委　（按姓名汉语拼音排序）

范香玲（北京市第二医院）

耿　琳（哈尔滨医科大学附属第一医院）

金　喻（山东中医药大学）

李桂兰（哈尔滨医科大学附属第四医院）

李　亮（海南医学院第一附属医院）

刘　彬（海南医学院第一附属医院）

刘　磊（海南医学院第一附属医院）

刘　伟（北京大学肿瘤医院）

买吾拉尼江·依孜布拉（新疆医科大学）

孟　朋（北京市昌平区中西医结合医院）

曲光瑾（哈尔滨医科大学附属第一医院）

孙　苗（哈尔滨医科大学附属第四医院）

叶　敏（海南医学院）

张引强（中国中医科学院西苑医院）

赵艳秋（哈尔滨医科大学附属第一医院）

北京大学医学出版社

LINCHUANG NEIKE JIBING ZHENLIAO CELÜE

图书在版编目（CIP）数据

临床内科疾病诊疗策略 / 耿琳，曲光瑾，赵艳秋主
编 . —北京：北京大学医学出版社，2023.7
ISBN 978-7-5659-2923-6

Ⅰ . ①临… Ⅱ . ①耿… ②曲… ③赵… Ⅲ . ①内科－
疾病－诊疗 Ⅳ . ① R5

中国国家版本馆 CIP 数据核字（2023）第 112323 号

临床内科疾病诊疗策略

主　　编：耿　琳　曲光瑾　赵艳秋

出版发行：北京大学医学出版社

地　　址：（100191）北京市海淀区学院路 38 号　北京大学医学部院内

电　　话：发行部 010-82802230；图书邮购 010-82802495

网　　址：http://www.pumpress.com.cn

E - m a i l：booksale@bjmu.edu.cn

印　　刷：北京信彩瑞禾印刷厂

经　　销：新华书店

责任编辑：法振鹏　慈光辉　　责任校对：靳新强　　责任印制：李　啸

开　　本：787 mm×1092 mm　1/16　　印张：16.75　　字数：317 千字

版　　次：2023 年 7 月第 1 版　2023 年 7 月第 1 次印刷

书　　号：ISBN 978-7-5659-2923-6

定　　价：78.00 元

版权所有，违者必究

（凡属质量问题请与本社发行部联系退换）

前　言

　　内科学在临床医学中占有极其重要的地位，其不仅是临床医学的基础，还与临床各学科存在密切的联系，是临床各学科的基础。目前内科主要包括呼吸内科、消化内科、心血管内科、神经内科、内分泌科、血液内科、传染病科和小儿内科等。虽然我们已对内科疾病的病理生理机制有了比较深入的认识，但是内科重症病情危急且复杂多变，医务人员必须动态掌握患者的病情变化，给予准确的救治并根据患者的实际病情变化及时合理地调整救治方法。

　　医学科技发展伴随而来的是更多科学先进的诊疗设备与方法逐步应用于临床，以为患者提供更好的服务，帮助患者更好地摆脱疾病困扰，由此相关的疾病诊疗策略不断发展，为此我们撰写了本书，目的是为广大内科一线临床医务人员提供借鉴与帮助。

　　本书介绍了内科常见疾病的症状与常用的诊断方法等基础知识；阐述了各系统主要疾病内科诊治策略。本书条理清晰，结构合理，融科学性、理论性及实用性为一体。

　　本书在撰写过程中，借鉴了诸多内科及重症相关临床书籍与文献资料，在此表示衷心的感谢。受作者水平所限，书中难免有错误及不足之处，恳请广大读者给予批评指正，以达到共同进步、提高内科医务人员诊疗水平的目的。

编　者

前　言

目 录

第一章 内科常用诊断方法

第一节 实验诊断

》一、实验诊断的主要内容

实验诊断的主要内容包括以下几个方面。

（一）临床一般检查

对血、尿、便、痰、骨髓、脑脊液、胸腔积液、腹水以及各种穿刺液、分泌物和引流物的常规性检查，包括物理学检查、化学检查及显微镜检查等。

（二）临床血液学检查

临床血液学检查包括贫血的检查、红细胞沉降率、血型鉴定、白细胞化学染色、白血病免疫分型、出血及凝血机制障碍等检查。

（三）临床生物化学检查

临床生物化学检查包括血电解质和微量元素、血糖、血脂及脂蛋白、血清蛋白质及蛋白电泳、激素及内分泌检查、肝肾功能检查、酶学检查、卟啉和卟啉前体检查、血液酸碱度检查和血气分析等。

（四）临床免疫学检查

临床免疫学检查包括各种免疫功能、临床血清学及病毒性肝炎的免疫学检查等。

（五）临床微生物学检查

临床微生物学检查包括各类致病性及条件致病性微生物的形态、染色、培养、生物化学反应、对药物的敏感性以及动物实验等。

（六）临床寄生虫学检查

临床寄生虫学检查包括血液寄生虫、包虫血清学检查、日本血吸虫检查及肠道寄生虫检查等。

（七）临床治疗药物监测

临床治疗药物监测包括毒物检测及药物浓度监测等。

（八）临床遗传学检查

临床遗传学检查主要是指染色体检查，包括染色体镜下形态结构的识别检查、核型分析、带型分析等。

随着现代科学技术的发展，放射性核素标记、自动化分析仪、计算机和激光等技术在实验领域中的广泛应用，疾病的诊断水平有了明显提高，今后实验诊断在医学中将发挥更大的作用。

》二、实验诊断的价值

实验诊断是运用基础医学、医用电子学等理论和技术直接为临床医学服务的各种检查，随着医学模式的转变，实验诊断也增加了为预防医学服务。目前，实验室检查已成为临床诊断不可缺少的依据，对临床诊断和鉴别诊断都具有决定性意义。此外，实验诊断还可以帮助人们了解社会卫生状况及人群健康状况，为制定卫生法规和条例、设置卫生机构等提供基础性数据；发现遗传性疾病、传染性疾病和各种潜在性疾病以及损害人体健康的各种有害因素；进行流行病学调查和流行病发病趋势的估计；进行食物中毒致病因素的调查等。以上各方面都需要进行有关的实验室检查项目才能予以确定。实验诊断对提供个人健康数据也起重要作用，定期健康检查中的实验室检查项目，如血脂检查、肝功能检查、乙型肝炎抗原和抗体检查、癌胚抗原检查以及有关项目的实验室检查，可以为个人的健康状况提供重要数据，可作为个人健康和生活指导的依据。

》三、实验诊断的标本收集

标本是实验诊断检查的对象，检验结果的准确与否，与采集标本、转送标本以及保管标本是否得当有密切关系。标本采集后应及时送检，尤其是排泄物、分泌物和穿刺物等标本对时间的要求更为严格，不能立即送检时应对标本做适当处理，如将血清或血浆分离后置于4℃冰箱内保存等，以避免影响实验结果的准确性。

（一）血液标本

血液成分受机体代谢和生物钟的影响较大，因此血液标本的采集时间一般都有严格规定和要求，如血液化学检查多在空腹时采集，空腹血是指采血前应禁食 8 ～ 12 h，可在晨起或饭前采血，禁食时间不仅可以直接影响测定的吸光度，还可以改变血液成分，影响测定结果。过度饥饿也会影响血液内某些成分的浓度。功能检查，如葡萄糖耐量试验都应按限定时间采集标本；急诊标本则应根据病情需要随时采集，如急性心肌梗死时心肌酶的测定等。

血液标本依据检查项目的不同又可分为全血、血浆和血清三种。采集全血和血浆标本时，应根据需要加入相应的抗凝剂，例如，草酸钾和草酸钠常用于酶学检查以外的各种生化检查，枸橼酸钠常用于红细胞沉降率检查等；肝素可抑制凝血酶原转化为凝血酶，除某些凝血机制的检查外，应用甚广。采集血液标本的容器一定要干燥、洁净，抽血用的注射器内芯也应干燥，否则会出现溶血现象，影响检查结果。采集标本做细菌培养时，应严格按无菌操作要求进行。

（二）尿液标本

收集的尿液标本的性状和成分既可直接反映泌尿系统有无器质性或功能性改变，也可反映机体有无其他系统的病变，如尿胆红素、尿胆素、淀粉酶、糖、血红蛋白测定等。做定性检查时可随时留取新鲜尿液，但以晨起第一次排出的尿液为最佳，因为此时的尿液较为浓缩，比重高，有形成分形态的保持较为完整。进行功能试验时应按检查项目要求按时留取尿液。留取 24 h 尿液时，标本瓶中应加入防腐剂，如检查细胞、管型等有形成分时，每 100 ml 尿液中可加入 40% 甲醛约 0.5 ml，以防止细菌生长。

（三）粪便标本

粪便是消化道排出的废物，其主要成分为食物残渣、水分和肠道细菌。消化系统各脏器的功能状态及病变都可影响粪便的性状和组成。检查粪便中有无炎性成分、出血和寄生虫感染等，可判断消化系统的病变状态，协助消化道恶性肿瘤的诊断。采集标本时宜用新鲜排出的粪便，选取有脓、血、黏液等成分的部分。一般检查留少量粪便即可，容器一般用涂蜡纸盒。检查蛲虫时，应于夜间 11 时左右，用比载玻片略小的透明胶带或薄玻片由肛门粘取或刮取，贴于玻片上检查。

》 四、实验诊断的影响因素

实验检查结果的正确与否对临床诊断极为重要。在实际工作中，由于受多种因素的影响，检测值与实际值有时不完全相符。因此，在应用实验检查结果时，必须密切结合患者的临床表现和其他资料，正确判断其临床意义。

（一）非疾病因素的影响

多数实验检查，尤其是血液化学检查，一般需要空腹取血，例如，高脂肪饮食后三酰甘油升高，较空腹可升高 10 倍之多；高糖饮食后血糖迅速升高，3 h 后才能恢复正常等。此外，体力活动也可引起血液成分的改变，例如，轻度活动可引起血糖升高，继之出现皮质醇及胰岛素升高；许多与肌肉有关的酶，如 CK、LDH、AST 在运动后都可以出现不同程度的升高。

（二）技术误差的影响

实验结果分析是一个复杂的过程，其中任何一个环节稍有误差即可影响结果的准确性。因此，实验室必须有一系列质量控制措施，涉及实验检查的方方面面，包括实验方法、对实验干扰因素的控制、试剂质量、标准物质质量、仪器设备的标定、结果计算、人员素质、是否严格按照预定步骤进行操作等。技术误差在日常工作中难以避免，当医生遇到实验结果与临床表现不符或两次实验结果误差过大时，应及时与实验室联系，必要时进行重复检查，以避免技术误差对实验结果的影响。

（三）药物影响

药物对血液、尿液等成分的影响是一个极其复杂的问题。药物可以使某些物质在体内的代谢发生变化，也可以干扰测定中的化学反应。因此，患者要进行某项会受药物影响的检查，必须事先停服某种药物，这样才能得到准确结果。例如，应用青霉素可使 AST 及 CK 升高，频繁注射时，后者可升高达 5 倍之多。有些药物虽不直接影响检查结果，但当其颜色、理化性质与被测物质接近时也能影响检查结果。细菌培养时常因应用大剂量抗生素而出现假阴性。有些药物会损害组织或脏器引起功能变化，如药物性肝炎及药物性肾功能障碍等，临床医生应予以注意。

（四）止血带的影响

止血带的压迫可使静脉扩张、淤血，止血带压迫处血管内血液可漏出，这些变化都会影响血液成分。例如，使用止血带 1 min，血浆清蛋白可增加 6%，使用止血带 3 min，胆红素等成分可增加 5% 或更多，因此在采血时应尽量缩短使用止血带的时间。

（五）生理性影响

生理性影响可以表现为个体自身、个体间和人群之间的差异。生理性影响因素有遗传、年龄、性别以及月经周期、妊娠等。它们对实验检查的影响大小不一，一般只引起正常范围内的波动，且这些波动多数有一定的规律性，检查项目不同，变化幅度也各有不同，但有时也可超出生理界限。

（六）实验诊断正常值的解读

实验诊断的首要步骤是判定被检标本的检测值是否正常，为此各项检查都应有判定的标准，即正常范围或简称正常值或参考值。定性试验的结果一般以阴性或阳性反应表示。用物理量表达的试验其结果必须有明确的数值，一般采用法定计量单位表示。

机体生理成分的正常值都是通过统计方法得来的，病理性产物或非生理性成分的出现均属异常，故无正常值可言。随着人们对机体认识的深入，检查方法与手段的改进，以及试验灵敏度的提高，过去认为正常人体内没有的物质或病理性产物，现在发现也有微量存在，并已成为人体固有的生理成分，如某些微量元素、胎儿甲种球蛋白等。

用以区别正常或异常的准则及假设是很重要的，首先要假设所有参加正常值测定的人都是健康者，其次要假设所有试验结果都是正态分布而非偏态分布的。绝大多数检查项目结果高于或低于正常值都有临床意义，少数检查项目仅单侧（即高或低值）有临床价值。

目前所用的正常值都是人群正常值，不是个体正常值，所以当有些人的某些检查项目低于正常范围时对某些个人来说并非异常。个人正常值在个人连续健康检查或日常检查中可获得，用这些方法获得的个人正常值来衡量此人患病时的检查结果的临床意义更为确切。

临床上常出现略高于或略低于正常值的结果，这些有可能属于 5% 的正常人，也有可能是异常值。判定其意义时首先应排除技术误差、标本处理不当、生理性过度影响和药物干扰等影响因素，然后再分析其临床意义，这对及时发现早期、隐匿型及潜伏期患者很有意义。

》 五、实验诊断的发展及趋势

现代医学发展十分迅速，基础医学尤其是免疫学及分子生物学的一系列突破性进展已对临床医学各领域产生了深刻的影响。随着科学技术的飞速发展，实验诊断方法的改进和设备更新的速度提高，实验诊断领域的内容不断充实、拓宽和深化。

1. 以自动化检测取代手工操作，现在多数仪器都由计算机控制，编有固定或可变程序，不但精密度、准确度进一步提高，且工作效率高，能满足日益增长的临床需要。

2. 普遍实现了微量化检测，即用很少量标本便可获得众多的参数。

3. 一些现代技术如分子生物学实验的 PCR、基因诊断以及流式细胞术等均已用于实验诊断领域。

4. 仪器专业化，检验组合配套。根据临床工作需要，将有关的检查项目组合配套，已设计出专业性较强的检测仪器。如应用血细胞检查仪能将血细胞检查的主要项目一次测出，最多可达20余项。应用自动生化仪能将24～32项生化检查项目一次测出，极大地减轻了实验室的工作负荷。

5. 普遍建立了质量保障制度，使检验质量经常处于客观监控状态，同时不断提高检验人员的素质，保证检验质量。

第二节　电生理学诊断

》 一、心电图检查

心电图（ECG，EKG）是应用心电图仪从体表记录到的心脏每一心动周期所产生的电活动变化的图形，对诊断心肌梗死、心室肥厚和各类心律失常等有独特的价值，已成为心脏疾病临床诊断中不可缺少的检查项目。

随着临床心电生理学的深入发展，除常规（体表）心电图外，特殊类型的心电图检查项目逐渐增多，主要有下列几种：①动态心电图；②心电图负荷试验；③希氏束电图；④食管导联心电图；⑤高频心电图；⑥人工心脏起搏心电图；⑦正交心电图；⑧体表心脏等电位标测图。

除心电外，心脏的机械性活动及音波等也可用仪器记录下来。将心脏的机械活动转变为电能记录下来，供分析研究使用的有收缩时间间期测定和心尖冲动图。收缩时间间期是从同步描记的心电图、心音图及颈动脉搏动图上测量计算出来的心脏各部分机械收缩期的各个间期的时间，是反映左心室功能的一种较好的方法。心尖冲动图是将心脏搏动在胸壁产生的振动转变为电能后记录下来的图形，能反映心脏周期活动的情况，也可间接反映左心室的功能。心音图是将心脏在收缩期及舒张期中产生的声音转变为电能后记录下来的图形，将心音图像化后，可与听诊对照，以弥补其不足。此外，尚有心磁图、指端光电容积描记图和心阻抗图等，这些都是以不同的原理从某一方面来研究心血管活动的方法，有的已应用于临床，有的尚在继续研究中。

》 二、脑电图检查

脑电图（EEG）是应用脑电图仪从头皮上将脑部的自发性生物电位加以放大和记录而获得的图形，已广泛应用于中枢神经系统疾病等的诊断、危重患者监测以及医学研究。本法是一种无创性生物物理检查方法，对诊断癫痫、颅内占位性疾病、颅内感染、颅脑外伤及影响大脑生理代谢的疾病有一定价值。随着电子技术的进展，EEG 检查出现了遥测脑电图、脑电位分布图、深部埋藏电极及计算机分析等方法。

》 三、脑诱发电位检查

脑诱发电位是指中枢神经系统在感受体内外各种刺激时所产生的生物电活动。例如，用闪光刺激人眼的视网膜，可以在视觉皮质（枕叶）引出一个诱发电位，称为视觉诱发电位（VEP）；用短声刺激可引出脑干听觉诱发电位（BAEP）及听觉皮质的诱发电位；用躯体的电方波刺激可以在顶叶皮质引出躯体感觉诱发电位（SKP）。脑诱发电位可以为临床提供有关神经系统传导通路障碍的客观而灵敏的信息，作为临床检查的有价值的补充。不过这些检查没有病因诊断的价值。此外，脑诱发电位检查的使用需要有既懂得脑诱发电位，又能结合临床进行分析的医生，在解读时还要认真考虑有无其他可以导致传导异常的因素。

》 四、血流图检查

血流图检查是一种采用电阻抗技术、无创性地记录生物组织中血液等容积变动的方法。因血流图是通过电阻抗来探测血流动力学的改变，故其名称以血流阻抗图（简称血流图）较为合适。临床上常用的血流阻抗图有脑血流图和肺血流图（肺阻抗图）。脑血流图已广泛应用。肺血流图在慢性支气管炎、肺气肿、肺心病、硅肺有相应的变化，对肺水肿和胸腔积液的反应也比较灵敏，对肺心病可测得一些有用的参数。

》 五、肌电图检查

肌电图（EMG）是应用肌电仪记录肌肉静止和收缩时的生物电活动。广义的肌电图学还包括神经传导速度、神经重复电刺激以及有关周围神经、神经肌肉接头和肌肉疾病的电诊断学。

肌电图一般用于肌病、周围神经疾病的检查，可协助判别病变的部位、程度和预后。肌电图还用于鉴别肌源性或神经源性损害；区别周围神经的髓鞘损害和轴索损害；确定神经损伤及压迫的部位、程度及预后；判定神经吻合后功能恢复的情况；判定咀嚼肌、膀胱括约肌、肛门括约肌的功能；也可用于运动医学和针灸麻醉的研究工作。

第三节　超声诊断

》 一、超声诊断原理

超声是频率在 20 000 Hz 以上、超过人耳听阈的声波。超声检查是利用超声在人体内传播过程中，遇到密度不同的组织和器官，即有反射、折射和吸收等的物理特性，使用不同类型的仪器，通过信号检测方法用波形、曲线或影像形式显示出来，以诊断人体器质性及某些功能性疾病的方法。目前常用的是反射法，超声具有良好指向性和与光相似的反射性、折射性以及多普勒效应等物理特性，将超声发射到人体内时，当其在组织传播中遇到声阻抗不同的界面时，即发生反射。由于各种正常和疾病组织、器官对超声的反射、折射和吸收不同，以及超声在液体、固体及气体介质中的传播速度不同，反射的"声能"也各异，因此在断面图像上可形成明暗不同的回声区域。通过对这些由超声反射构成的图像进行分析，结合生理学和病理学知识，即可对疾病的部位、性质及其引起的功能障碍做出判断。所以超声诊断的原理就是利用超声界面声反射成像的原理，界面反射是超声诊断的基础。

超声检查所用的超声频率一般为 1 ~ 10 MHz。小于 1 MHz 的超声波波长较长，分辨率较差，不能用于超声检查。从理论上讲，频率越高，波长越短，分辨率越好，对疾病诊断更有利。但频率越高，超声波在组织内的衰减越大，不利于进行深部组织检查。此外，发射频率由探头晶体厚度决定，频率越高，晶体越薄。以目前普遍采用的压电陶瓷制作晶体，很难做出能发射超过 10 MHz 超声波的探头。超声检查常用超声波频率只有 2.25 MHz、3 MHz、3.5 MHz、5 MHz 和 7.5 MHz 几种，此时在软组织中超声波的波长为 0.2 ~ 0.7 mm。超声在介质中传播时本身携带着能量。超声强度对超声诊断极为重要，只有当超声强度很小时，它对人体才是安全的；当超声强度超过一定限度时，它对人体组织也会产生损害。目前国际上对超声检查的安全阈值剂量尚未获得一致认识，但一般认为小于 10 mW/cm² 的超声强度对人体是安全的。

》 二、超声检查仪器分类

超声检查仪器的分类基本上可以分为 A 型、B 型、M 型和 D 型四种。

（一）A 型超声检查仪

A 型超声检查仪为振幅调制型，用单晶片探头产生单条声束在人体组织中传播，遇到声学界面所产生的一系列反射回声在示波屏时间轴上以振幅高低表达。示波屏 X 轴表示人体组织的深浅，Y 轴表示振幅的高低，即界面反射的强弱。A 型超声检查仪主要依据波幅高低、波形、波的密度和活跃度作为诊断疾病的基础。A 型超声检查仪属于一维显示，不能形成直观图像，只可用于探测界面距离、脏器径值及病变的物理特性，现在除用于胸腔积液、腹水定位的诊断外，已基本被 B 型超声检查仪所取代。

（二）B 型超声检查仪

B 型超声检查仪是目前临床应用最普遍的超声检查仪，是在 A 型超声检查仪的基础上发展起来的，为灰度调制型，即以不同灰度的光点表示界面反射信号的强弱，反射强则亮，反射弱则暗。声束顺序扫描（线形或扇形扫描）脏器时，反射光点群按次序分布成切面声像图，故可显示脏器的二维切面图像。当成像速度大于每秒 24 幅时，即可显示脏器的活动状态，称为实时显像。B 型超声检查是目前临床应用最广的超声检查法，几乎涉及临床所有学科，用于肝、脾、胆、胰、胃肠、肾、肾上腺、膀胱、前列腺、女性生殖系统、腹腔和腹膜后等部位疾病的诊断；用于颅脑、眼及眼眶、颌面、颈部、甲状腺、咽喉、乳腺、纵隔、胸膜、肺及头、颈、胸部疾病的诊断；用于先天性心脏病、风湿性心脏病、冠心病、心肌炎等心血管疾病的诊断。

（三）M 型超声诊断仪

M 型超声检查仪是在 A 型超声检查仪基础上改造而成的一种用于检查活动器官的超声检查仪，为活动显示型，也属于灰度调制型，是在 B 型超声扫描中加入慢扫描锯齿波，使反射光点从左向右移动扫描。在 M 型超声检查仪示波屏上，X 轴为光点慢扫描时间，可显示一段时间内的超声及其他生理参数的曲线，Y 轴代表声束传播的深度和组织活动的幅度。从光点的移动可观察被探测物体的深度及活动状况，主要用于心脏及大血管的探查，称为 M 型超声心动图。M 型超声检查仪于 20 世纪 60 年代开始应用于临床，70 年代初在临床普及，对各种心脏疾病，尤其是心脏瓣膜病具有重要的临床诊断价值。

（四）D 型超声检查仪

D 型超声检查仪是各种超声多普勒检查仪的总称，是利用多普勒（Doppler）效应，显示探头与被探测物体之间相对运动产生的多普勒频移的超声检查仪。当声源和接收器之间发生相对运动时，接收器接收到的声波频率与声源发射频率之间存在一个频率的偏移，简称频移，这种现象称为多普勒效应。在应用 D 超声检查仪对人体做超声检查时，血液中红细胞的散射构成了超声多普勒频移信号的主要组成部分，当血流方向朝向换能器时产生正性频移，即频移向上，当血流方向背离换能器时产生负性频移，即频移向下。这就是各种 D 型超声检查仪的基本原理，目前主要有具备距离选通功能功能的脉冲式多普勒和不具备距离选通的连续多普勒两种基本方式。D 型超声检查仪主要用于心脏、大血管及脏器内血管的血流动力学状态的检测，特别适于观察瓣膜病及先天性心脏病的反流及分流情况。

（五）彩色多普勒血流显像仪

彩色多普勒血流显像仪（CDH）是 20 世纪 80 年代中期发展起来的新型超声多普勒检查仪，其最大的特点是，探头在扫描时不断从每条声束线的多个水平提取多普勒频移信息，经过彩色编码处理，可以在显示器上显示二维彩色多普勒血流图像。通常将血流色彩规定为朝向探头方向的血流为红色，背离探头方向的血流为蓝色；以色彩的亮度来表示速度的大小；而以红蓝混合的杂乱色彩表示血流出现湍流时血流方向的不一致。因此，彩色多普勒血流显像仪可以实时显示血流信号的空间信息，对奇异方向和多个部位的血流异常具有独特的诊断能力。进行彩色多普勒血流显像检查时，借助二维超声图像，可观察心脏解剖结构，了解腔室大小、血管走向、瓣膜形态及连续关系等，通过彩色多普勒图像可观察心内血流的方向、速度、有无反流与分流等，两者互相结合，图像直观，检查快速易行，结果比较可靠，其准确率甚至可高于心导管检查。

除上述超声检查仪外，还有超声电子计算机体层成像（US-CT）、超声显微镜和超声全息照相等多种新的超声成像设备正在研制或发展过程中，其中与 US-CT 十分接近的超声全景扫描（panoramic scan）已在临床正式投入使用。

》 三、介入性超声

介入性超声（interventional ultrasound）是指在实时超声引导下，将穿刺针、导管等插入体内或将特殊探头置入体内进行各种诊疗操作的新技术。这项技术经历了 20 多年的反复研究和实践，形成了现代超声医学的一个新分支。由于该技术具有安全、简便、效果好、费用低、不受放射线辐射影响等优点，迅速普及，在临床各种疾病的诊治中占有重要位置。

介入性超声与介入放射学有着密切的联系。在目前临床开展的介入放射学项目中，部分可由介入性超声替代，部分则可由两者配合完成，互相取长补短。

（李桂兰　范香玲）

第四节　影像学诊断

医学影像学包括传统的 X 线检查、计算机体层摄影（CT）、磁共振成像（MRI）、数字减影血管造影（DSA）和介入放射学等检查技术。这些新检查技术的应用，使人体器官和组织的影像更为精细，使疾病的诊断水平有了空前的提高。现代医学影像检查技术在临床工作中已越来越受到广大医务工作者的重视，已成为不可缺少的、极为重要的诊断手段。

一、X 线检查

X 线检查是利用 X 线的特性，通过透视或摄影的方法，使人体内部结构或器官在 X 线显示屏或胶片上形成影像，从而了解人体的解剖和生理功能状况及病理变化。X 线检查在影像诊断学中应用最早，传统的 X 线检查曾对临床疾病的诊断起过重要作用，并一直沿用至今。

X 线检查可分为一般检查、特殊检查和造影检查 3 种。一般检查是 X 线检查中最基本的检查方法，包括透视检查和 X 线片检查，在临床上应用最多。透视检查应用最广的是胸部和胃肠道的检查，其次是大的骨折、脱臼以及异物的检查等。目前，X 线透视检查利用影像增强器已可在亮室内进行，若加上 X 线电视系统，则可做电视透视。X 线片检查是临床使用的重要检查方法之一，可用于人体各个部位，常用的体位有正位、侧位，必要时还可采用斜位、前弓位和切线位等，以充分显示病变。X 线片检查能显示人体的细微结构和厚而致密的组织。数字化 X 线摄影是做 X 线检查影像经计算机处理后转换为数字化图像，其显示的图像层次比普通 X 线照片多，但设备价格昂贵，目前尚未能在临床广泛使用。X 线特殊检查包括断层摄影、荧光缩影、放大摄影、高千伏摄影及记波摄影等。造影检查是把造影剂注入所要检查的器官或其周围产生对比显影，以达到检查和诊断的目的。

》二、计算机体层摄影

计算机体层摄影（CT）是计算机技术和 X 线扫描技术相结合的一种影像学检查方法，其基本原理是：当 X 线通过人体某一层面时，部分光子被吸收，X 线强度因而衰减，剩余的光子被位于人体对侧的探测器吸收，探测器将所接收的光信号转换为电信号，输送到计算机进行运算处理，获得每个像素的线性吸收系数，然后重建器官断层图像。

自从世界上第一代 CT 机问世以来，CT 发展非常迅速。由于 CT 机的设计、制造、软件功能以及 X 线技术的快速发展，CT 扫描在速度、分辨率等方面均在明显提高，近年来还出现了 CT 三维成像、螺旋扫描等新技术，从而使 CT 的应用范围更加广泛。

根据所采用 X 线束、探测器、扫描方式和所需扫描时间长短的不同，CT 可被划分为 1 ～ 5 代 CT。第 1 代和第 2 代 CT 用于头颅扫描，它们扫描所需时间分别为 5 min和 1 min。第 3 代以后的 CT 可应用于全身扫描，所需扫描时间第 3 代为 10 s，第 4 代为 1 s。为了提高心血管检查的效率，现在又设计出第 5 代 CT，又称心血管 CT，此代CT 可在 1 s 时间内得到 17 ～ 20 个图像，适用于心血管动态扫描。

CT 图像具有比常规 X 线片高 10 倍以上的分辨率，可以反映出普通 X 线片看不到的病变。例如，普通 X 线片不能显示脑内出血灶，在 CT 图像上却可显示出来。临床上往往不易区分脑出血或脑梗死，CT 也可明确鉴别出这两种疾病。CT 对颅脑其他疾病也有较高的诊断价值，如对于外伤、感染、血管疾病、先天畸形、肿瘤等，CT 均为首选的检查方法。对于肝、胰、脾、肾等实质脏器疾病，特别是占位性病变，CT 也有较高的阳性诊断率，若与 B 型超声检查配合使用，可达到更高的诊断率。CT 对五官、盆腔、脊柱、四肢、纵隔等部位疾病的诊断也有其独到之处。CT 对肺及胃肠道疾病的诊断也可起到补充作用。

CT 的发明在医学史上特别是在影像诊断学发展史上具有划时代意义，其推广使用到全身各个系统只用了很短的时间。CT 机的不断改进使其扫描时间缩短，扫描厚度不断变薄，影像越来越清晰。CT 机技术本身目前基本已达到成熟阶段，将来的发展主要在简化结构、降低成本，以使 CT 机已成为现代化医院不可缺少的常规影像学检查设备。

三、磁共振成像

磁共振成像（MRI）又称核磁共振成像术，是利用人体组织中特定原子核在磁场中所表现出的磁共振现象而产生的信号，经过电子计算机处理，重建出人体某一层面的图像并据此进行疾病诊断的一种技术。MRI 对器官及组织成像的对比度和敏感性比 CT 高，可显示一些在 CT 上不能显示的病变，如肝癌周围的病灶、脑白质轻度变性、较小的脑肿瘤等。

四、数字减影血管造影

数字减影血管造影（DSA）是一种将计算机图像处理技术与常规血管造影术相结合的数字减影的血管造影。它利用计算机处理造影剂注入前后所得到的数字化影像信息，以消除周围组织结构而使血管影响清晰显示。

常规血管造影术具有操作简便、成功率高、受检者痛苦较少并可使造影剂通过导管到达全身任何部位的血管从而能进行选择性血管造影等优点，但常规血管造影术的创伤性较大，需要注射较多量浓度较高的造影剂，胶片的消耗量也较大，且不能进行实时显示，对老弱患者及小儿仍有禁忌。

五、介入放射学技术

（一）经皮针刺活检术

经皮针刺活检术是基于影像学显像系统、细针穿刺和细胞病理学联合应用发展起来的一种简便、有效的诊断手段，在临床上广泛应用于以下部位的检查。

1. 胸部活检　主要用于肺部和胸壁病变的活检诊断。对于肺部弥漫性和局限性病变，可用 20 号薄壁带有槽沟的切割型针获取组织做病理学检查，或用细针穿刺抽吸标本做细胞学检查。活检一般是在 X 线、超声或 CT 引导下进行。临床多用于肺部肿瘤、炎性肿块和肉芽肿的诊断和鉴别诊断。

2. 腹部活检　主要用于肝、肾、胰等脏器肿块的活检诊断，可采用经皮细针抽吸活检。活检在 X 线、超声或 CT 引导下直接刺入肿块，抽吸组织做涂片后送细胞学检查，很少有并发症。细针穿刺还可应用于腹膜后、盆腔、主动脉旁淋巴结等处的活检。

3．甲状腺活检　用于甲状腺肿块及临床鉴别良性或恶性有困难者。

4．乳腺针吸活检　细针穿刺乳腺病变处做针吸活检，操作多在 X 线引导下进行，简便易行，很少有并发症。

（二）经管道穿刺活检术

经管道穿刺活检术是经穿刺道或经外科手术建立的通道，将导管插入有关脏器的管道内，对病变进行活检诊断的放射学技术。此技术在肝胆及泌尿外科应用较多。

（三）诊断性血管内导管技术

诊断性血管内导管技术是经周围血管插入特制导管至心脏、大血管及其他周围血管进行检查的一门专科技术，可用于各种选择性心脏和血管造影、血流动力学检查及监测、心内电生理检查和心内膜心肌活体组织检查等。

（四）经纤维支气管镜活检术

将纤维支气管镜直接插入病变区段的支气管，在 X 线引导下，用活检钳采取病变部位的活检组织做组织病理学检查的技术，临床上多在完成常规检查后，应用于周围性肺部病变。经支气管针吸活检可提高对肺部外周肿块的诊断率，操作方法上基本与使用活检钳相同，均在 X 线引导下进行。针吸活检出血量少，可达到活检钳不能达到的部位，由于针可自鞘内向前推进，故能刺入病变内抽吸，可明显提高诊断阳性率。

介入放射学技术正在迅速发展中，目前已深入临床各个领域，引起放射学界及临床各科医生的重视，但由于介入放射学需要一定的现代化仪器、设备和熟练技术，介入放射学技术的开展情况已成为人们衡量医疗机构放射学技术水平的重要标志之一。

（李　亮）

第五节　内镜诊断

内镜检查是应用可送入人体体腔、管道的内镜在直视下进行检查的技术。检查人体与外界相通的管道，如消化道、呼吸道及泌尿道等，可直接将内镜送入，称为无创性内镜检查；检查密闭的体腔，如胸腔、腹腔、关节腔等，需通过切口将内镜送入，称为创伤性内镜检查。

一、胃镜检查

纤维胃镜是目前临床应用最广泛的内镜，检查时将其通过食管插入胃腔及十二指肠，其具有柔软可曲、视野清晰、冷光光源、操作安全、易于掌握、患者痛苦较小、并发症少等优点，适用于食管、胃及十二指肠 1～2 段各种病变的检查。纤维胃镜的并发症主要有下颌关节脱臼、出血、穿孔和吸入性肺炎等，但较为少见。电子胃镜无纤维光导束，较光学内镜耐用，且影像更清晰，色彩更逼真，可以记录和固定图像，利于教学，若以计算机处理，可以获得更多信息，但价格昂贵。超声胃镜将超声探头导入胃内，通过超声扫描可对胃壁的层次及结构进行成像，对胰腺、胆管、黏膜下肿物等病变具有一定的诊断价值。

二、纤维结肠镜检查

1960 年以前使用的结肠镜均为硬管式，有效长度为 30 cm，只能到达乙状结肠，故称为乙状结肠镜，目前已较少使用。纤维结肠镜发展于 20 世纪 70 年代，其外形与纤维胃镜相同，有长、中、短三种规格。纤维结肠镜的问世及操作技术的提高，使结肠内镜的应用逐渐增多，凡疑有回盲部或结肠病变者均可考虑予以纤维结肠镜检查。纤维结肠镜的缺点是：检查耗时较长，技术要求高，患者有一定痛苦，仪器购置价格高，维护费用也较高。目前市场已有一种长度为 30～35 cm 的纤维结肠镜供应，价格较低，操作的技术要求也较低，可用于直肠及乙状结肠疾病的诊断。由于全程纤维结肠镜的常规检查，使未能钡灌肠检查发现的结肠息肉和结肠癌，常能被纤维结肠镜检查发现，使结肠息肉和结肠癌的诊断阳性率明显提高。

三、纤维支气管镜检查

早期使用的金属硬管式气管镜因检查时患者较痛苦，现仅用于小儿气管异物的取出。目前临床广泛使用的是纤维支气管镜，其外形与纤维胃镜相似，只是镜身更细而短，其可视范围大，可进入全部段支气管和大部分亚段支气管，操作方便、患者痛苦较小、安全性大、并发症少；危重患者可在床边进行检查；可在直视下进行各种活检操作；可采取防污染措施，取下呼吸道分泌物可做细菌培养，灌洗液可做细胞学、免疫学和肿瘤相关抗原等检查，提高了阳性诊断率。纤维支气管镜可连接摄像机、示教镜和电视装置，有利于科研资料的收集和进行教学。但一般纤维支气管镜的直径仍较粗，有 4 ~ 5 mm，对呼吸道通气有一定妨碍，如果患者一般情况差，伴有心、肺功能不全，严重高血压，主动脉瘤，哮喘急性发作期，急性感染，大咯血或出凝血机制异常，则不适宜进行此项检查。

》 四、腹腔镜检查

腹腔镜大多为金属硬管式，照明由冷光源经纤维光束导入腹腔内。腹腔镜检查多在气腹条件下进行，以利于观察全腹腔，操作必须严格无菌，防止引起腹腔感染。腹腔镜检查对腹腔疾病的诊断极为有用，如确定肝大和腹水的病因；诊断肝和腹腔的转移性癌肿；确定腹腔癌瘤患者能否手术及判断预后；为腹腔脏器、腹内肿块或腹膜活检显示进针取材部位等。腹腔镜诊断的准确率高达 90% 以上。

在局麻下进行腹腔镜检查是一种比较安全的创伤性检查，轻微并发症如皮下气肿的发生率约为 1%，较重的并发症如出血、肠穿孔等的发生率为 0.1% ~ 0.2%，死亡率低于 0.03 ~ 0.04%。

纤维内镜检查为临床诊治工作开拓了无限宽阔的领域，今后将继续取得进展，可给患者带来方便和费用低廉的诊断手段。

（刘　彬）

第六节　放射性核素诊断

随着我国核医学事业的迅速发展，放射性核素在临床医学中的应用日趋广泛和普及。利用放射性核素及其标记化合物对疾病进行诊断和研究，是现代医学的重要诊断技术之一。

》 一、核素非显像检查法

核素非显像检查法是利用较为简便的放射性探测器在体表探测和记录放射性核素或其标记物在脏器和组织中被摄取、聚集和排出的情况，以时间 - 放射性曲线等形式显示，并由此计算各种定量指标以判断正常与异常的检查法。临床上常用的有：甲状腺对碘（I）的摄取功能；肾的肾小管分泌或肾小球滤过功能，即"肾图"；红细胞寿命及红细胞破坏场所的测定；心室功能的测定等。此种检查方法由于探测器是在体表根据脏器和组织的正常解剖位置定位，与受检者脏器和组织的实际位置不一定吻合，有时甚至有很大差距。定位的不确定性影响测量结果的可靠性，这是非显像检查法的重要缺点，因此在有条件进行显像法检查的单位，非显像检查法已很少运用。但由于它具有价廉和方便的特点，作为初筛检查也有一定的临床价值。

》 二、放射性核素显像检查法

放射性核素显像（RNI）检查法是将放射性药物引入人体，利用脏器和病变组织对放射性药物摄取的差别，通过显像仪器来显示脏器和病变组织的影像的检查法的检查法。由于近代核医学仪器，如γ相机和发射型计算机体层摄影等以及放射性药物的发展，人体的任何脏器或系统几乎均可使用 RNI，加上计算机的应用，使显像与脏器的动态功能结合起来，这就是核医学独特的显像，也是它与其他形态结构显像的主要区别。脏器功能测定和显像需将放射性药物引入体内，但其量极微，现已基本上改用短半衰期放射性核素，故人体在一次检查中吸收的辐射剂量很低，一般皆低于 X 线常规检查，所以是安全的。

》 三、放射免疫分析

放射免疫分析是利用特异抗体与标记抗原和非标记抗原的竞争结合的原理，将特异的免疫反应或受体配基反应，通过测定放射性复合物计算非标记抗原的一种超微量分析方法。此法已可测定血、尿等各种体液和组织的 300 多种激素、某些肿瘤和病毒的相关抗原、药物和受体等的含量，最小检出值一般可达到 ng 至 pg 水平（$10^{-9} \sim 10^{-12}$ g），有的已接近 fg（10^{-15} g），较一般生物化学分析的灵敏度提高千倍至百万倍。因此，本法应用广泛，已成为内分泌疾病、糖代谢有关疾病、心血管系统疾病、消化系统等疾病的诊断和研究，肾功能放射免疫测定，血液系统放射免疫分析，药物血浓度监测，某些肿瘤和传染病的诊断分型以及受体研究必不可少的手段。目前又有放射免疫分析及放射受体分析等新的体外分析技术，测量的灵敏度及特异性更高。放射免疫分析无须将放射性物质引入体内。

（李　亮）

第二章 呼吸系统疾病诊疗策略

第一节 急性上呼吸道感染

》 一、概述

呼吸道感染是常见病、多发病，在世界范围内是致病和致死的重要原因。WHO 统计结果显示，呼吸道感染性疾病占呼吸系统疾病总发病率和死亡率的 10%。全世界 3/4 的抗生素用于呼吸道感染的治疗。我国统计资料显示，在城市，呼吸道感染是第 4 位的死亡原因，排在恶性肿瘤、脑血管病、心血管病之后。而在农村，呼吸道感染引起的死亡占第 1 位。急性上呼吸道感染是由于病毒、细菌、支原体等病原微生物侵入机体造成的呼吸道感染。它与患者的免疫系统功能下降、环境因素及机体部分维生素缺乏等有关。我国急性上呼吸道感染发病率较高，最常见的急性上呼吸道感染发病人群多为幼儿。

有资料报道吸烟是急性上呼吸道感染的主要危险因素之一，吸烟者比不吸烟者发生急性上呼吸道感染危险性成倍增加。研究提示吸烟者发生急性上呼吸道感染的风险比非吸烟者增加了 74.2%（OR 值 1.742）。

通过临床查体资料分析发现，血清胆红素水平偏低的人群更易出现急性上呼吸道感染症状，也就是说，生理范围内血清胆红素水平偏高是上呼吸道感染的保护因素，同时发现血清胆红素水平在男女两性之间存在显著差别，男性被调查者中高血清胆红素者 2303 例（73.71%），女性被调查者中高血清胆红素者 2406 例（61.53%），男女之间血清胆红素水平存在显著性的差别（$P < 0.05$）。研究中男性胆红素水平正常偏高者居多，而血清胆红素水平偏高恰好抵消了男性吸烟对呼吸道造成的危害。对筛选出的变量拟合多因素非条件 Logistic 回归分析，调整了吸烟、高血压、血清胆红素等因素的干扰后，发现血清总胆红素水平正常偏高可使急性上呼吸道感染的发生降低 51.4%，间

接胆红素正常偏高可使急性上呼吸道感染发生降低 42.5%。因此，有理由推测血清胆红素与急性上呼吸道感染有关。

急性上呼吸道感染的诊断主要靠临床表现，患者的主诉、病史很重要。由于过敏性鼻炎可出现打喷嚏、流鼻涕症状；咳嗽变异性哮喘可以咳嗽、咳痰为主诉，临床医师极可能把上述疾病误诊为急性上呼吸道感染，从而延误治疗。因此，临床医师在询问病史过程中必须询问发病诱因、持续时间、发病频次等。在调查研究过程中发现，有许多患者把过敏性鼻炎、咳嗽变异性哮喘当成急性上呼吸道感染来治疗。由于大多数患者在自认为发生上呼吸道感染时都会服用"感冒胶囊"治疗，而该类药物含有抗过敏成分，总体感觉治疗有效，但不久症状反复，很多人自诉经常"感冒"。因急性上呼吸道感染大多由病毒引起，治疗以休息、对症为主，不可乱用抗生素。而在调查中发现大多数患者发生急性上呼吸道感染时都配合使用抗生素治疗，认为这样恢复快，而恰恰忽视休息这一重要措施。同时，在调查中还发现大多数患者不重视"感冒"，认为只要打针、吃药即可解决。然而全世界每年都有几百万人因"感冒"而丧命。因此，每个医务人员都不能忽视"感冒"，同时要加强这方面的宣传教育，鼓励人们加强锻炼、合理营养、远离空气污染，从而预防急性上呼吸道感染。一旦发生，休息最重要，不可乱用抗生素。老年人因有多种慢性病，应及时就医。

》 二、病毒流行病学特征分析

急性上呼吸道感染是咽喉、鼻腔的急性炎症的总称，属临床常见多发病。病毒是上呼吸道感染的主要病原体。目前临床已发现的可致急性上呼吸道感染的病毒有 7 个科共 10 多类以及上百个亚型，常见病毒包括呼吸道合胞病毒（respiratory syncytial virus，RSV）、流感病毒（influenza virus，FluV）、鼻病毒（rhinovirus，RV）、腺病毒（adenovirus，ADV）、副流感病毒（parainfluenza virus，PIV）等。上呼吸道病毒感染患者的临床主要表现为咽喉疼痛、咳嗽、头痛、全身酸痛等症状，但不同病毒感染的症状缺乏特异性，若无法准确诊治，病情经久不愈，给家庭和社会带来经济负担。目前临床缺乏对急性上呼吸道感染病原体流行特征分析的研究。

》 三、病毒感染特征

急性上呼吸道感染是呼吸道常见疾病。研究显示，我国 4 岁以下儿童每年急性上呼吸道感染发病率约为 8%，成人约为 4%，给社会带来较大的经济负担。急性上呼吸道感染可由多种致病病原体导致，以病毒检出率较高。说明病毒感染是导致急性上呼吸道感染的最主要病因之一。

流感病毒是导致病毒感染最常见的病原体，属正黏病毒，以甲型流感的流行多见，乙型流感多呈散发或小暴发。呼吸道合胞病毒是仅次于流感病毒引起上呼吸道感染的重要病原体。急性上呼吸道感染临床主要表现为发热、头痛、咽喉肿痛、咳嗽、咳痰、流涕等。不同病毒导致急性上呼吸道感染的症状缺乏特异性，临床上诊断急性上呼吸道感染难以从症状上辨别病原体。

不同年龄人群呼吸道病毒阳性检出率具有显著差异，以 14 岁以下儿童中阳性检出率较高。而在小儿群体中，相关文献报道，低于 6 岁的婴幼儿急性上呼吸道病毒感染发生率高于年龄较大患儿。研究中，FluV、PIV、RSV、RV 在 0 ~ 14 岁的上呼吸道病毒感染患者中阳性检出率较高，可见婴幼儿、儿童对呼吸道病毒易感性高，是急性上呼吸道病毒感染的高危人群，原因与婴幼儿、儿童免疫系统发育并不完善，免疫功能相对较差，对病毒免疫力低有关。FluV、ADV 在 65 岁及以上患者急性上呼吸道病毒感染中阳性检出率也较高，可能也与老年人群免疫力低下有关。由此可知，婴幼儿、儿童、老年人群是急性呼吸道病毒感染的高危人群，应重点防控。

综上所述，急性上呼吸道感染以单一的病毒感染为主，不同病毒在年龄、季节分布上具有显著差异，在急性上呼吸道病毒感染高发季节应针对高危人群重点防控。

》 四、病因病理

有 70% ~ 80% 的急性上呼吸道感染由病毒引起。主要有流感病毒（甲、乙、丙）、副流感病毒、呼吸道合胞病毒、腺病毒、鼻病毒、埃可病毒、柯萨奇病毒、麻疹病毒、风疹病毒。细菌感染可直接或继病毒感染之后发生，以溶血性链球菌为多见，其次为流感嗜血杆菌、肺炎球菌和葡萄球菌等，偶见革兰氏阴性杆菌。其感染的主要表现为鼻炎、咽喉炎或扁桃体炎。

当有受凉、淋雨、过度疲劳等诱发因素，使全身或呼吸道局部防御功能降低时，原已存在于上呼吸道或从外界侵入的病毒或细菌可迅速繁殖引起发病，尤其是老幼体弱或有慢性呼吸道疾病如鼻旁窦炎、扁桃体炎者，更易罹病。其主要表现为鼻腔及咽黏膜充血、水肿、上皮细胞破坏，少量单核细胞浸润，有浆液性及黏液性炎性渗出；继发细菌感染后，有中性粒细胞浸润，大量脓性分泌物。

》五、临床表现

根据病因不同，临床表现可有不同的类型。

（一）普通感冒

俗称"伤风"，又称急性鼻炎或上呼吸道卡他，以鼻咽部卡他症状为主要表现。成人多数为鼻病毒引起，次为副流感病毒、呼吸道合胞病毒、埃可病毒、柯萨奇病毒等。起病较急，初期有咽干、咽痒或烧灼感，发病同时或数小时后，可有打喷嚏、鼻塞、流清水样鼻涕，2～3天后变稠。可伴咽痛，有时由于耳咽管炎使听力减退，也可出现流泪、味觉减退、呼吸不畅、声嘶、少量咳嗽等。一般无发热及全身症状，或仅有低热、不适、轻度畏寒和头痛。检查可见鼻腔黏膜充血、水肿、有分泌物，咽部轻度充血。如无并发症，一般经5～7天痊愈。

（二）病毒性咽炎、喉炎和支气管炎

根据病毒对上、下呼吸道感染的解剖部位不同引起炎症反应，临床可表现为咽炎、喉炎和支气管炎。

急性病毒性咽炎多由鼻病毒、腺病毒、流感病毒、副流感病毒及肠病毒、呼吸道合胞病毒等引起。临床特征为咽部发痒和灼热感，疼痛不持久也不突出。有咽下疼痛时常提示有链球菌感染，咳嗽少见。流感病毒和腺病毒感染时可有发热和乏力。体检可见咽部明显充血和水肿。颌下淋巴结肿大且触痛。腺病毒咽炎可伴有眼结合膜炎。

急性病毒性喉炎多由鼻病毒、流感病毒甲型、副流感病毒及腺病毒等引起。临床特征为声嘶、讲话困难、咳嗽时疼痛，常有发热、咽炎或咳嗽，体检可见喉部水肿、充血，局部淋巴结轻度肿大和触痛，可闻及喘息声。

急性病毒性支气管炎多由呼吸道合胞病毒、流感病毒、冠状病毒、副流感病毒、鼻病毒、腺病毒等引起。临床表现为咳嗽、无痰或痰呈黏液性，伴有发热和乏力。其他症状常有声嘶、非胸膜性胸骨下疼痛。可闻及干啰音或湿啰音。X线胸片显示血管阴影增多、增强，但无肺浸润阴影。流感病毒或冠状病毒急性支气管炎常见于慢性支气管炎的急性发作。

（三）疱疹性咽峡炎

疱疹性咽峡炎常由柯萨奇病毒A引起，表现为明显咽痛、发热，病程约1周。检查可见咽部充血，软腭、腭垂、咽及扁桃体表面有灰白色疱疹，有浅表溃疡，周围有红晕。多于夏季发病，多见于儿童，偶见于成人。

（四）咽结膜热

咽结膜热主要由腺病毒、柯萨奇病毒等引起。临床表现有发热、咽痛、畏光、流泪，咽及结合膜明显充血。病程 4～6 天，常发生于夏季，可于游泳池中传播。儿童多见。

（五）细菌性咽 - 扁桃体炎

细菌性咽 - 扁桃体炎多由溶血性链球菌引起，其次为流感嗜血杆菌、肺炎球菌、葡萄球菌等。起病急，有明显咽痛、畏寒、发热，体温可达 39℃ 以上。检查可见咽部明显充血，扁桃体肿大、充血，表面有黄色点状渗出物，颌下淋巴结肿大、压痛，肺部无异常体征。

六、辅助检查

（一）血象

病毒性感染见白细胞计数正常或偏低，淋巴细胞比例升高。细菌感染有白细胞计数与中性粒细胞增多和核左移现象。

（二）病毒和病毒抗原的测定

视需要可用免疫荧光法、酶联免疫吸附检测法、血清学诊断法和病毒分离和鉴定，以判断病毒的类型，区别病毒和细菌感染。细菌培养可判断细菌类型和进行药敏试验。

七、诊断

根据病史、流行情况、鼻咽部发炎的症状和体征，结合周围血象等检查可做出临床诊断。进行细菌培养和病毒分离，或病毒血清学检查、免疫荧光法、酶联免疫吸附检测法、血凝抑制试验等，可确定病因诊断。

八、治疗措施

呼吸道病毒目前尚无特效抗病毒药物，以对症或中医药治疗为常用措施。

（一）对症治疗

病情较重或发热者或年老体弱者应卧床休息，忌烟，多饮水，保持室内空气流通。如有发热、头痛，可选用解热止痛片如复方阿司匹林、去痛片等口服。咽痛可用消炎喉片含服，局部雾化治疗。鼻塞、流涕可用 1% 麻黄碱滴鼻。

（二）抗菌药物治疗

如有细菌感染，可选用适合的抗生素，如青霉素、红霉素、螺旋霉素、氧氟沙星。单纯的病毒感染一般不用抗生素。

化学药物治疗病毒感染尚不成熟。吗啉胍（ABOB）对流感病毒和呼吸道病毒有一定的疗效。阿糖腺苷对腺病毒感染有一定效果。利福平能选择性抑制病毒 RNA 聚合酶，对流感病毒和腺病毒有一定的疗效。近年发现一种人工合成的、强有力的干扰素诱导剂——聚肌胞（简称 polyt：C）可使人体产生干扰素，能抑制病毒的繁殖。

（三）中医药治疗

采用中成药或辨证施治对上呼吸道感染有其独到之处。

1．风寒表实证

症状：恶寒重，发热轻，无汗，头项强痛，鼻流清涕，咳嗽，吐痰稀白，苔薄白或白腻，脉浮紧。

选药：首选表实感冒冲剂。有头痛及周身、四肢酸痛者用九味羌活冲剂。伴有咳嗽吐痰者可选用荆防冲剂。感冒初起，可选用正柴胡饮颗粒。头痛明显者，可选用川芎茶调冲剂。合并鼻炎者，可以选用伤风停胶囊。风寒感冒，不能明确分清表实表虚者，可选用风寒感冒冲剂。

2．风寒表虚证

症状：发热，恶风，有汗，头痛项强，咳嗽痰白，鼻鸣干呕，苔薄白，脉浮缓。

选药：首选表虚感冒颗粒，以调和营卫，则汗止热退，诸症消除。

3．风寒夹湿证

症状：发热恶寒，头痛鼻塞，咳嗽痰多，质稀色白，脘闷纳呆，便溏，口不渴或渴不欲饮，苔白腻稍厚，脉濡。

选药：首选柴连口服液，饭后服。若湿浊不化，可佐藿香正气丸。病在暑月，六和定中丸更为对证。

4．风热证

症状：身热较著，微恶风寒，汗出不畅，头痛鼻塞，流涕黄浊，咽喉肿痛，口渴欲饮，咳嗽，吐痰稠黄而黏，舌边尖红，苔薄黄而干，脉浮数。

选药：首选银翘解毒丸（片、胶囊、冲剂、口服液）；或感冒舒冲剂。也可选用风热感冒冲剂或羚羊感冒片（胶囊、口服液）。或用羚翘解毒丸；或用柴胡注射液。甚者可用双黄连注射液或粉针剂。合并扁桃腺炎或咽喉炎者，可用六神丸、喉症丸含化。并用双黄连口服液或用银黄片。或选用玉液解毒颗粒。若属温病发热，咳嗽咽痛，可选用金莲清热冲剂。其他如抗病毒口服液或抗感颗粒，对风热感冒均有一定疗效。发热不重而咳嗽为主者，可选用桑菊感冒冲剂（片）。另有板蓝根冲剂，可作为风热感冒预防药物，有一定效果。

5. 风热夹湿证

症状：咳嗽，痰多色白，咽痒咽痛，发热头痛，肢体酸痛，鼻塞，脘闷纳呆，舌边尖红，苔白腻，脉濡数。

选药：首选芙朴感冒颗粒。

6. 暑湿证

症状：身热，微恶风，汗少，肢体酸重或疼痛，头昏重胀痛，咳嗽痰黏，鼻流浊涕，心烦口渴，或口中黏腻，渴不多饮，胸闷泛恶，小便短赤，舌苔薄黄而腻，脉濡数。

选药：首选暑湿感冒冲剂。胃肠型感冒，表证与胃肠道症状俱重者，可选用藿香正气丸（酊剂、软胶囊、合剂）。若外感风寒，内伤食积，吐泻俱作者，可选用午时茶；或选用四正丸。

7. 秋燥证

症状：恶寒发热，鼻咽口唇干燥，干咳少痰，舌边尖红，苔薄白而干或薄黄少津，脉浮。

选药：首选秋燥感冒冲剂。

8. 少阳证

症状：寒热往来，口苦咽干，头晕目眩，心烦恶心，不思饮食，舌边尖红，苔薄黄，脉弦细。

选药：首选小柴胡冲剂（片）。体温偏高者，可选用少阳感冒冲剂。该药乃小柴胡汤加青蒿而成，退热效果较好。若发热而无胃肠症状，可选用柴黄口服液，独具退热功效。

9. 卫气相兼证

症状：发热或持续，头痛，咳嗽，流涕黄浊，口渴欲饮或大渴不解，汗出较多，舌红苔黄，脉浮数或洪大。

选药：首选双清口服液。

10. 气虚外感证

症状：恶寒发热，头痛鼻塞，咳嗽痰白，倦怠无力，气短懒言，动则加重，感冒缠绵不愈，或反复发作，舌淡苔白，脉浮无力。

选药：首选项参苏丸（片）。若平素表虚不固，容易感冒，可选用玉屏风丸（冲剂、口服液）常服，以益气固表，预防感冒。

第二节　急性气管支气管炎

急性气管支气管炎是病毒或细菌等病原体感染所致的支气管、气管黏膜炎症。该病是婴幼儿时期的常见病、多发病，往往继发于上呼吸道感染，也常为肺炎的早期表现。本病多同时累及气管、支气管。临床以咳嗽伴（或不伴）有支气管分泌物增多为特征。

》一、病因

病原体为各种病毒或细菌，多在病毒感染的基础上继发细菌感染。常见的病毒为鼻病毒、呼吸道合胞病毒、流感病毒、副流感病毒及风疹病毒等。细菌以肺炎球菌、p-溶血性链球菌、葡萄球菌、流感杆菌、百日咳杆菌及支原体等多见。

》二、症状

发病可急可缓，大多先有上呼吸道感染症状，如咳嗽、发热等。体温可高可低，但多为低热，少数可达 38～39℃，可持续数天或持续 2～3 周。病初为单声干咳或咳出少量黏液痰，以后随病情发展咳嗽加剧，分泌物逐渐增多，痰呈黏液脓性。婴幼儿不会咳痰，多经咽部吞下。经过 3～10 天后痰量减少，咳嗽逐渐消失。年长儿全身症状较轻，可有头痛、疲乏、厌食。婴幼儿除上述症状外，还可出现呕吐、腹泻等消化道症状。

》三、体征

呼吸稍增快，早期两肺呼吸音粗糙，可闻及干啰音。以后因分泌物增多而出现粗、中湿啰音，啰音不固定，常在体位改变或咳嗽后减少甚至消失。

》 四、支气管炎的特殊类型

哮喘性支气管炎是婴幼儿时期有哮喘表现的支气管炎。年龄多见于2岁以下，患儿虚胖，往往有湿疹或其他过敏病史。多发生在寒冷季节。一般起病急，先有上呼吸道感染表现，继之出现呼气性呼吸困难，喘息明显，呼气延长，有显著的三凹征及鼻翼扇动、发绀。体温一般为低热或中度发热，肺部叩诊是鼓音，听诊两肺布满哮鸣音及中湿啰音。哮喘表现随感染控制而缓解。本病有反复发作倾向，随年龄增长，发病次数可逐渐减少，程度减轻，甚至消失。少数反复发作多次后可发展为支气管哮喘。

》 五、辅助检查

周围血白细胞数正常或稍高，由细菌引起或合并细菌感染时可明显升高。X线检查肺部纹理增粗或肺门阴影增深。

》 六、治疗

（一）护理

婴儿须经常调换体位，或抱起轻拍背部片刻，使呼吸道分泌物易于排出，多饮水，以利排痰，给予流质、易消化饮食。

（二）对症治疗

1. 止咳祛痰及镇静

一般不用镇咳剂，以免影响排痰。痰多时可服氯化铵糖浆或甘草合剂。痰黏稠者可用雾化吸入或蒸气吸入稀释。如干咳严重影响休息时，可服镇静药如异丙嗪或氯丙嗪，每次 0.5 ~ 10 mg/kg，每日3次。注意避免用药过量而抑制咳嗽反射，造成痰堵塞，使呼吸困难加重。

2. 平喘

喘息严重时应口服氨茶碱，每次 4 mg/kg，每日3次。或加入葡萄糖液 100 ml 静脉滴注，能缓解支气管痉挛，利于排痰。对于严重的哮喘性支气管炎，可用泼尼松，每日 1 ~ 2 mg/kg，分3次口服，或地塞米松，1 ~ 2.5 mg，每日 1 ~ 2 次，加入葡萄糖液 100 ml 静脉滴注，疗程1周左右。

（三）控制感染

由病毒引起者一般用抗病毒药物。婴儿、体弱儿或疑并发肺炎及其他化脓感染时，可用磺胺类药物或肌内注射青霉素，或应用其他广谱抗生素，若考虑病原为肺炎支原体，可采用红霉素或乙酰螺旋霉素。

（四）支气管炎疫苗注射

对于反复发作者，可用气管炎疫苗皮下注射。在不发作时开始，每周 1 次，每次 0.1 ml，以后每周增加 0.1 ml 至每周 0.5 ml 最大量为止，10 次为 1 疗程。如有效，可再用几个疗程巩固疗效。

（五）中医药治疗

1．风寒束肺证

症状： 咳嗽声重，喉痒不适，痰稀色白，鼻塞流涕，恶寒发热，头痛无汗，肢体酸楚，舌苔薄白，脉浮或浮紧。

选药： 首选止咳丸或止咳宁嗽胶囊。若肺寒重，咳嗽受凉加重者，可选用风寒咳嗽冲剂。若咳嗽反复发作，历年不愈者，可选用咳宁冲剂（糖浆）。若风寒外束伴痰浊壅肺，咳嗽痰多者，可选用桂龙咳喘宁胶囊。若为急、慢性支气管炎引起的咳嗽，可选用宁嗽露糖浆，或用镇咳糖浆（胶囊）。若外感症状消失而咳嗽不止者，可选用通宣理肺丸（冲剂）。也可用气管炎橡皮膏贴敷穴位。

2．风热犯肺证

症状： 咳嗽频作，气粗或咳声嘶哑，喉燥咽痛，咳痰不爽，痰黏或黄稠，常伴有鼻流黄涕，头痛口渴，肢体酸楚，恶寒发热等风热表证，舌质红，苔薄白或黄，脉浮数或浮滑。

选药： 首选感冒止咳冲剂（糖浆）。若咳重痰多，伴有气喘者，可选用止咳平喘糖浆。若咳嗽而外感症状不明显者，可选用枇杷止咳冲剂（胶囊）；或选用川贝枇杷冲剂（合剂）。若风热化毒，体温较高，咽喉肿痛者，可选用清热灵冲剂或解热清肺糖浆。

3．燥邪犯肺证

症状： 干咳无痰，或痰少黏稠难出，咽喉干痛，唇鼻干燥，或有恶寒发热，痰中带血，舌尖红，苔薄黄而干，脉细数。

选药： 首选蜜炼川贝枇杷膏或二母宁嗽丸。若伴风热外袭，咳嗽气喘者，可选用蛇胆川贝枇杷膏。若燥热盛而伴有咽喉疼痛者，可选用养阴清肺膏（丸、颗粒、口服液），也可选用罗汉果玉竹冲剂。

4.寒痰阻肺证

症状：咳嗽，痰多清稀，色白而粘，咳甚而喘，或咳嗽因寒而诱发，痰多不易咳出，舌苔白腻，脉沉。

选药：首选项止咳宝片。若外寒里饮，或寒饮伏肺，咳嗽伴恶寒发热者，可选用小青龙合剂（冲剂）。若咳甚痰阻伴气喘者，可选用复方川贝精片。慢性支气管炎引起的肺寒咳嗽，可选用消咳喘糖浆。

5.热痰阻肺证

症状：咳嗽气促，或喉中有痰声，痰多而黏或稠黄，咯吐不爽，或有热腥味，或痰中带血，胸胁胀满，咳时引痛，面赤身热，口干欲饮，舌质红，舌苔黄腻，脉滑数。

选药：首选三号蛇胆川贝片，其同类药有三蛇胆川贝末（糖浆）。也可选用射麻口服液或用除痰止咳丸。肺热盛而口渴欲饮者，可选用清肺化痰丸。肺热盛而口渴欲饮者，可选用清肺化痰丸。肺热阴伤，咽干口燥者，可选用止咳橘红口服液（丸）。久咳喘嗽伴咳痰带血者，可选止嗽化痰颗粒。咳嗽伴便秘，可选用千金化痰丸。咳嗽痰多，胸闷者可选用橘橘红冲剂。急、慢性支气管炎引起的咳嗽，偏于痰热者，可选用满山白糖浆，或用芩暴红止咳颗粒。小儿咳嗽伴消化不良者，可选用蛇胆陈皮散（口服液、胶囊、片）。痰热咳嗽，伴惊风抽搐者，可选用复方蛇胆陈皮末。百日咳可选用复方百部止咳冲剂（糖浆）。

6.痰湿阻肺证

症状：咳嗽反复发作，咳声重浊，因痰而嗽，痰出咳平，痰稀量多色白，晨起或饭后咳甚痰多，进甘甜油腻食物加重，胸脘痞闷，纳呆食少，神疲乏力，大便时溏，舌苔白厚腻，脉濡滑。

选药：首选二陈丸（合剂）。伴有感冒者，可选用杏仁止咳糖浆。气管炎咳嗽痰多者，可选用橘红痰咳煎膏，或选项用桔梗冬花片。气管炎引起的咳嗽伴哮喘，则可选用复方满山红糖浆。

7.热邪壅肺证

症状：咳嗽，痰涎壅盛，咽喉肿痛，口鼻生疮，牙齿疼痛，牙龈出血，大便干燥，小便黄赤，舌质红，苔黄燥，脉滑数。

选药：首选清火抑肺丸（片）或清气化痰丸。或选用急支糖浆。若肺胃热盛，咳嗽伴有咽喉肿痛，鼻衄咳血者，宜选用羚羊清肺丸。或选用牛黄蛇胆川贝散。

8.肺气虚证

症状：咳嗽，吐痰无力，平素体弱自汗，容易感冒，舌淡苔薄白，脉弱。

选药：首选参贝北瓜膏。

9．肺阴虚证

症状：干咳，咳声短促，痰少黏白，或痰中夹血，声音逐渐嘶哑，口燥咽干，午后潮热，两颧潮红，手足心热，作寐盗汗，日渐消瘦，舌红少苔，脉细数。

选药：养阴清肺丸（颗粒、口服液）。

10．肝火犯肺证

症状：咳嗽气逆，咳则连声，甚则咳吐鲜血，或痰带血丝，胸胁窜痛，性急易怒，烦热口苦，咽喉干燥，面红目赤，舌质红，苔薄黄少津，脉弦数。

选药：首选黛蛤散。

第三节　支气管哮喘

支气管哮喘是由多种细胞（如嗜酸性粒细胞、肥大细胞、T 细胞、中性粒细胞、气道上皮细胞等）和细胞组分参与的气道慢性炎症性疾病。这种慢性炎症导致气道反应性的增加，通常出现广泛多变的可逆气流受阻，并引起反复发作性的喘息、气急、胸闷或咳嗽等症状，常在夜间和（或）清晨发作、加剧，多数患者可自行缓解或经治疗缓解。

》 一、症状

为发作性伴有哮鸣音的呼气性呼吸困难或发作性胸闷和咳嗽。严重者被迫采取坐位或端坐呼吸，干咳或咳大量白色泡沫痰，甚至出现发绀等，有时咳嗽可为唯一的症状（咳嗽变异性哮喘）。哮喘症状可在数分钟内发作，经数小时至数天，用支气管舒张药或自行缓解。某些患者在缓解数小时后可再次发作。在夜间及凌晨发作和加重常是哮喘的特征之一。有些青少年，其哮喘症状表现为运动时出现胸闷、咳嗽和呼吸困难（运动性哮喘）。

》 二、体征

发作时胸部呈过度充气状态，有广泛的哮鸣音，呼气音延长。但在轻度哮喘或非常严重哮喘发作时，哮鸣音可不出现，后者称为寂静胸。严重哮喘患者可出现心率增快、奇脉、胸腹反常运动和发绀。非发作期体检可无异常。

三、诊断标准

1. 反复发作喘息、气急、胸闷或咳嗽，多与接触变应原、冷空气、物理、化学性刺激、病毒性上呼吸道感染、运动等有关。

2. 发作时在双肺可闻及散在或弥漫性、以呼气相为主的哮鸣音，呼气相延长。

3. 上述症状可经治疗缓解或自行缓解。

4. 除外其他疾病所引起的喘息、气急、胸闷和咳嗽。

5. 临床表现不典型，至少应有下列三项中的一项：①支气管激发试验或运动试验阳性；②支气管舒张试验阳性；③昼夜 PEF 变异率 ≥ 20%。

四、并发症

发作时可并发气胸、纵隔气肿、肺不张；长期反复发作和感染可并发慢性支气管炎、肺气肿和肺源性心脏病。

五、治疗

目前尚无特效的治疗方法。治疗的目的是控制症状，防止病情恶化，尽可能保持肺功能正常，维持正常活动能力，避免治疗副作用，防止不可逆气流阻塞，避免死亡。

六、中医药治疗

1. 寒邪客肺证

症状：喘咳气急，胸部胀闷，痰多稀薄色白，兼有头痛恶寒，或伴有发热口不渴，无汗，苔薄白而腻，脉浮紧。

选药：首选止喘灵气雾剂。病情稳定后，可用海珠喘息片，直至病情缓解。

2. 热邪壅肺证

症状：喘咳上气，息粗有力，甚则鼻翼扇动，咳而不爽，痰吐黏稠，伴有形寒身热，烦闷口渴，苔薄黄，脉浮数或滑。

选药：首选清肺消炎丸。伴有外感症状如身热恶寒者，可选用苦甘冲剂；或合用感冒丸。

3. 热痰阻肺证

症状：喘咳气涌，胸部胀痛，痰多黏稠色黄，或痰中带血，伴有胸中烦热，身热有汗，渴喜冷饮，面红咽干，小便短赤，大便秘结，舌苔黄腻，脉滑数。

选药：首选祛痰灵口服液或满山白糖浆。若喘重者，可选用喘息灵胶囊。若肺热而伤阴者，可选用鸡苏丸，则有清肺热、润肺燥之双重作用。对于肺热咳喘日久不愈，肺阴被伤者较为适合。

4. 痰湿阻肺证

症状：喘而胸满闷，咳嗽痰多而黏，不易咳出，兼有呕恶，纳呆，口黏不渴，舌苔厚腻，脉滑。

选药：首选咳喘顺丸。

5. 肺气不足证

症状：喘促气短，气怯声低，喉有鼾声，咳声低弱，痰吐稀薄，自汗畏风，常易感冒，舌淡苔白腻，脉细弱。

选药：首选固本咳喘片。肺气肺阴双虚者，可选用人参保肺丸。肺虚痰盛者，可选用理气定喘丸。病情平稳后，可选用慢支固本冲剂。

6. 肺阴不足证

症状：喘促气短，咳呛痰少质黏，烦热口干，咽喉不利，颜面潮红，舌红少苔，脉细数。

选药：首选润肺膏。或用洋参保肺丸。

7. 肺肾阴虚证

症状：喘促无力，咳嗽痰少而黏，或痰中带血，咽喉不利，潮热盗汗，或低热持续，腰膝酸软，手足心热，舌红少苔或光红无苔，脉细数无力。

选药：首选百令胶囊或百合固金口服液。若日久影响肾之气化，咳喘而肢体水肿者，可选用至灵胶囊。若阴虚火旺明显，出现潮热盗汗，而咳喘较轻者，可用麦味地黄丸。

8. 肾不纳气证

症状：喘促日久，动则喘甚，呼多吸少，气不得续，形瘦神疲，汗出肢冷，舌质淡或紫暗，苔薄白，脉沉细。

选药：首选金水宝胶囊。喘甚者，可合用喘舒片。若上盛下虚，喘促少气而痰涎壅盛时，可合用黑锡丹。

（李桂兰 金 喻）

第四节 肺 癌

》 一、肺癌发病危险因素

（一）吸烟

国内外研究一致认为吸烟是导致肺癌发生的最重要危险因素。一项美国的调查研究报道，2017 年估计有 4740 万美国成年人（19.3%）正在使用任意形式的烟草制品，在当前烟草制品使用者中，有 86.7%（约 4110 万）使用可燃烟草制品，19.0%（约 900 万）使用两种或两种以上烟草制品。WHO 在 2019 世界无烟日宣传中提到，每年大约有 120 万人死于吸烟所致的肺癌；与不吸烟者相比，吸烟者有高达 22 倍的风险更易患上肺癌。

环境烟草污染导致肺癌的风险同样不可小觑。在家或工作场所接触二手烟的非吸烟者，发生肺癌的风险增加了 30%。三手烟暴露与肺癌的关系是近年来比较新的环境烟草污染相关研究方向。目前研究已经明确三手烟内包含 PM2.5、丙烯醛、呋喃、丙烯腈和 1,3- 丁二烯等多种有毒物质，可对人体构成多种危害，尤其对更容易暴露于三手烟之下的妇女儿童。三手烟对机体的影响目前还只在体外实验和动物实验中有所证实，其是否可以导致肺癌还有待进一步研究证实。

（二）室内空气污染

室内空气污染物包括家庭空气污染物（HAP）、二手烟、家具释放的甲醛、燃气装置产生的氮氧化物以及建筑材料所含的挥发性有机化合物等。目前研究大多支持 HAP 和二手烟均与肺癌的发生相关。在我国，HAP 主要来自使用生物质（包括木材、木炭、秸秆、动物粪便）、煤和其他固体燃料在不通风的室内进行烹饪或取暖。

此外，烹饪油烟也是构成 HAP 的因素之一，一直被认为是肺癌的危险因素之一。有研究发现，在不考虑吸烟影响的情况下，烹调油烟可能是女性患肺癌的独立危险因素，烹饪时通风不良会增加患肺癌的风险。

（三）肺部相关病史

既往研究表明，多种呼吸系统疾病均与肺癌的发生发展存在一定联系。尤其是慢性阻塞性肺疾病（chronic obstructive pulmonary disease，COPD）一直被认为是肺癌的主要危险因素之一。

有学者在研究中绘制了 COPD 和肺癌的共同病因谱，提出 COPD 在肺癌发展过程中起着中介作用。研究发现在吸烟（或高累计吸烟量）和燃烧生物质（煤炭、木材等）的影响下，既往患有 COPD 的人比没有 COPD 的人患肺癌的风险要高得多。此外，COPD 在吸烟、被动吸烟、生物质燃烧和肺癌发生风险之间起到了中介作用。

（四）家族肿瘤病史

以往很多肺癌研究都观察到遗传敏感性与不吸烟的肺癌患者存在癌症家族集聚性的现象有关。LIN 等在国内进行的一项病例对照研究结果显示，有肺癌家族史（aOR=3.21；95% CI：1.89 ~ 5.46；P < 0.001）或任何其他癌症家族史（aOR=1.79；95% CI：1.30 ~ 2.47；P < 0.001）的个体，患肺癌的风险增加，尤其当母亲有肺癌病史时（aOR=14.92；95% CI：3.37 ~ 66.07；P < 0.001）。结果表明，遗传易感性可能与肺癌存在密切关系。

（五）营养与饮食

饮食模式分析是检验饮食对癌症影响的一种新方法，其研究的不是单个营养物质或食物，而是整体混合饮食的影响。TU 等对目前美国比较流行的三种饮食模式："德州 - 墨西哥""果蔬"和"美国 / 西方"与肺癌发病风险的关系进行了研究，结果发现德州 - 墨西哥模式与肺癌风险显著降低有关；果蔬模式与降低肺癌风险有关，而且对鳞状细胞癌和吸烟者的保护作用更加明显；相比之下，美国 / 西方模式与肺癌风险增加有关，对非小细胞肺癌和从不吸烟者的有害影响更为显著。另有学者通过经验归纳提出"波兰适应性地中海饮食"并探讨其与肺癌发病的关系，这种饮食模式包括 8 个饮食项目：蔬菜、水果、全谷物、鱼类、豆类、坚果和种子类、植物油与动物脂肪的比例、红肉和加工肉类。该研究通过问卷调查分析，发现坚持波兰适应性地中海饮食对肺癌有保护作用。

餐后血糖和胰岛素反应被认为在致癌中起一定作用。对此，有学者针对血糖指数、血糖负荷与肺癌风险的关系进行研究，结果发现在非西班牙裔白人中较高饮食血糖指数和其他肺癌危险因素可能共同或独立影响肺癌发病。PEILA 等的研究也发现，患糖尿病和（或）糖化血红蛋白升高与吸烟者患肺癌的风险增加有关。

》 二、临床表现与诊断

（一）临床表现

肺癌的临床表现是多样的，虽然呼吸道症状是主要的，但全身表现有时可出现在局部征象之前。从肺癌发病部位而言，中心型肺癌占 60%～70%，其中 90% 早期即可出现症状，周围型肺癌约占 30%，X 线可较早地发现，但 90% 早期均无症状。

1. 肺癌的主症

（1）咳嗽：通常为肺癌的首发症状，虽不是特有症状，但在某些情况下有一定的特殊性，患者可有干咳或咳吐少量黏稠白痰，或剧咳，热毒犯肺时可咳吐脓痰。有些患者既往无慢性咳嗽史，而此次咳嗽却形成一种异常感觉，2～3 周不愈，或虽有慢性咳嗽史而此次咳嗽的性质有改变，甚至伴有哮鸣，则当引起警惕。

（2）咯血和血痰：是肺癌首发症状之一，为间断性反复少量血痰，血多于痰，色鲜红，偶见大咯血。虽不是肺癌的必有症状，但特别是 40 岁以上患者，既往无咯血病史，突然出现不好解释的血痰，则应想到肺癌的可能。

（3）胸痛：早期通常为不定时地胸闷、压迫感或钝痛，有些患者难以描述疼痛的性质和部位，痛无定处，甚则胸痛剧烈或痛无暂缓。有的周围型肺癌患者以胸、胁痛，肩背痛，上肢痛等为首发症状，应引起警惕，防止误诊。

（4）气短：有时肿瘤并不大，患者亦会有气短、气促的表现。肺癌晚期，淋巴结转移压迫大支气管或隆突，以及弥漫型肺泡癌、胸腔、心包积液等则此症状更为明显。

（5）发热：可有发热恶寒或不恶寒，壮热，潮热，微热，因合并感染或"肿瘤热"所致，应注意，有些肺癌患者以发热或"感冒"起病，经 X 线检查以"肺内感染"进行治疗可获暂时疗效，但 X 线复查肺内阴影并未完全消失，有的在同一部位反复发生"肺炎"，则有支气管肺癌的可能。

2. 肺癌的兼症　因肺癌分泌的异位激素和类似物质的作用，可出现纷杂的肺外症状，可视为肺癌兼症，如类癌综合征（表现为皮肤潮红、腹泻、水肿、喘息、心悸阵作等）、库欣综合征、异位生长激素综合征、异位甲状旁腺综合征、异位促性腺激素综合征等。

3. 肺癌的危重症　肺癌晚期，除呼吸系统症状加重外，常因肿瘤直接外侵、淋巴及血行转移而引起一系列相应的症状及体征，有的则是危重征象。可表现为：

（1）颈部痰核（锁骨上淋巴结转移）、声嘶（喉返神经麻痹）、头晕目眩、胸闷、头颈肿胀、睛赤、唇紫（上腔静脉综合征）、吞咽困难、呼吸失畅（纵隔淋巴结受侵和压迫）、胸闷气促或气短心悸（膈神经麻痹或心包受侵）、悬饮（胸膜转移，胸腔积液）、Horner 征、上肢灼痛（颈交感神经丛和臂丛神经受侵）。

（2）肺癌发生脏器转移多为危重症，能得到根治者较少见，如骨转移出现骨剧痛或瘫痪；肝转移出现纳呆、恶心、胁痛、乏力、消瘦或黄疸；肾转移出现尿血；肾上腺转移出现艾迪生病等；发生脑转移者有头痛、呕吐等颅内压增高症状，预后极差。

（二）诊断

1. 肺癌的影像学检查　肺癌的 X 线检查（胸部平片，体层摄影及部分患者的支气管造影等）是诊断肺癌的重要方法之一，如能熟读 X 线所见并与临床密切结合，对大部分肺癌均可做出比较确切的诊断。CT 扫描及 MRI 的应用，使肺癌的定性、定位及分期诊断有了很大的提高。

2. 肺癌的痰液脱落细胞学检查　包括痰液、纤维支气管镜刷检物、支气管吸出液及灌洗液、各种穿刺物的细胞学检查，是确诊肺癌的重要方法。

3. 经皮肺细针穿刺活检　为确诊周围型肺癌的重要手段，比纤维支气管镜有更高的确诊率，但属于损伤性检查方法之一，应注意检查禁忌证。超声图像引导针吸活检为逐渐受到重视的技术，用超声引导做细针活检能获得满意的效果，尤其对胸壁和外周型肺部肿块的诊断是一种并发症少、诊断率高的有效方法。

4. 纤维支气管镜检查　此为诊断肺癌的重要手段，任何可疑为肺癌的患者都应做此检查，它不但可窥测肿瘤的部位和范围，还可直接取得组织做病理学检查。纵隔镜检查仍为诊断肺癌纵隔淋巴结转移的有效手段，由于检查比较复杂且属于损伤性方法，因此使用上受到限制。

5. 肺癌的血清学和生物学检查　目前仍在寻找对肺癌敏感性高、特异性强的生物标志物，近年来的一些研究展示了可喜前景，如单克隆抗体诊断肺癌及对肺癌患者染色体、癌基因的研究等，使肺癌的诊断技术进一步提高。

》 三、治疗

（一）治疗原则

手术治疗是当今肺癌治疗的首选方法，应根据组织学类型、生物学特性及临床分期制订具体方法。

1. 非小细胞肺癌

（1）Ⅰ、Ⅱ期：只要无剖胸探查禁忌证，都宜行根治性手术治疗。术后除Ⅰa 期外均需进行辅助化疗，有残留者术后放疗。拒绝手术或有手术禁忌证者，予根治性放疗。术后，放、化疗过程中和放、化疗后辅以中医药治疗。

（2）Ⅲa期：对有可能切除的患者首选剖胸探查，力争做规范性根治术。彻底切除有困难时，应尽可能切除肿瘤，并标记银夹，残留病灶术后放疗、化疗。无手术指征的患者应作根治性放疗，辅以化疗。肺上沟癌先作术前放疗。手术前后，放、化疗过程中和放、化疗后辅以中医药治疗。

（3）Ⅲb期：以放、化疗为主，辅以中医药治疗。

（4）Ⅳ期：主要使用全身化疗、中医药治疗、免疫及对症治疗。

2．小细胞肺癌

（1）局限期：凡病变为周围型、分期为 $T_{1-2}N_{0-1}M_0$ 者可先化疗 2 周期，再行根治性手术，然后再用联合化疗方案治疗 4～6 周期。化疗和放疗应交替使用，手术作为处理放、化疗后残留病灶的手段。

（2）广泛期：以化疗为主，辅以中医药治疗。对化疗疗效佳者，可作局部残留肿瘤的补充放疗。

（二）中医药治疗

1．肺郁痰瘀型

症状：咳嗽不畅，痰中带血，胸胁痛或胸闷气急，唇紫，口干，便秘，舌暗红，有瘀斑（点），苔白或黄，脉弦滑。

选药：星夏涤痰饮（周岱翰方）。

加减：胸胁胀疼者加制乳香、制没药、延胡索；咯血者重用仙鹤草、白茅根、旱莲草；痰瘀发热者加金银花、连翘、黄芩。

2．脾虚痰湿型

症状：咳嗽痰多，胸闷气短，疲乏懒言，纳呆消瘦，腹胀便溏，舌边有齿痕，舌苔白腻，脉濡、缓、滑。

选药：星夏健脾饮（周岱翰方）。

加减：痰涎壅盛者加陈皮、牛蒡子；肢倦思睡者加人参、黄芪。

3．阴虚痰热型

症状：咳嗽痰少，干咳无痰，或痰带血丝，咳血，胸闷气急，潮热盗汗，头晕耳鸣，心烦口干，尿赤便结，舌红绛、苔花剥或舌光无苔，脉细数无力。

选药：清金散结汤（周岱翰方）。

加减：五心烦热者加知母、丹皮、黄柏；口干欲饮者加天花粉、天冬；大便干结者加生地、火麻仁。

4. 气阴两虚型

症状：干咳少痰，咳声低微，或痰少带血，颜面萎黄暗淡，唇红，神疲乏力，口干短气，纳呆肉削，舌淡红或胖，苔白干或无苔，脉细如丝。

选药：固本磨积汤（周岱翰方）。

加减：面肢水肿者加葶苈子、郁金；神志昏蒙者加全蝎、蜈蚣、石决明。

》》 四、预防与调理

（一）预防

本病虽尚无确切的方法可以预防，但加强锻炼，增强机体抗病能力，避免致癌因素的长期刺激是可以降低发病率的。平素宜心情开朗，起居有时，保持室内空气新鲜，注意防寒保暖，防止外邪袭肺造成肺部感染。肺癌主要是环境性因素引起的疾病，其中吸烟是重要的致癌因素，因此劝阻吸烟对肺癌的预防有积极意义。控制大气污染，做好环境保护工作，从而达到预防肺癌的目的。必须采取各种切实有效的劳动防护措施，避免或减少与致癌因子的接触。防治慢性支气管炎，慢性支气管炎患者更不宜吸烟，因为患慢性支气管炎又吸烟人群的肺癌发病率高。早期发现、早期诊断与早期治疗，对降低肺癌病死率有意义。

（二）调理

1. 生活调理　治疗期间应注意休息，不可过多运动，应注意调理生活起居，改善生活环境，保持室内空气新鲜，居住在平房或楼房底层的更应该注意经常开窗通风，防止被细菌、病毒等感染。

2. 饮食调理　饮食调理或饮食中加入中草药来治疗疾病，增加营养，增强体质，使机体产生抗御病邪的能力，可起到辅助抗癌的作用。尤其对手术后或放化疗的患者，脏腑气血功能损伤严重，更应注重饮食疗法。

3. 精神调理　肺癌患者的精神调理非常重要，这对疾病的远期疗效有直接影响。医护人员应帮助患者调整心理状态，正确对待所患疾病，鼓励患者树立未来的生活目标，避免精神上和情绪上的紧张，作好为实现生活目标而承受治疗的心理准备。实践表明，有心理准备，有承受能力，性格开朗，有战胜癌症信心的患者，其机体免疫状况均能得到提高，其对治疗的承受能力、对治疗的反应均较好，相应的远期疗效也较好。

第五节　肺源性心脏病

》 一、病因病理

（一）病因

引发本病的主要原因是肺部的慢性阻塞性病变，如慢性支气管炎、阻塞性肺气肿、支气管哮喘合并感染，且反复发作；或胸廓病变，如脊椎畸形、胸膜纤维化等；或有肺血管病，如各种原因所致的肺动脉高压等。

（二）病理变化

慢性支气管炎时，因支气管黏膜充血水肿，黏液腺增生肥大及管腔内黏液和炎性渗出造成细支气管的不完全阻塞，形成活瓣作用。因此，吸气时支气管管腔扩大，空气尚能进入肺泡，但呼气时管腔缩小，气体则不易排出而积滞于肺泡内。久而久之，肺泡壁弹性减退，导致残气增加、肺泡膨胀，进而肺泡壁破裂，融合为肺大疱，形成慢性阻塞性肺气肿。在此基础上，再发生肺动脉高压以及心脏的病变。

1. 肺动脉高压的形成　肺细小动脉痉挛是引起肺动脉高压的最主要因素；长期反复发作的支气管炎等可累及邻近肺动脉或支气管动脉分支，引起动脉壁炎症，从而发生肺细小动脉痉挛，管壁增厚，管腔狭窄或纤维化，甚至完全闭塞；血容量增多，可以加重肺动脉高压。

2. 心脏病变和心功能不全　肺循环增加，右心便发挥其代偿功能，以避免肺动脉压升高的阻力而发生肥厚。随着病情的进展，肺动脉高压超过右心的负荷，右心室失代偿，右心排血量下降，右心室收缩终末期残余血量增加、舒张末压升高，促使右心室扩大和右心衰竭。

3. 其他重要器官的损害　①脑组织 pH 下降，脑血管扩张、充血和渗出，脑细胞内、外水肿，软脑膜充血水肿，脑实质内小血管周围淋巴间隙显著增宽；后期可见脑回变窄、脑沟增宽等脑萎缩表现。②肝小叶中心坏死，肝、肾实质细胞萎缩、间质水肿和结缔组织增生。③肾上腺皮质萎缩。④胃、十二指肠黏膜糜烂、广泛渗血，发生溃疡伴出血。

》二、临床症状

本病的临床症状是随着病情发展逐步出现的。疾病的早期呼吸和循环功能尚能代偿，至晚期则出现呼吸衰竭和心力衰竭。

（一）症状

在功能代偿期，患者多有长期慢性咳嗽、咳痰或哮喘史，逐步出现乏力、呼吸困难，随其病程的进展，代偿功能逐渐丧失，逐步出现气急、心悸加重或发绀，尤其在发生急性呼吸道感染时，通气障碍进一步加剧，从而引起缺氧和二氧化碳潴留，并导致呼吸衰竭，在呼吸衰竭的早期表现为气急、胸闷、发绀和心悸等症状。若进一步发展，则产生低氧血症与高碳酸血症，可出现各种精神神经症状，称为"肺性脑病"，表现为头痛、头胀、烦躁不安、言语障碍，并有幻觉、精神错乱、抽搐或震颤，严重时可出现神志淡漠、嗜睡，最后出现昏迷。心力衰竭的早期症状可能与呼吸功能不全难以区别，但以后出现尿少、气短、心悸、发绀加重、上腹部胀痛、食欲缺乏、恶心甚至呕吐等右心衰竭的症状。

（二）体征

若病情处于功能代偿期，则可有肺气肿的明显表现，包括桶状胸、肺部叩诊呈过清音、肝浊音上界下降、听诊呼吸音减弱、心音遥远等；部分患者可有胸廓畸形。因有肺动脉高压和右心室肥大，叩诊时可有肺动脉和心浊音界扩大。在失代偿期，心力衰竭者体检示颈静脉怒张，心率增快，可有二尖瓣关闭不全所引起收缩期吹风样杂音，或心前区奔马律，可出现各种心律失常。肝大者可有压痛、水肿和腹水。在病程后期合并有肾上腺皮质功能不全时，口腔黏膜及面颊常因色素沉着而呈紫褐色斑。

》三、常见的并发症

（一）呼吸衰竭

慢性支气管炎、阻塞性肺气肿等慢性阻塞性肺病所致的慢性肺心病，功能失代偿期常伴有呼吸衰竭，尤其是肺性脑病的发生。

（二）酸碱平衡失调以及电解质紊乱

由于呼吸衰竭的出现，随着缺氧和二氧化碳潴留等影响，可发生各种不同类型的酸碱失衡以及电解质紊乱，致使呼吸衰竭、心力衰竭、心律失常的病情更加复杂化，对治疗、预后皆有重要的意义。

（三）心律失常

主要是由缺氧、高碳酸血症、肺动脉高压所引起，多表现为房性期前收缩（早搏）以及阵发性室上性心动过速，也可有心房扑动及心房颤动。少数患者由于急性严重的心肌缺氧，可出现心室颤动以至心搏骤停。洋地黄中毒及低钾血症也较易诱发心律失常。

（四）休克

休克是肺心病较为常见的严重并发症及致死的原因之一。①中毒性休克：由于严重呼吸道感染细菌毒素所致的循环障碍引起。②心源性休克：由严重心力衰竭，心律失常或心肌缺氧性损伤所致的心排出量锐减所引起。③失血性休克：常由上消化道出血所引起。

（五）上消化道出血

消化道黏膜水肿、糜烂、胃液中游离酸增加，可形成应激性溃疡。使用肾上腺皮质激素、口服氨茶碱等，均可造成刺激、损伤胃肠道黏膜而引起出血。

（六）弥散性血管内凝血

缺氧、酸中毒、感染等使毛细血管痉挛，通透性增加，液体渗出，血流浓缩，血流迟缓淤积，微血栓形成，严重时可并发弥散性血管内凝血（DIC）。

》 四、治疗

（一）抗感染治疗

选择有效的抗菌药物除了熟悉各种抗菌药物的抗菌谱、作用特点和副作用外，还应掌握有关病原微生物的分布、致病力和耐药性等资料。近年来，由于抗生素的广泛应用，肺部感染的病原微生物分布发生了很大的变化，主要是 GNB 感染明显增多。这在肺心病患者尤为突出。因此，临床病情紧急时，可据此特点选择抗菌药物，进行"经验性治疗"。一旦感染的病原明确，就应针对病原选用敏感、有效的抗菌药物。考虑病原体的耐药因素，可适当加大抗菌药物的剂量，亦可联合用药。

（二）支气管扩张剂在 COPD 治疗中的应用

支气管扩张剂能够舒张气道平滑肌，但并非所有 COPD 患者使用支气管扩张剂都能改善肺功能。然而，即使肺功能无明显改善，但患者的症状与活动能力能够得到一定的改善，所以正确使用支气管扩张剂对 COPD 患者将是有益的。

（三）肺动脉高压的药物治疗

缺氧性肺动脉高压不仅是引起肺心病的直接原因，还是肺心病死亡率的相关因素。降低肺动脉压，减轻右心室后负荷，可望延缓或阻止肺心病的发展。吸入氧化亚氮、长期氧疗（LTOT）及血管扩张剂等几种治疗可使肺动脉压降低，吸入 NO 是近年发现的能降低肺动脉压的方法，有关研究方兴未艾。

（四）氧气治疗

氧疗能提高肺泡气的氧分压，加大肺泡—毛细血管膜两边的氧分压梯度，从而促进氧的弥散，提高 PaO_2，通常 PaO_2 升至 $6.67 \sim 8.65$ kPa，SaO_2 升至 85% 以上，即能基本保证组织细胞的氧代谢需要，达到相对安全的水平。氧疗可以使因缺氧而引起的肺动脉收缩得到一定程度的缓解，肺动脉压降低，有利于减轻右心负荷，改善患者症状。

（五）呼吸道的湿化和雾化治疗

呼吸道的湿化及雾化疗法系用湿化或雾化的装置将药物（溶液或粉末）分散成微小的雾滴或微粒，使其悬浮于气体中并进入呼吸道及肺内，达到洁净气道、湿化气道、局部治疗（解痉、消炎、祛痰等）及全身治疗的目的。

（六）酸碱失衡的纠正

积极治疗肺部感染，通畅气道。肺心病患者的原发疾病是呼吸功能损害，急性发作时大部分是由肺部感染加重而引起气道阻塞加重，致二氧化碳潴留和严重缺氧，随之出现酸碱失衡和电解质紊乱。因此，强调在治疗上首先要积极治疗肺部感染，解痉祛痰，通畅气道，解除二氧化碳潴留，纠正缺氧。

（七）中医药治疗

肺源性心脏病在祖国医学中称为"肺胀"，多属阳虚水泛证，具有缓与急、夹杂内邪与外邪的特点。肺胀阳虚水泛证是由阳虚为主要原因引起的病证，阳虚可累及肺、脾、肾、心等脏腑，但关键的脏腑是肺和肾。

"病痰饮者，当以温药和之"应是阳虚水泛证的治疗原则。温性药物的功用广泛，除可以振奋阳气，开发腠理，通行水道外，温还可以燥湿；温可以化痰；温可以去饮。除可直接温补肺、脾、肾之阳外，还可以采用间接温阳法，即通利小便。"温"是治本之法，亦是治标之举，对于标实之证，需要结合攻、逐、消、导、汗、下之法加强治标之力。故对于阳虚阴盛、本虚标实的水湿为患的水肿痰饮病，非阳温之药不能运化，不仅需要温性药物的多方面功效，更是需要结合其他治法的综合作用，所以使用"和"法，"温药"只是其中之一，要标本同治，温阳利水逐饮之法同用。

　　肺胀阳虚水泛证在缓解期易于鉴别诊断，治疗方向偏移不大，在急性发作期证型发生了转变，阳虚水泛变成隐匿性，治疗方向发生了改变，须辨清有无外邪及其轻重，按标本缓急加以施治，更要遵守"治寒远寒，治热远热"的原则，使邪气得去，阳气得复。

（李　亮）

第三章 心血管系统疾病诊疗策略

第一节 正常心电图

》 一、心电图各波段的命名、特征及正常值

（一）P 波

心电图的第一个波为 P 波，代表心房除极。P 波的形态在大部分导联上呈钝圆形，个别可能有轻度切迹。P 波方向在 I、II、$V_4 \sim V_6$ 导联直立，在 aVR 导联倒置，在其余导联呈正向、双向、倒置、低平都可以。P 波时间（宽度）不超过 0.11 s，P 波振幅（高度）在肢体导联不超过 0.25 mV，在胸部导联不超过 0.20 mV。

正常 P 波在 V_1 导联常直立或正负双向，呈正负双向的 P 波其负向波通常用"Ptf-V_1"来表示，指 V_1 导联 P 波的终末电势。它的深度（mm）乘以宽度（s）即为它的大小，单位为"mm·s"，因为是负向波，所以取负值。若 Ptf-$V_1 \leqslant 0.04$ mm·s，提示左心房肥大。

（二）Tα 波

Tα 波代表心房复极，其方向总是与 P 波方向相反，不容易识别，常融合于 P-R 段、QRS 波群与 ST 段内，导致 P-R 段或 ST 段轻度下移。

（三）P-R 间期

P-R 间期为从 P 波开始到 QRS 波群开始的间隔时间，QRS 波群不论是以 Q 波或 R 波开始，其均称为 P-R 间期或 P-Q 间期，但通常称为 P-R 间期，它表示激动从心房传导到心室的传导时间。心率在正常范围时，成年人的 P-R 间期为 0.12 ~ 0.20 s。在幼儿及心动过速的情况下，P-R 间期相应缩短；在老年人及心动过缓的情况下，P-R 间期可略延长，但不超过 0.21 s（表 3-1）。测量 P-R 间期，应选择 P 波最宽的导联，一般在 II 导联测量。

表 3-1　各年龄段正常 P-R 间期最高值与心率（次／分）的关系

年龄段	P-R 间期最高值（s）				
	70 以下	71 ~ 90	91 ~ 110	111 ~ 130	130 以上
成年人	0.20	0.19	0.18	0.17	0.16
14 ~ 17 岁	0.19	0.18	0.17	0.16	0.15
7 ~ 13 岁	0.18	0.17	0.16	0.15	0.14
1.5 ~ 6 岁	0.17	0.165	0.155	0.145	0.135
0 ~ 1.5 岁	0.16	0.15	0.145	0.135	0.125

（四）P-R 段

P-R 段从 P 波终了至 QRS 波群起始间的一段时间，代表激动通过房室结及房室束所需要的时间，因激动自该处通过时出现的电位很小，故心电图上无波形产生，只有等电位线。

（五）QRS 波群

1．QRS 波群的命名　心电图的第二个波为 QRS 波群，是心室除极波。QRS 波群中第一个向下的波为 Q 波，第一个向上的波为 R 波，R 波后第一个向下的波为 S 波。不一定每个导联都有这三个波，也可以只有一个波或两个波，也可出现多个波，无论出现多少个波都称为 QRS 波群。在 S 波后如果出现第二个正向波，称为 R′ 波，如果出现一个向下的波称为 S′ 波，依此类推，可能有 R″ 波、S″ 波等。若 QRS 波群只有一个向下的波，称为 QS 波。QRS 波群波幅 ≤ 4 mm 的用英文小写字母 q、r、s 表示，波幅 ≥ 5 mm 的用英文大写字母 Q、R、S 表示。

2．QRS 波群时间（波宽）　正常成年人多为 0.06 ~ 0.12 s，最宽不超过 0.12 s，测量应选择 QRS 波群最宽的导联。

3．Q 波　正常的 Q 波深度应小于同导联 R 波的 1/4，时间小于 0.04 s，在Ⅲ、aVL 导联可能稍超过。Q 波在 aVR 呈 Qr 都属正常，V_1 导联不应出现 Q 波或 q 波，但可出现 QS 波。任何导联的 q 波或 Q 波都不应有切迹。

4．R 波振幅以及 R+S 电压正常值

$R_I \leq 1.5$ mV

$R_{II} < 2.5$ mV

$R_{aVR} \leq 0.5$ mV

$R_{aVL} < 1.2$ mV

$R_{aVF} < 2.0$ mV

$R_{V_1} < 1.0$ mV

$R_{V_5} < 2.5$ mV

$R_I + S_{II} \leqslant 2.5$ mV

$R_{V_5} + S_{V_1} \leqslant 4.0$ mV（男），$R_{V_5} + S_{V_1} \leqslant 3.5$ mV（女）

$R_{V_1} + S_{V_5} \leqslant 1.2$ mV

5. QRS 波形与比值　在 I、II、III 导联，在没有电轴偏移的情况下，QRS 波群的主波向上。在 aVR 导联，QRS 波群的主波向下，可呈 Qr、QS、rS 型，R/Q 比值 < 1。在 aVL 与 aVF 导联，QRS 波群因心脏位置其主波可向上，亦可向下。

正常人 V_1、V_2 导联 QRS 波群多呈 rS 型，也可呈 QS 型。V_3、V_4 导联 R 波与 S 波的振幅大体相似，QRS 波群呈 RS 型，V_5、V_6 导联 QRS 波群可呈 qR、qRs、Rs 或 R 型。由此可见，正常人 $V_1 \sim V_5$ 导联 R 波逐渐增高，V_6 导联 R 波略低于 V_5 导联，S 波逐渐变小，V_1 导联 R/S < 1，V_5 导联 R/S > 1。

6. 室壁激动时间（VAT）　在胸部导联中，QRS 波群起点与 R 波顶点的垂直线与导电位线交点之间的时间称为室壁激动时间。V_1、V_2 反映右心室壁激动时间，正常值 $\leqslant 0.03$ s；V_5、V_6 反映左室壁激动时间，正常值 $\leqslant 0.05$ s。

（六）J 点

QRS 波群的终末与 ST 段开始处的交接点称为 J 点。一般 J 点在等电位线上，上下偏移不超过 1 mm。有时可因除极尚未结束，部分心肌已开始复极，致使 J 点上移；还可由于心动过速，致使 J 点下移。

（七）ST 段

自 QRS 波群终点（即 J 点）到 T 波起点间的一段时间为 ST 段，代表心室除极结束，尚处在缓慢复极的一段短暂时间。正常的 ST 段应位于等电位线（基线）上，但有时也可稍高或稍低于等电位线，一般测量 ST 段偏移程度以 P-R 段或 T-P 段（T 波终了至 P 波起始前）作为比较的标准。一般认为，测量缺血性 ST 段偏移应在 J 点后 $0.06 \sim 0.08$ s 处测量。

ST 段改变分为下移、抬高及延长。ST 段下移除 III 导联外，其他导联均不应超过 0.05 mV。ST 段抬高一般不超过 0.1 mV，但在 $V_1 \sim V_3$ 导联可高达 0.3 mV，且形态不能呈弓背向上。除 ST 段下移和抬高外，ST 段的形态对鉴别其正常与否也极为重要。正常抬高的 ST 段通常是弓背向下的，如果出现弓背向上的抬高，即使抬高的程度有限，亦应视为异常。下移的 ST 段有水平下移、斜行下移、弓背向上的下移等形态，都属不正常。ST 段长短受心率的影响，心率越快，ST 段越短；心率越慢，ST 段越长。

ST 段的正常时限为 0.05 ～ 0.15 s，ST 段延长见于低钙血症、Q-T 延长综合征、心肌缺血等，ST 段缩短见于高钙血症、早期复极综合征。

ST 段下移的原因包括心肌缺血、心内膜下心肌梗死、心肌损害或劳损、脑血管病变、洋地黄等药物和电解质紊乱等。通常认为缺血性 ST 段下移多呈水平型或斜行下移。

ST 段抬高的原因包括心肌梗死、变异型心绞痛、心包炎、早期复极综合征和正常 ST 段变异等。

（八）T 波

T 波代表心室复极的晚期。对 T 波的观察应注意三个方面。

1．T 波形态　正常 T 波双支不对称，升支缓慢，降支较陡，顶端钝圆，一般没有切迹或双峰。如果 T 波双支对称，是不正常现象。倒置的双支对称性 T 波，顶端尖，称为"冠状 T 波"，特指冠状动脉供血不足或缺血改变。

2．T 波方向　正常 T 波的方向一般与 QRS 波群的主波方向一致。正常 T 波方向在 aVR 导联必定是倒置的，在 Ⅰ、Ⅱ、V_5、V_6 导联呈正向，在 Ⅲ、aVL、aVF、$V_1 ～ V_3$ 导联可正向、双向、倒置。幼童的 $V_1 ～ V_3$ 甚至 V_4 导联的 T 波可倒置（幼年性 T 波）。此外，若 V_1 导联的 T 波是直立的，则 $V_2 ～ V_3$ 导联的 T 波就不应倒置；V_1 导联的 T 波直立也不能超过 V_5 导联直立的 T 波高度。

3．T 波振幅　在以 R 波为主的导联，T 波的振幅低于同导联 R 波的 1/10，称为 T 波改变。T 波的振幅在胸部导联有时可达 1.5 mV，尚属正常，但其不应超过 R 波的高度。

T 波改变多见于心肌劳损或心肌损害、心肌缺血、心肌梗死、完全性束支阻滞、预激综合征、药物毒性作用（洋地黄、奎尼丁）和电解质紊乱等。

（九）Q-T 间期

自 QRS 波群开始至 T 波终点的一段时间称为 Q-T 间期，代表心室除极和复极时间的总和。Q-T 间期随心率变化而变化，心率越慢，Q-T 间期越长；心率越快，Q-T 间期越短。Q-T 间期改变有以下临床意义：

1．Q-T 间期延长　见于心肌缺血、心肌劳损、低钙血症、低钾血症、Q-T 间期延长综合征。应用奎尼丁和胺碘酮等药物也可使 Q-T 间期延长。

2．Q-T 间期缩短　见于高钙血症、高钾血症、用洋地黄药物时、缺氧、运动、迷走神经张力增高和高温环境。

（十）U 波

U 波位于 T 波后 0.02 ～ 0.04 s，波形很小，其方向与 T 波方向一致，振幅 < 0.25 mV。

正常心电图的 U 波多不明显，但在 Ⅱ、V_3 导联相对明显易见。U 波超过同一导联 T 波的 1/2 或电压大于 0.25 mV 常见于低钾血症。U 波倒置常见的病因为心肌缺血。

》 二、心率的计算方法

（一）规则心率测量

测量 P-P 或者 R-R 间隔时间（秒），再除 60，所得数值即为心率。例如 R-R 间隔为 0.80 s，则：

$$心率 = \frac{60}{0.80} = 75（次 / 分）$$

（二）不规则心率测量

（1）用分规测量 5～6 个 P-P 或 R-R 间隔时间，求出平均值，再除 60，所得数值便是心率。

（2）以任何一个 P 波或 R 波作为起点，连续测量 6 s，计算在此段时间内包括几个 P 波或 R 波（作为起点的 P 波或 R 波不计算在内），将得数乘以 10，可分别得出心房率或心室率。

（三）实时心率计算方法

假设心电图机的采样频率为 1000，即每秒采样 1000 个数据，采样 4 s 的心电数据即 4000 个数据，瞬时性非常好。

假设要求的心率是 x，那么心率计算的数学公式如下（R 波指的是大小为 4000 的缓冲区里面，心跳波动的波峰数）：

x /（60×1000）=（R 波个数 –1）/（最后一个 R 波位置 – 第一个 R 波位置），求出 x =（60×1000）×（R 波个数 –1）/（最后一个 R 波位置 – 第一个 R 波位置）

这个数学公式中（最后一个 R 波位置 – 第一个 R 波位置）得到的是最后一个 R 波和第一个 R 波之间隔了多少个数据，采样率为 1000 的话，这个值其实就是隔了多少个毫秒。

（R 波个数 –1）得到的是在这么多个毫秒内，经历多少个心跳周期。

先进先出队列的实现比较简单，我们用的是最多为 4000 个 WORD 型数据的一个队列，如果数据达到 4000，在添加数据的时候就要把最早的一个数据挤出去。

但是 R 波检测算法并不完美，有时候会漏检，例如缓冲区里有 5 个 R 波，却只检出 4 个，这个时候算出来的心率就偏低。解决这个问题的方法称作"双线竞争法"，因为心电图机共 15 条导联线，通常的做法是用其中信号最强的一条胸导联来计算心率。为了解决 R 波漏检导致的心率有误的问题，可以用两个缓冲区，分别取两条胸导联的数据，各自计算心率，然后采用两个心率值中较大的一个。

》三、心电轴和心脏的钟向转位

（一）心电轴

心电轴是指心室除极和复极时额面最大综合向量与水平轴形成的角度，通常只测算 QRS 电轴。

1. 心电轴目测法　根据 I 和Ⅲ导联的 QRS 波群主波方向做出粗略判断。QRS 波群主波指的是 QRS 波群中振幅最大的波。

I 和Ⅲ导联的 QRS 波群主波均向上，心电轴不偏。

I 导联 QRS 波群主波向上，Ⅲ导联主波向下，心电轴左偏。

I 导联 QRS 波群主波向下，Ⅲ导联主波向上，心电轴右偏。

以上方法简便实用，一目了然。

2. 心电轴查表法　测量时先求出 I 导联 QRS 波群振幅的代数和，将向上的波（R 波）作为正值，将向下的波（Q、QS、S 波）作为负值。再用同样的方法算出Ⅲ导联 QRS 波群振幅的代数和，将 I、Ⅲ两导联的 QRS 波群振幅代数和求出后查电轴计算表，找出 I 与Ⅲ两导联的数值，两者垂直相交处的数值即为平均心电轴的数值。若 I、Ⅲ两导联电压的数值超过表内数值，则可折半后再查表。

3. 心电轴偏移的临床意义　正常人心电轴的变动范围可以在 −30° ～ +110°，一般多在 0° ～ +90°。

心电轴在 +30° ～ +90° 为电轴不偏。

心电轴在 +90° ～ +270° 为电轴右偏。

心电轴在 −90° ～ +30° 为电轴左偏。

−90° ～ +30° 的电轴左偏和 +110° ～ +270° 的电轴右偏均属异常。

心电轴左偏常见于左心室肥厚和左前分支传导阻滞；心电轴右偏常见于右室肥厚和左后分支传导阻滞。心电轴偏移也可受生理因素影响：正常横位心脏，如肥胖、孕妇和腹水等，心电轴常左偏；正常垂位心脏，如婴儿和瘦长体型等，心电轴常右偏。

（二）心脏的钟向转位

心脏的钟向转位是指心脏沿长轴顺时针或逆时针方向转动，可以根据胸导联的

QRS 波群变化来推断。

1．顺时针方向转位　右心室向左移，左心室被推向后，因此 QRS 波群在 V_1 至 V_4 甚至 V_5、V_6 导联均示 rS 波形。

2．逆时针方向转位　左心室向前、向右，因此 QRS 波群在 V_3、V_4 导联出现正常时在 V_5、V_6 导联出现的波形，即 qRs、qR、Rs 或 R 波形。

3．心脏的钟向转位的临床意义　心脏的轻度顺钟向转位常见于正常人，明显顺钟向转位多见于右心室肥厚、肺心病。心脏的轻度逆钟向转位常见于正常人，明显逆钟向转位多见于左心室肥厚。

（孙　苗）

第二节　高　血　压

》》 一、概述

高血压是指体循环血压（BP）持续的、非生理性的升高。高血压的定义是静息收缩压（SBP）≥ 140 mmHg，或舒张压（DBP）≥ 90 mmHg，或正在接受降压药物治疗。

高血压在全球成人中的患病率不断升高，在全球儿童中的患病率也在不断升高。高血压已经成为包括心脏病、周围血管病、卒中及肾病在内的心血管疾病（CVD）的主要危险因素之一。年龄是高血压发病的重要危险因素之一。预计到 2050 年，中国老年人口将占中国总体人口的 30%。

》》 二、高血压的发病机制

（一）遗传因素在原发性高血压中的可能作用

研究表明，遗传因素可以解释 30% ～ 50% 的血压变异，遗传亲缘关系越近，血压的相似性越大。对于遗传相似性 100% 的单卵双胞胎而言，收缩压相关系数为 0.5 ～ 0.8；对于双卵双胞胎而言，该系数为 0.19 ～ 0.46，而对于遗传相似性大约为 50% 的非孪生同胞而言，该系数平均为 0.23。

考虑到多个神经激素通路、肾和血管机制参与血压调节的复杂性，确定能够解释大部分血压变化的突变基因是比较困难的。此外，血压遗传变异并不仅仅是由单个基因变异所造成的（迄今为止已发现的增加肾钠重吸收及血压的单基因疾病在高血压患者中的占比不到1%），而且遗传差异的多态性、基因之间复杂的相互作用以及遗传与环境因素之间的相互作用也会造成血压的遗传变异，这使得问题变得更加复杂化。

（二）超重和肥胖在原发性高血压中的作用

研究证实，体重指数（BMI）与血压相关，超重和肥胖者有65%～78%的高血压发生风险自。临床研究还表明，维持 BMI < 25（kg/m^2）可以有效预防高血压，而减重可以降低大部分高血压患者的血压。肥胖或超重引起高血压的可能机制包括以下几种。

1. **血流动力学改变**　肥胖会伴随有细胞外液体量增加，而且他们的许多组织的血流会增多，因而他们的增加静脉回流量和心输出量。肥胖者的一些组织（如肾、骨骼肌和心脏）中的血流是增加的，即便是在组织重量恢复正常之后。尽管肥胖者的静息血流更多，但是他们的血管内皮功能不全、动脉僵硬及组织内血流储备减少等因素会限制运动时引发的血管扩张。肥胖者血管功能不全的机制尚不完全清楚，但是很有可能涉及血压升高、炎症、高血糖、脂肪酸过多非 β 氧化代谢造成的"脂毒性"、氧化应激及多个神经激素通路的激活等。过多的内脏脂肪也是细胞因子及其他能够造成氧化应激、炎症、内皮功能不全、血管僵硬及最终导致动脉粥样硬化的因素的重要来源。

2. **肾中钠重吸收增加**　其可能机制包括：①内脏、腹膜后及肾窦脂肪增多对肾的挤压。在内脏性肥胖患者中，腹内压随着矢状腹径的增加可升高至 35～40 mmHg。如此高的腹内压力可以压迫肾静脉、淋巴管、输尿管和肾实质。腹膜厚和肾窦脂肪的增多均会伴随有高血压并增加肥胖者发生慢性肾病的风险。②RAAS 激活，肥胖者尤其是内脏性肥胖者通常会出现血浆肾素活性（PRA），血管紧张素原，ACE 活性、Ang Ⅱ及醛固酮的轻中度升高。脂肪细胞还能够合成血管紧张素原，但是迄今为止尚无研究直接证实脂肪细胞来源的血管紧张素原或 Ang Ⅱ 在肥胖者血压调节中发挥重要作用。③SNS 激活及肾交感神经活性（RSNA）的升高，在动物和人体中进行的研究均提示，SNS 活性增加能够造成肥胖性高血压。研究表明，给予肾上腺素受体阻滞剂或可乐定能避免大部分肥胖动物出现由肥胖造成的血压升高。同时，肾上腺素能阻滞剂降低肥胖高血压患者动态血压的幅度显著高于消瘦高血压患者的幅度。此外，肾动脉去交感神经（RDN）可显著减轻存在难治性高血压的肥胖动物和肥胖患者的钠潴留和高血压。

3. **盐敏感性**　由于摄入过多的盐会增加高血压的风险，因此限制盐的摄入是预防心血管病和肾病的一个重要策略。年龄的增加或各种可能导致肾功能不全的病理生理状况均可造成盐敏感性的增加。此外，一些可以增加肾小管钠重吸收的基因突变或神经激素变化也可以增加血压的盐敏感性。尽管盐敏感性存在多种原因，但是所有存在盐诱发的长期血压升高的个体均表现出肾 - 压力利钠作用降低的特点，以及以升高血压为代价来维持的盐平衡。

》三、临床表现

（一）血压升高本身导致的症状

血压升高的临床表现包括头晕、头痛、耳鸣、失眠多梦、记忆力下降、胸闷、心悸、气短、恶心、呕吐、四肢乏力、易疲劳、嗜睡、体力下降等。但不同的人临床症状各异，多数人因上述不同症状就诊而被发现有高血压；也有相当一部分人虽然血压高却无任何症状而被漏诊和延误治疗，直至出现靶器官损害甚或严重并发症（如急性脑血管病、心肌梗死、心力衰竭等）就诊时方才发现高血压。所以为了提高高血压的诊断率，建议人们定期测量血压是很有必要的（20 ~ 29 岁，1 次 /2 年；≥ 30 岁，每年至少 1 次）。

（二）继发性高血压的各原发疾病的症状

1. 肾性高血压　主要为肾实质性高血压、肾血管性高血压，其中肾实质性高血压发病率较高，仅次于原发性高血压而居高血压中第 2 位。高血压的各种症状在肾性高血压中同样可以存在。

（1）肾实质性高血压：多由急慢性肾小球肾炎、肾病综合征等肾实质病变所致，除了可以有高血压的各种症状外，最突出的是伴有明显水肿、中到大量的蛋白尿和镜下血尿。因此，与同等水平的原发性高血压相比，肾实质性高血压更易发生心血管并发症，更多进展成恶性高血压；若血压未能很好控制，则会加速肾实质病变进展而损害肾功能。

（2）肾血管性高血压：主要由一侧或双侧肾动脉狭窄导致肾实质缺血所致，常见于多发性大动脉炎、肾动脉粥样硬化、先天性肾动脉发育不良、先天性纤维肌性结构不良、Marfan 综合征等，可出现相应的症候群。

2. 内分泌性高血压　肾上腺皮质和髓质激素分泌过多均可导致高血压。

（1）原发性醛固酮增多症：醛固酮有潴钠排钾作用，同时可以促进尿镁的排泄。因此，临床上除了表现为血压升高外，还可出现低血钾引起的神经肌肉、心脏及肾功能障碍，以及低血镁导致的肢端麻木和手足抽搐等。

（2）库欣综合征：除了有血压升高外，患者新近出现或近期有进行性向心性肥胖、四肢肌肉萎缩无力、皮肤出现紫纹等症状和体征。

（3）嗜铬细胞瘤：90% 左右的嗜铬细胞来源于肾上腺髓质。嗜铬细胞瘤多为良性。由于持续或脉冲式释放过多的儿茶酚胺，临床表现复杂多变，主要为持续性高血压和阵发性高血压或持续性高血压阵发性加剧，以及头痛、多汗、怕热、消瘦、心悸、面色苍白，甚至血糖升高等高代谢方面的临床症状。

》 四、诊断

（一）病史采集和体格检查

病史采集和体格检查在高血压的诊断和治疗过程中有重要意义，主要目的在于帮助确立高血压诊断，对高血压进行合理分级、筛查潜在继发性高血压的病因及识别可能会导致或加重高血压的危险因素（生活方式、联合用药或家族史）。

1．病史采集　全面的病史采集应包含以下方面：第一次诊断高血压的时间；当前及既往的血压水平；当前及既往曾使用过的降压药物；高血压、心血管疾病、卒中或肾疾病个人史和家族史；生活方式评估，包括日常运动情况、饮食偏好、吸烟史、饮酒史和睡眠情况等；心血管危险因素评估；当前及既往合并疾病评估；继发性高血压可能病因评估；既往妊娠史和口服避孕药用药史（女性）；是否绝经及雌激素替代治疗史（女性）；甘草类药物用药史；具有升压作用药物用药史。

2．体格检查　全面详细的体格检查有助于帮助临床医师发现患者是否存在导致血压升高的继发性病因，其他并发疾病的体征及高血压所致的靶器官损害。非同日多次诊室血压测量对诊断高血压是必需的，除外患者进行正确的家庭血压监测（HBPM）或动态血压监测（ABPM）。

（二）诊室血压测量和动态血压测量

1．诊室血压测量（office blood pressure measurement，OBPM）　指在诊室或医院内，由经过专业培训的医师、护士或技术人员采用台式水银血压计、自动或半自动血压计测量上臂肱动脉血压。由经过训练的医护人员采用经过认证的血压计和袖带柯氏音测量的血压值是目前 OBPM 的标准值。

（1）人工血压测量技术：为了获得可比性强的血压测量值，血压测量的方法和环境应尽可能保持一致。以下为人工血压测量技术要点。

①被测量者在血压测量前应保持坐位休息至少 5 min，在测量前 30 min 内禁止吸烟

和饮咖啡，排空膀胱。

②被测量者取坐位，最好坐靠背椅；裸露右上臂，肘部与心脏同一水平。若疑有外周血管病，首次就诊时应测双臂血压。特殊情况下测量血压时可以取卧位或站立位；老年人、糖尿病患者及常出现直立性低血压情况者，应测立位血压。立位血压测量应在卧位改为站立位 2 min 后进行。无论被测者体位如何，血压计应放在心脏水平位置。

③使用大小合适的袖带，袖带内气囊至少应包裹 80% 上臂。大多数人的臂围为 25 ～ 35 cm，宜使用宽为 13 ～ 15 cm，长为 30 ～ 35 cm 规格的气囊袖带。肥胖者或臂围大者应使用大规格袖带，儿童应使用较小规格的袖带。

④将袖带紧贴缚在被测者上臂，袖带下缘应在肘弯上 2.5 cm。将听诊器的探头置于肘窝肱动脉处。

⑤最好选择符合计量标准的水银柱式血压计进行测量。若使用机械式血压表或符合国际标准（BHS 和 AAMI）的电子血压计，需与水银柱式血压计同时测值校正。

⑥测量时快速充气，气囊内压力应达到桡动脉搏动消失并再升高 30 mmHg，然后以恒定速率（2 ～ 3 mmHg/s）缓慢放气。心率较慢时放气速率也较慢。获取舒张压读数后快速放气至 0。

⑦在放气过程中仔细听取柯氏音，观察柯氏音第 I 时相与第 V 时相水银柱凸面的垂直高度。收缩压读数取柯氏音第 I 时相，舒张压读数取柯氏音第 V 时相（消失音）。儿童、妊娠妇女、严重贫血、主动脉瓣关闭不全或柯氏音不消失者，以柯氏音第 IV 时相（变音）为舒张压。

⑧血压单位用毫米汞柱（mmHg）。毫米汞柱与千帕（kPa）的换算关系，1 mmHg = 0.133 kPa。

⑨应相隔 1 ～ 2 min 重复测量，取两次读数的平均值记录。如果两次测量的收缩压或舒张压读数相差 > 5 mmHg，则相隔 2 min 后再次测量，然后取 3 次读数的平均值。

（2）环境和其他影响血压测量的因素：机体的神经和内分泌系统共同参与血压的产生和维持，因此机体血压水平会受到诸多因素的影响，如呼吸、情绪、运动、进食、吸烟、饮酒、体温和膀胱充盈情况等。此外，年龄、性别和昼夜节律也会影响血压水平。因此，测量血压时应注意这些内在和外在因素的影响。

（3）袖带的选择：测量血压时应选择合适宽度和长度的袖带，袖带过窄或过短会导致血压测量值偏高；袖带过宽或过长会导致血压测量值偏低。应根据被测量者的臂围选择合适的袖带。

（4）测量血压设备的选择：当前有多种人工和电子血压测量设备可供选择。但每种设备的有效性和准确性必须定期进行校准。

水银血压计的测量值稳定可靠，并可以为间接血压测量提供参考标准。由于水银对人和环境有毒性问题，当前水银血压计多被电子血压计取代了，但水银血压计仍被用于电子血压计的校验和准确性评价。

电子血压计是利用现代电子技术与血压间接测量原理进行血压测量的医疗设备。电子血压计有臂式、腕式、手表式之分。利用原理有听诊法和示波法两种。

住院患者在进行血压测量时，测量方式的不正确会影响血压测量值的准确性。常见的测量误区包括：使用未经校准的测量血压设备，只进行一次血压测量，患者测量前未经充分休息，患者测量姿势错误（手臂与心脏不在同一水平，背部无支撑，腿部交叉，卧位或半卧位测量），袖带位置放置错误或尺寸不合适，测量时与患者交谈。

2. 动态血压测量（ambulatory blood pressure measurement，ABPM）　是指通过血压测量仪自动定时测量生活状态下的血压值，能较客观地反映被测量者 24 h 内的实际血压水平和变异情况。

ABPM 的基本要求包括：推荐使用经过国际标准 [英国高血压协会（BHS），美国医疗促进学会（AAMI 或 ESH）] 认证合格的动态血压计；由医务人员或技术人员按照规程为患者安装佩戴动态血压计；向患者说明和演示动态血压测量方法及注意事项；设定定时测量，白天每 15 ~ 30 min 1 次，夜间睡眠时每 30 ~ 60 min 1 次；充气时尽量保持静止，停止交谈，尤其是佩戴袖带的上肢应保持在心脏水平。

》》五、治疗

（一）非药物治疗

1. 减少钠盐摄入，增加钾摄入　钠盐可显著升高血压及高血压的发病风险，适度减少钠盐摄入可有效降低血压。研究显示，钠盐摄入量减为 3 g/d，可减少每年新发冠状动脉粥样硬化性心脏病 60 000 例，脑卒中 32 000 例，心肌梗死 54 000 例，盐敏感高血压患者可获益更多。钠盐摄入过多和（或）钾摄入不足，以及钾钠摄入比值较低是我国高血压发病的重要危险因素。

在我国居民的膳食中，75.8% 的钠来自家庭烹饪用盐，其次为高盐调味品。随着饮食模式的改变，加工食品中的钠盐也将成为重要的钠盐摄入途径。为了预防高血压和降低高血压患者的血压，钠的摄入量应减少至 2400 mg/d（6 g 氯化钠）。所有高血压患者均应采取各种措施限制钠盐摄入量。主要措施包括：①减少烹调用盐及含钠高的调味品（包括味精、酱油）；②避免或减少含钠盐量较高的加工食品，如咸菜、火腿、各类炒货和腌制品；③建议在烹调时尽可能使用定量盐勺，以起到警示的作用。

增加膳食中钾摄入量可降低血压，每天补钾 60 mmol 可使高血压患者的收缩压和舒张压分别下降 4.4 mmHg 和 2.5 mmHg，并能减少患者血压达标所需要的服药量。对高血压引发的心血管系统损害也有保护作用。主要措施为：①增加富钾食物（新鲜蔬菜、水果和豆类）的摄入量；②肾功能良好者可选择低钠富钾替代盐。不建议服用钾补充剂（包括药物）来降低血压。肾功能不全者补钾前应咨询医师。

2. 立即戒烟　吸烟是心血管病和癌症的主要危险因素之一。被动吸烟可显著增加心血管疾病风险。吸烟的主要危害是导致血管收缩，目前虽然对吸烟与血压本身的关系仍有分歧，但鉴于吸烟可增加爱其他心血管疾病的风险，高血压患者应该戒烟。戒烟的益处十分肯定。因此，医师应强烈建议并督促高血压患者戒烟。询问每位患者每日吸烟量及吸烟习惯等，并应用清晰、强烈、个性化方式建议其戒烟；评估吸烟者的戒烟意愿后，帮助吸烟者在 1 ～ 2 周的准备期后采用"突然停止法"开始戒烟；指导患者应用戒烟药物对抗戒断症状，如尼古丁贴片、尼古丁咀嚼胶（非处方药）、盐酸安非他酮缓释片和伐尼克兰；对戒烟成功者进行随访和监督，避免复吸。

3. 限制饮酒或戒酒　过量饮酒显著增加高血压的发病风险，且其风险随着饮酒量的增加而增加，限制饮酒同样有利于血压控制。研究显示，每周饮酒 ≥ 210 g 是罹患高血压的独立危险因素，中低量的饮酒也与血压升高直接相关，随着饮酒量的增加血压升高越发明显，减少饮酒则可降低血压，血压降低程度也与减少饮酒的程度相关。

建议高血压患者不饮酒，如饮酒，则应少量并选择低度酒，避免饮用高度烈性酒。每日乙醇摄入量男性不超过 25 g，女性不超过 15 g；每周乙醇摄入量男性不超过 140 g，女性不超过 80 g。白酒、葡萄酒、啤酒摄入量分别少于 50 ml、100 ml、300 ml。

4. 减体重　肥胖者高血压患病率增高，可能与血容量及心排血量增加、血管反应性增高及高胰岛素血症引起的肾素 - 血管紧张素系统（RAS）活性增高、肾上腺能活性增加、细胞膜离子转运功能缺陷等有关。因此，减肥不仅可降低血压，对控制糖尿病和冠心病均有裨益。

推荐将体重维持在健康范围内 [BMI 18.5 ～ 23.9（kg/m^2），男性腰围 < 90 cm，女性腰围 < 85 cm]。建议所有超重和肥胖患者减体重。控制体重，包括控制热量摄入、增加体力活动和行为干预。在膳食平衡基础上减少每日总热量摄入，控制高热量食物（高脂肪食物、含糖饮料和酒类等）的摄入，适当控制糖类的摄入；提倡进行规律的中等强度的有氧运动，减少久坐时间。对综合生活方式干预减体重效果不理想者，推荐

使用药物治疗或手术治疗。对于特殊人群，如哺乳期妇女和老年人，应视具体情况采用个体化减体重措施。减体重计划应长期坚持，速度应因人而异，建议将体重减少目标定为一年内初始体重的 5% ~ 10%。

5. 合理膳食　合理膳食可降低人群高血压、心血管疾病的发病风险。建议高血压患者和有进展为高血压风险的正常血压者的饮食以水果、蔬菜、低脂奶制品、富含食物纤维的全谷物、植物来源的蛋白质为主，减少饱和脂肪和胆固醇摄入。

高血压膳食方法（dietary approaches to stop hypertension，DASH）饮食包括多吃蔬菜、水果、低脂（或脱脂）乳制品，适量禽肉、鱼、大豆和坚果，少糖和含糖饮料及红肉，其饱和脂肪和胆固醇水平低，富含钾、镁、钙等微量元素及优质蛋白质和纤维素。在高血压患者中 DASH 饮食可分别降低收缩压 11.4 mmHg，舒张压 5.5 mmHg；在一般人群中可降低收缩压 6.74 mmHg，舒张压 3.54 mmHg；高血压患者控制热量摄入，血压降幅更大。依从 DASH 饮食能够有效降低冠心病和脑卒中风险。

脂肪是热量较高的食物，过食会导致肥胖，进而增加罹患高血压的危险，因此高血压患者必须限制脂肪的总摄入量，使其不超过每日热量供应的 25%。食物中的脂肪分为动物脂肪和植物脂肪，前者含饱和脂肪酸较高，能升高血中胆固醇，促进动脉硬化，增加高血压患者的心、脑及周围血管并发症；而后者主要含不饱和脂肪酸，其中的亚油酸可转化为花生四烯酸，再合成前列腺素，从而发挥扩张血管、降低血压的作用。所以高血压患者应少食动物脂肪，控制摄入肥肉、动物内脏、蛋黄等食物，并相应增加植物脂肪的摄入，使膳食中不饱和脂肪酸与饱和脂肪酸之比（P/S 比值）≥ 1。

6. 坚持规律运动　适度的体育锻炼和体力劳动可降低血压，特别是休息时血压，降低运动时血压和心率增加的幅度，且能达到减肥、消除脑力劳动者精神紧张的目的。其机制与周围血管扩张、增加钠排出、降低交感系统肾上腺和 RAS 系统活性有关。

有氧运动平均降低收缩压 3.84 mmHg，舒张压 2.58 mmHg。队列研究发现，高血压患者定期锻炼可降低心血管死亡和全因死亡风险。因此，建议非高血压人群（为降低高血压发生风险）或高血压患者（为了降低血压）除日常生活活动外，每周 4 ~ 7 天、每天累计 30 ~ 60 min 进行中等强度运动（如步行、慢跑、骑自行车、游泳等）。运动可采取有氧、阻抗和伸展等运动。运动以有氧运动为主，无氧运动作为补充。运动强度须因人而异。常用运动时最大心率来评估运动强度，中等强度运动为能达到最大心率 ［最大心率（次/分）= 220 – 年龄］的 60% ~ 70% 的运动。高危患者运动前需进行评估。

（二）药物治疗

高血压治疗的主要目标是血压达标，降压治疗的最终目的是最大限度地减少高血压患者心脑血管病的发病率和死亡率。降压治疗应该确立血压控制目标值。另外，高血压的危险因素常与其他心脑血管疾病的危险因素合并存在，如高胆固醇血症、肥胖、糖尿病等，协同加重心脑血管疾病危险，治疗措施应该是综合性的。不同人群的降压目标不同，一般患者的降压目标为 140/90 mmHg 以下，对合并糖尿病或肾疾病等高危患者，应酌情降至更低。对于所有患者，不管其他时段的血压是否高于正常值，均应注意清晨血压的监测。有研究显示，半数以上诊室血压达标的患者的清晨血压并未达标。

由于患者的个体素质存在差异，同时患者的病情也有各自的特点，因此在对高血压患者进行药物治疗时第一原则就是针对性治疗，即从患者的实际病情和身体状态出发，结合患者个人意愿或长期承受能力，考虑成本 / 效益，为患者制订其个体化的用药方案。一般患者采用常规剂量，老年患者及高龄老年患者初始治疗时通常采用较小的有效治疗剂量，根据需要可考虑逐渐增加至足剂量。优先使用长效降压药物，以有效控制 24 小时血压，并有效预防心脑血管并发症发生。对于血压 ≥ 160/100 mmHg、高于目标血压 20/10 mmHg 的高危患者或单药治疗未达标的高血压患者，应进行联合降压治疗，包括自由联合或单片复方制剂。

1. 降压药物分类

（1）钙通道阻滞药（CCB）：主要通过阻断血管平滑肌细胞上的钙离子通道降低人体细胞内钙离子的浓度，起到松弛患者平滑肌的作用，因而具有比较突出的扩张血管的作用，降压效果突出，主要包括二氢吡啶类 CCB 和非二氢吡啶类 CCB。我国以往完成的较大样本的降压治疗临床试验证实，以二氢吡啶类 CCB 为基础的降压治疗方案可显著降低高血压患者脑卒中风险。二氢吡啶类 CCB 可与其他 4 类药物联合应用，尤其适用于老年高血压患者，单纯收缩期高血压患者，伴稳定性心绞痛、冠状动脉或颈动脉粥样硬化及周围血管病高血压患者。常见不良反应包括反射性交感神经激活导致心搏加快、面部潮红、脚踝部水肿、牙龈增生等。二氢吡啶类 CCB 没有绝对禁忌证，但心动过速与心力衰竭患者应慎用。急性冠状动脉综合征患者一般不推荐使用短效硝苯地平。

临床常用的非二氢吡啶类 CCB 也可用于降压治疗，常见不良反应包括抑制心脏收缩功能和传导功能，二度至三度房室传导阻滞。心力衰竭患者禁忌使用，有时也会出现牙龈增生。因此，在使用非二氢吡啶类 CCB 前应详细询问病史，进行心电图检查，并在用药 2～6 周后复查。

（2）血管紧张素转换酶抑制剂（ACEI）：这类药物可对患者血液循环及部分组织中的转换酶产生有效抑制，阻碍血管紧张素Ⅰ向血管紧张素Ⅱ的转化，从而达到降低血压水平的目的。这类药物还能使患者体内缓激肽降解的速率降低，使患 ACEI 的含量不断增加，同样能达到扩张血管、降低血压的作用。使用血管紧张素转换酶抑并不会加快患者的心率，且在一定程度上还能抑制血管重构，可使患者肾血流与肾小球的滤过率得到一定的增加。

大规模临床试验结果显示，此类药物对于高血压患者具有良好的靶器官保护和心血管终点事件预防作用。ACEI 降压作用明确，对糖代谢和脂代谢无不良影响。限盐或加用利尿药可增加 ACEI 的降压效应。ACEI 尤其适用于伴慢性心力衰竭、心肌梗死后心功能不全、糖尿病肾病、非糖尿病肾病、代谢综合征、蛋白尿或微量白蛋白尿患者，并可预防心房颤动。ACEI 最常见的不良反应为干咳，多见于用药初期，症状较轻者可坚持服药，不能耐受者可改用血管紧张素受体阻滞剂（ARB）。其他不良反应有低血压、皮疹，偶见血管神经性水肿及味觉障碍。长期应用有可能导致血钾升高，应定期监测血钾和血肌酐水平。禁忌证为双侧肾动脉狭窄、高钾血症及妊娠妇女。

（3）血管紧张素受体阻滞剂（ARB）：其作用机制是阻断血管紧张素Ⅱ 1 型受体而发挥降压作用。这类药物可有效改善患者左室肥厚症状，且具有重塑血管的作用，改善患者心脏的舒张功能。这类药物可有效抑制糖尿病肾病的恶性发展，保护肾的作用相对突出。临床试验研究显示，ARB 可降低有血管病史（冠心病、脑卒中、外周动脉病）患者的心血管并发症的发生率和高血压患者心血管事件发生风险，降低糖尿病或肾病患者的蛋白尿及微量白蛋白尿。ARB 尤其适用于伴左心室肥厚、心力衰竭、糖尿病肾病、冠心病、代谢综合征、微量白蛋白尿或蛋白尿患者及不能耐受 ACEI 的患者，并可预防心房颤动。不良反应少见，偶有腹泻。长期应用可升高血钾，应注意监测血钾及肌酐水平变化。双侧肾动脉狭窄、妊娠妇女、高钾血症者禁用。

（4）利尿药：是临床常用的治疗高血压的药物，应用广泛。其作用机制是使患者体内的液体和钠的含量降低，继而降低血容量，以此达到降血压的目的。用于控制血压的利尿药主要是噻嗪类利尿药，分为噻嗪型利尿药和噻嗪样利尿药两种，前者包括氢氯噻嗪和苄氟噻嗪等，后者包括氯噻酮和吲达帕胺等。在我国，常用的噻嗪类利尿药主要是氢氯噻嗪和吲达帕胺。PATS 研究证实，吲达帕胺治疗可明显减少脑卒中再发风险。小剂量噻嗪类利尿药（如氢氯噻嗪 6.25～25 mg）对代谢影响很小，与其他降压药（尤其 ACEI 或 ARB）合用可显著增强后者的降压作用。此类药物尤其适用于老年高血压、单纯收缩期高血压或伴心力衰竭高血压患者，也是难治性高血压的基础药物之一。其不良反应与剂量密切相关，故通常应采用小剂量。噻嗪类利尿药可引起低血钾，长期应用者应定期监测血钾，并适量补钾。痛风患者禁用，高尿酸血症及明显肾功能不全者慎用，后者如需使用利尿药，应使用祥利尿药，如呋塞米等。

保钾利尿药（如阿米洛利）、醛固酮受体拮抗药（如螺内酯等）也可用于控制难治性高血压。这些利尿药在利钠排尿的同时不增加钾的排出，与其他具有保钾作用的降压药（如 ACEI 或 ARB）合用时需注意发生高钾血症的危险。螺内酯长期应用有可能导致男性乳房发育等不良反应。

（5）β受体阻滞剂：β受体阻滞剂的发现是 20 世纪药物治疗及药理学研究的主要代表性成果，其通过降低心排出量、拮抗突触前膜β受体及抑制肾素分泌等过程实现降压目的。高选择性β受体阻滞剂对β受体有较高选择性，因阻断β受体而产生的不良反应较少，既可降低血压，也可保护靶器官、降低心血管事件发生风险。β受体阻滞剂可以作为长期降压药使用，且不局限于单独用药。对年轻的无症状高血压患者应当优先考虑使用β受体阻滞剂，当患者出现心律失常、慢性心力衰竭或冠心病时也应当优先使用β受体阻滞剂。长效二氢吡啶类钙通道阻滞药与β受体阻滞剂的联合应用是当前较为有优势的联合降压药物治疗组合。β受体阻滞剂常见的不良反应有疲乏、肢体冷感、激动不安、胃肠不适等，还可能影响糖代谢和脂代谢。二度至三度房室传导阻滞、哮喘患者禁用。慢性阻塞性肺病患者、运动员、周围血管病患者或糖耐量异常者慎用。糖代谢和脂代谢异常时一般不首选β受体阻滞剂，必要时也可慎重选用高选择性β受体阻滞剂。长期应用β受体阻滞剂者突然停药可发生反跳现象，即原有的症状加重或出现新的表现，较常见的有血压反跳性升高，伴头痛、焦虑等，称为撤药综合征。

（6）α受体阻滞剂：不作为高血压治疗的首选药，适用于高血压伴前列腺增生患者，也用于难治性高血压患者的治疗。开始给药应在入睡前使用，以预防直立性低血压发生，使用中注意测量坐位、立位血压，最好使用控释制剂。直立性低血压者禁用。心力衰竭者慎用。

（7）其他新兴的和正在研发的药物

①血管紧张素受体 - 脑啡肽酶双重阻滞药：是临床治疗心脑血管疾病的新兴药物，对脑啡肽酶降解肽类有抑制作用，防止尿钠肽水平过低，起到扩张血管的作用；还能对肾的排钠和排水产生有益刺激，保护肾。目前，临床较为常用的药物为奥马曲拉。

②新型血管紧张素受体拮抗药：这类药物主要通过抑制血管紧张素Ⅱ，与其受体结合来达到舒缓血管、降低外周阻力而降低血压的目的，且对多巴胺受体、肾上腺素

受体等与心血管调节相关的系统无作用。临床常用的药物为替米沙坦。

③内皮素（ET）受体拮抗药：内皮素效力的发挥，主要通过 ETA 及 ETB 受体介导实现，内皮素在血管平滑肌细胞上呈亚型分布，收缩血管的功能突出，还可对多种细胞的有丝分裂产生刺激，使醛固酮与血管紧张素的分泌增多，而抑制抗利尿激素的分泌。目前，此类药物较多，Tezosentan 静脉注射，可有效降低肺水肿的发生，Bosentan 可降低部分肺高压患者的肺动脉压并拮抗血管紧张素 II 诱导的左心室纤维化，从而减少左心室扩张。

④新一代选择性醛固酮受体拮抗药：依普利酮是第一种选择性醛固酮受体拮抗药，作用效果具有选择性，针对醛固酮受体发挥作用，相比于螺内酯，其对盐皮质激素有高出 15～20 倍的亲和力。相反，对雄激素及孕激素受体的其亲和力则又低于螺内酯数百倍，因此也可显著降低激素相关不良反应的发生概率。依普利酮可逆转左心室肥厚，减轻肾小球超滤和蛋白尿等作用突出，尤其适用于合并糖尿病的患者，对肾也能起到保护作用。

⑤直接肾素抑制药：肾素抑制药可对血管紧张素向血管紧张素的转化产生阻断作用，使血肾素活性降低，从而能起到比较确切的降压效果。阿利克仑是临床应用较多的一种肾素抑制药，可以降低利尿药等导致的血肾素升高，对靶器官有一定的保护作用。

⑥内皮型一氧化氮合酶基因：内皮型一氧化氮合酶的活性如有所下降，会影响一氧化氮的生成，因而会使血压升高；导入内皮型一氧化氮合酶基因，可使患者血中的一氧化氮的含量上升而实现长期降压的效果，从而延缓高血压对各相关靶器官的损害。

2．降压药的联合应用　联合应用降压药物已成为降压治疗的基本方法。为了达到目标血压水平，大部分高血压患者需要使用 2 种或 2 种以上降压药物。适应证为血压 ≥ 160/100 mmHg，或高于目标血压 20/10 mmHg 的高危人群，往往初始治疗即需要应用 2 种降压药物。如仍不能达到目标血压，可在原药基础上加量，或可能需要 3 种甚至 4 种以上降压药物。CHIEF 研究表明，初始联合治疗对心血管中高危的中老年高血压患者有良好的降压作用，明显提高血压控制率。

（1）联合用药的益处：两药联合使用时，它们的降压作用机制应具有互补性，它们应具有相加的降压作用，并可互相抵消或减轻彼此的不良反应。

（2）联合用药方案

① ACEI 或 ARB+ 噻嗪类利尿药：ACEI 或 ARB 可使血钾水平略有上升，能拮抗噻嗪类利尿药长期应用所致的低血钾等不良反应。ACEI 或 ARB ＋噻嗪类利尿药合用有协同作用，有利于改善降压效果。

②二氢吡啶类 CCB+ACEI 或 ARB：CCB 具有直接扩张动脉的作用，ACEI 或 ARB 既扩张动脉，又扩张静脉，故两药合用有协同降压作用。二氢吡啶类 CCB 常见的不良反应为踝部水肿，并可被 ACEI 或 ARB 减轻或抵消。CHIEF 研究表明，小剂量长效二氢吡啶类 CCB+ARB 用于初始治疗高血压患者，可明显提高血压控制率。此外，ACEI 或 ARB 也可部分阻断 CCB 所致反射性交感神经张力增加和心率加快的不良反应。

③二氢吡啶类 CCB+ 噻嗪类利尿药：FEVER 研究证实，二氢吡啶类 CCB+ 噻嗪类利尿药治疗可降低高血压患者脑卒中发生的风险。

④二氢吡啶类 CCB+β 受体阻滞剂：CCB 具有扩张血管和轻度增加心率的作用，恰好可以抵消 β 受体阻滞剂的缩血管及减慢心率的作用。两药联合可使不良反应减轻。

我国临床主要推荐应用的优化联合治疗方案是：二氢吡啶类 CCB+ARB；二氢吡啶类 CCB+ACEI；ARB+ 噻嗪类利尿药；ACEI+ 噻嗪类利尿药；二氢吡啶类 CCB+ 噻嗪类利尿药；二氢吡啶类 CCB+β 受体阻滞剂。

可以考虑使用的联合治疗方案是：利尿药 +β 受体阻滞剂；α 受体阻滞剂 +β 受体阻滞剂；二氢吡啶类 CCB+ 保钾利尿药；噻嗪类利尿药 + 保钾利尿药。不常规推荐但必要时可慎用的联合治疗方案是：ACEI+β 受体阻滞剂；ARB+β 受体阻滞剂；中枢作用药 +β 受体阻滞剂。

⑤多种药物的合用

三药联合的方案：在上述各种两药联合方式中加上另一种降压药物便构成三药联合方案，其中二氢吡啶类 CCB+ACEI（或 ARB）+ 噻嗪类利尿药组成的联合方案最为常用。

四种药联合的方案：主要适用于难治性高血压患者，可以在上述三药联合基础上加用第 4 种药物，如 β 受体阻滞剂、醛固酮受体拮抗药、氨苯蝶啶、可乐定或 α 受体阻滞剂等。

单片复方制剂是常用的一组高血压联合治疗药物。通常由不同作用机制的两种或两种以上的降压药组成。与随机组方的降压联合治疗相比，其优点是使用方便，可改善治疗的依从性及疗效，是联合治疗的新趋势。应用时注意其相应组成成分的禁忌证或可能的不良反应。目前，我国上市的新型的单片复方制剂主要包括：ACEI+ 噻嗪类利尿药，ARB+ 噻嗪类利尿药，二氢吡啶类 CCB+ARB，二氢吡啶类 CCB+ACEI，二氢吡啶类 CCB+β 受体阻滞剂，噻嗪类利尿药 + 保钾利尿药等。

（孙　苗）

第三节　先天性心脏病

》一、房间隔缺损、室间隔缺损

（一）超声心动图定性与定量诊断房间隔缺损、室间隔缺损

先天性心脏病（congenital heart disease，CHD，简称先心病）是最常见的先天性异常，代表了主要的全球性健康问题。通常 8% 的新生儿有先天性心脏病，占先天性畸形的 28%。

虽然已有相当数量的先心病超声心动图诊断准确性的报道，但关于常见先心病（房间隔缺损、室间隔缺损）缺口大小准确测量，对资料进行大样本定量分析，找出其中可借鉴的经验和存在的问题，还有待进一步总结。

本节旨在将房间隔缺损、室间隔缺损介入封堵术前的超声心动图结果与术后的结果做对比，论证超声心动图在介入封堵术前诊断房间隔缺损、室间隔缺损的准确性及在术前指导封堵器腰径选择存在的相关性，对二维超声心动图（two-dimensional echocardiography，2-DE）测量房间隔缺损、室间隔缺损缺口的方法进行总结，以更加有效地指导 CHD 介入封堵术的成功完成。

（二）超声心动图定性与定量诊断房间隔缺损在介入封堵术中的价值

房间隔缺损（atrial septal defect，ASD）是最常见的先天性心脏病之一，在新生儿中的患病率约为 1.64%，约 97% 的患者可以存活至成年。虽然 ASD 是慢性进展的心脏疾病，但它对生存率和死亡率有重要影响。如果 ASD 未能及时治疗，会导致右心容量负荷过重、右心衰竭、肺血管阻力增加、肺动脉高压和房性心律失常等。自 1952年外科手术修补 ASD 成为传统上唯一治疗 ASD 的有效方式以来，实践证实，手术治疗是安全、有效的，但它存在开胸创伤、住院时间长、需要体外循环、输血、有术后并发症等缺点。从 1976 年 King 报道了经皮穿刺封堵 ASD，直到 2001 年美国食品和药品监督管理局正式批准 Amplatzer 封堵器进入临床后，经导管房间隔缺损封堵术（transcatheter closure of atrial septal defect，TCASD）治疗有适应证的 ASD 逐渐代替手术封堵治疗，成为临床应用最广泛的治疗方式。ASD 通常分为原发孔型 ASD、中央型继发孔 ASD、静脉窦型 ASD 和冠状静脉窦型 ASD，其中继发孔型 ASD 是最常见的一种类型，占所有 ASD 类型的 70%。但绝大情况下，只有中央型继发孔 ASD 适合做

TCASD 治疗，因为受 ASD 残留房间隔边缘、长短、软硬情况及解剖空间位置等影响。

TCASD 成功的关键是术前准确测量 ASD 缺口的大小，了解残存房间隔边缘长短、软硬及邻近解剖关系，以及选择合适房间隔缺损封堵器（atrial septal occluder，ASO）腰径。自 King 和 Mill 等 1978 年报道用球囊导管测量 ASD 缺损直径以来，ASD 的球囊伸展径测值（balloon stretched diameter，BSD）一直被公认为是 ASD 介入治疗中缺损测量的"金标准"，是既往 TCASD 选择封堵器的重要依据。随着无创检查技术发展，目前，经胸超声心动图（transthoracic echocardiography，TTE）成为明确 ASD 的重要诊断标准，同样在 TCASD 过程中起着重要的作用，包括术前对患者进行筛选，评估缺口大小、位置、残边情况及邻近解剖关系等，从而指导 ASO 腰径的选择，术后及时了解封堵器位置、有无残余分流、心脏结构大小、心功能等，是 TCASD 成功的重要保障；然而，TTE 的图像容易受肥胖、肋骨、胸壁、肺气等影响，使诊断受限，有时需要借助经食管超声心动图（trans esophageal echocardiography，TEE）明确。

比较了 TTE、TEE 测量 ASD 最大径（the maximum diameter ofatrial septal defect，ASDmax）分别与 ASO 腰径的相关性，TTE 测量 ASDmax 和 ASO 腰径相关性，与彩色多普勒超声心动图指导房间隔缺损封堵术结果相似，表明经胸彩色多普勒超声心动图测量 ASDmax 指导 TCASD 中封堵器腰径的选择是可行和安全的，而且减少了手术时间和术后并发症。但 TEE 仍是半侵入性检查，儿童不能接受，检查时患者易出现畏惧心理，有恶心、呕吐等不适，使某些成人也不能接受。

TTE 测量硬边 ASD_{max} 与 ASO 腰径之间相关系数大于 TTE 测量软边 ASD_{max}，所以，在指导 ASO 腰径选择时，要对 ASD 残边的软硬情况进行仔细判断，这样才能测量出 ASD 接近真实的最大径线。对硬边 ASD 封堵器选择比 ASD_{max} 大 2～8 mm，通常 $ASD_{max} < 10$ mm 及残边长的硬边 ASD 可选大于 ASD_{max} 2 mm 的封堵器，而 $ASD_{max} > 30$ mm 及残边短的硬边 ASD 则选大于 ASD_{max} 6～8 mm 的封堵器，介于两者之间的 ASD_{max} 可选大于 ASD_{max} 4～6 mm 的封堵器。

此外，ASD 残边软硬程度对封堵器选择也有重要影响，来回飘动的 ASD 残边对封堵器完全无支持力，测量时应予以剔除（以飘动与不飘动残边结合处为准）。准确识别软边是测量 ASD_{max} 的关键，为更好地鉴别软边，可以采用超声的组织谐波功能，降低心内噪声信号，提高房间隔残边的清晰度。

TTE 测量软边 ASD_{max} 与 ASO 腰径之间相关性略大于 TTE 测量硬边 ASD_{max} 和 TEE 测量 ASD_{max}，且超声测值小于封堵器腰径，因为 ASD 缺口在整个心腔内是一个立体且动态变化的结构，缺损形态可为近似圆形、椭圆形、菱形或不规则形，且随心动周期而改变，导致不同切面上测量的 ASD_{max} 不一定都一致，如果是非标准超声切面，就可能出现超声测值偏小的情况；在行 TCASD 过程中，有时 ASD 实际缺损小，在小 ASD 行 TCASD 治疗过程中，由于封堵器的腰径是根据封堵器型号设定的，术中如果封堵器腰径与 ASD 缺口相差较大时，就可出现封堵器撑开小 ASD 缺口的情况，使记录到的封堵器腰径比实际 ASD 缺口相差较大。

（三）超声心动图定性与定量诊断室间隔缺损在介入封堵术中的价值

1. 超声心动图的定性诊断　超声心动图（ultrasound cardio graphy，UCG）是临床诊断 VSD 的首选方法。UCG 实时动态、直观观察心内结构和血流动力学变化，常规经胸超声心动图（TTE）检查即可明确诊断 VSD，多切面二维超声心动图（2-DE）观察可对 VSD 进行定位，大动脉短轴切面区分膜周部、嵴下型、干下型 VSD，观察主动脉瓣是否存在反流；心尖四腔切面能区分肌部 VSD，观察流入道、心内结构是否紊乱、房室瓣的位置是否正常。

2. 超声心动图定量诊断　2-DE 直观显示 VSD 的回声中断，结合彩色多普勒分流束宽度的测量，定量测量缺损大小可达到较为精确的程度。虽然 TCVSD 过程中所有患者于封堵术前及术后进行左心室造影，再次估计 VSD 大小，以选择合适的封堵器，但封堵器的合适选择还应注意 VSD 的位置和左右室侧的大小。

》二、肺动脉狭窄

胎儿先天性心脏病是胎儿系统筛查最常见的畸形，也属于重大出生缺陷之一，在活产儿中占 4% ~ 13%，大约有 20% 新生儿和 50% 的婴儿因患先天性心脏病死亡，患有该疾病的胎儿宫内死胎的发生率较正常胎儿提高 4 ~ 5 倍，这给患儿家庭带来严重的精神和经济负担。因此，胎儿先天性心脏病准确的产前诊断在围产期、新生儿管理中具有重要的临床意义，起着早期预警的作用。

肺动脉狭窄是常见的先天性心脏病之一，占所有先天性心脏病的 10% ~ 20%，它可以单独发生、成为单纯性肺动脉狭窄，也可以伴发其他心内外畸形或染色体异常。由于胎儿期心血管循环系统具有特殊的血流动力学特点，肺动脉狭窄在胎儿期的图像特征和血流动力学改变不典型，容易漏诊，但是一部分胎儿的肺动脉狭窄会随着孕周的增加，狭窄的程度呈持续性进展，由胎儿期的轻微病变演变为新生儿重度肺动脉狭窄，可致右心室肥厚、右心室腔狭小，甚至肺动脉闭锁，出现严重的症状和体征。因此，如何通过超声心动图尽早发现胎儿肺动脉狭窄及其他相关疾病，准确评估胎儿肺动脉狭窄的预后和临床转归，为有针对性地干预治疗提供依据，一直是产前超声诊断领域研究的难点和热点问题。

（一）胎儿肺动脉狭窄诊断的临床价值

肺动脉狭窄是肺动脉瓣发育异常、瓣膜下（漏斗部）狭窄或者罕见地包括肺动脉主干及其分支病变的瓣上狭窄所致右心室流出道梗阻的一类综合因素导致的疾病。肺动脉狭窄在儿童先天性心脏病中占 8% ～ 12%，在活产儿中占 0.6% ～ 0.8%。虽然肺动脉狭窄相对常见，但是国内外很少报道产前超声心动图诊断先天性肺动脉异常及评估出生后转归的系列研究。因胎儿时期心脏和大血管具有特殊的血流动力学特征，肺动脉狭窄病变的程度差异很大，其出生后临床转归也各不相同。胎儿时期肺动脉狭窄可以是容易漏诊的轻度病变，也可能合并右心室肥厚及三尖瓣反流严重病变。一部分胎儿肺动脉狭窄可呈持续性加重，出现严重肺动脉狭窄或闭锁，导致胎儿出生后不良转归。胎儿超声心动图及其新技术（实时三维 STIC 技术）作为一种安全无创性、可重复性的检测手段，已在诊断胎儿的各种心脏先天性发育异常中发挥了重要的作用，它既能清晰显示胎儿肺动脉狭窄及其他先天性发育异常的解剖结构改变，也能实时准确地检测相关的心脏及大血管血流动力学改变及变化规律，同时也是出生后新生儿的常规随访检测手段。部分先天性病变在出生后可以通过介入和外科手术得到矫正和治疗，如单纯性肺动脉狭窄、肺动脉狭窄伴有室间隔缺损以及法洛四联症等先天性心脏疾病。因此，在产前准确评估肺动脉狭窄及其是否有合并畸形对胎儿的结局和出生后预后具有重要的临床价值。

（二）胎儿肺动脉狭窄的产前超声诊断及其并发畸形的分析

胎儿肺动脉狭窄是指右心室流出道、肺动脉瓣、肺动脉主干及其分支的先天性狭窄病变，占全部先天性心脏病的 10% ～ 12%，是一种较为常见的先天性心脏病。在胎儿时期胎肺未完全发育，右心循环的血液大部分通过卵圆孔及动脉导管流向左心系统，所以肺动脉狭窄对胎儿的血流动力学影响不大，很少出现右心室流出道的梗阻，产前诊断相当困难，少部分因合并多发畸形被检出，但大多数在胎儿期会被漏诊，出生后才被首次诊断。

在胚胎第 5 周，动脉干和心球内膜组织增生成 1 对螺旋状嵴，即动脉干嵴和心球嵴，然后嵴融合成分割主动脉与肺动脉之间的结构，并分别形成肺动脉干和升主动脉，肺动脉与主动脉起始处内膜组织形成三薄片隆起形成半月瓣。当主动脉肺动脉隔偏向一侧，分隔不均时，将出现不同程度及类型的肺动脉狭窄。肺动脉狭窄发病率较高，但目前病因尚不明确，主要高危因素包括孕妇高龄，孕早期感染，接触放射性及化学性物质，孕妇高血压、糖尿病、甲状腺等疾病史，孕期服用不良药物史，既往不良生育史，先天性心脏病家族遗传史。

1. 胎儿肺动脉狭窄超声表现　胎儿肺动脉狭窄分两种类型：肺动脉瓣狭窄和肺动脉干狭窄。肺动脉瓣狭窄的产前超声表现为：①肺动脉瓣开放受限、增厚，回声增强，瓣环内径变窄并小于主动脉瓣环内径，肺动脉瓣狭窄后主干扩张；② CDFI 超声显示肺动脉瓣口血流呈五彩镶嵌花色血流信号；③ PW 测及肺动脉瓣口速度增快（＞ 1.4 m/s），值得注意的是，肺动脉重度狭窄时部分伴有右心腔较小、右心室壁肥厚，严重者可致右心室发育不良，因右心室流出道梗阻致肺动脉前向血流减少，此时肺动脉内血流速度不一定会增快；④肺动脉狭窄多数伴有不同程度的三尖瓣及肺动脉瓣反流，严重者可见动脉导管内血流反向。

相关国内外研究显示，PA（PV）/AO（AV）比值在整个孕期是相对恒定的，肺动脉的 Z 评分是以标准差的倍数对心血管进行定量评估，它们最大的优点是不受孕周的影响，能准确、客观地评价肺动脉瓣和主干狭窄的程度。肺动脉干狭窄产前的超声表现为同水平肺动脉内径明显小于主动脉内径，PA/AO 比值＜ 1.0 或 Z 评分＜ –2。而在正常的三血管切面可以观察到从右向左依次排列的上腔静脉、主动脉、肺动脉，三者的内径依次增宽，正常的肺动脉与主动脉内径比值在 1.0 ～ 1.2 之间。肺动脉狭窄时，依次观察到三血管比例失调。当主动脉增宽骑跨或主动脉发育不良时，应按照肺动脉 Z 评分＜ –2 来定量评估肺动脉是否有狭窄。在进行肺动脉狭窄的超声诊断中应综合两种定量诊断指标，尤其在两者诊断结果不一致时，应定期进行胎儿超声心动图复查，可提高阳性检出率，减少漏诊和误诊。

PA（PV）/AO（AV）比值和肺动脉的 Z 评分不仅被应用于诊断胎儿期肺动脉狭窄，还能应用于评估肺动脉狭窄的程度和预测胎儿出生后转归。据文献报道，肺动脉重度狭窄者需要结合两种方法综合评估肺动脉的预后，PA（PV）/AO（AV）比值＜ 0.6 或肺动脉的 Z 评分＜ –3 时，提示肺动脉狭窄致右心室流出道梗阻，预测需要新生儿期干预，其敏感性高达 90%。

2. 胎儿肺动脉狭窄合并心内畸形情况　研究显示，肺动脉狭窄合并心内畸形的病例占所有病例的 80.95%，其中以肺动脉干狭窄多见（69.52%），且均合并心内复杂多发畸形，尤其是心内动脉圆锥干畸形，排名在前六位者依次为室间隔缺损、法洛四联症、右心室双出口、右心发育不良综合征、大动脉转位和心内膜垫缺损，合并的室间隔缺损中又以法洛四联症最多见（50.98%）。在心内多发畸形中，通常需要判定有无肺动脉狭窄或右心室流出道梗阻，来评估先天性心脏病手术治疗的最佳时机、方法和预后，如右心室双出口、法洛四联症等圆锥干畸形。

肺动脉瓣狭窄较肺动脉干狭窄相对少见，有少部分合并心内畸形，以右心室发育不良综合征多见，室间隔缺损次之。肺动脉瓣狭窄中，有62.05%的病例不合并心内及心外畸形，为单纯性肺动脉瓣狭窄，多数孕妇选择继续妊娠。由于单纯性轻度肺动脉瓣狭窄超声表现不明显，因此容易漏诊，应定期复查胎儿超声心动图。在较早孕周超声发现三尖瓣反流时，也要重点观察肺动脉瓣活动情况及肺动脉干内径，在三血管切面发现肺动脉内径较主动脉内径明显增宽，同样要重点观察肺动脉瓣活动情况，此征象可为肺动脉瓣狭窄后扩张。

3. 胎儿肺动脉狭窄合并心外畸形情况　肺动脉狭窄也常合并心外畸形，研究显示该病例占所有病例的35.24%，同样以肺动脉干狭窄合并心外畸形多见，在前五位者为单脐动脉，泌尿系统畸形、消化系统畸形、中枢神经系统和永久性右脐静脉。大血管畸形最常合并的心外异常是单脐动脉。有研究发现先天性心脏畸形胎儿中有大约37%的胎儿合并有心外畸形，其中心外畸形中又以泌尿系统畸形最为常见，其次是胃肠道发生的畸形。也有研究发现胎儿心脏畸形合并心外畸形表现时，多表现在中枢神经系统、消化系统及泌尿生殖系统等。因此，当超声发现单脐动脉、泌尿系统、神经系统、消化系统等异常时，应建议孕妇进行胎儿超声心动图进一步筛查，从而确定胎儿是否有超声结构及功能上的心脏异常表现。

4. 胎儿肺动脉狭窄与染色体异常情况　国内外报道显示，40%先天性心脏病合并染色体异常，其中又以室间隔缺损合并染色体异常比例较高，尤其是膜周部室缺及室缺伴心外异常。复杂型先天性心脏病染色体异常率明显高于单纯性先天性心脏病，同时合并心外畸形的染色体异常率也明显高于无合并心外畸形的先心病胎儿。在产前超声筛查中发现胎儿肺动脉狭窄，尤其伴有室间隔缺损时应常规进行产前遗传学咨询并进行羊水或脐带血穿刺，做染色体核型分析，采用原位荧光杂交、单核苷酸多态性等检测技术排除染色体异常。

总之，胎儿超声心动图采用两种定量方法综合评估肺动脉狭窄是简单又可靠的方法，肺动脉狭窄容易合并心内大血管畸形及心外畸形，与染色体异常也有一定的相关性。因此，产前超声应尽可能早期做出诊断，并对预后进行评估，为临床提供重要决策。

（三）超声心动图评估胎儿单纯性肺动脉狭窄的预后与转归

相关研究证实，单纯性肺动脉狭窄中以肺动脉瓣狭窄最为常见，占70%～90%。正常的肺动脉瓣有三个薄瓣叶，交界处完全分离，右心室流出道切面超声显示为肺动脉瓣纤细条状回声，开闭自如；而肺动脉瓣狭窄则是肺动脉瓣瓣叶的增厚、交界处融合。胎儿肺动脉瓣狭窄产前超声直接征象：①肺动脉瓣开放受限、增厚和回声增强；②CDFI 显示肺动脉瓣口呈五彩花色血流信号，PW 显示瓣口流速增快（＞1.4 m/s），但对于肺动脉瓣重度狭窄接近闭锁时，肺动脉内血流信号减少，流速不一定增快；③肺动脉主干表现为狭窄后扩张。胎儿肺动脉瓣狭窄还常伴发以下声像图特征：①三尖瓣不同程度的反流；②动脉导管血流逆灌；③右心房增大，右心室室壁增厚，重度狭窄可致右心室腔缩小、右心室发育不良；④部分伴有卵圆孔增大，卵圆孔瓣启闭运动消失，呈持续开放状态；⑤肺动脉瓣轻到中度反流。当超声发现有上述间接征象时，应首要考虑是否有肺动脉的异常。伴发征象中动脉导管血流逆灌是肺动脉狭窄的特征性表现，也提示肺动脉重度狭窄。

对于轻、中度肺动脉瓣狭窄容易漏诊，尤其是单纯性肺动脉瓣狭窄，一方面由于不伴发畸形但因检查者的不仔细而漏诊；另一方面由于在疾病早期阶段，肺动脉瓣回声增强但开放受限不明显，流速增快及其伴发特征也不明显，仅表现为少量的三尖瓣反流或者肺动脉反流，部分病例到妊娠晚期因发现右心室较左心室小，继而追踪发现肺动脉异常。也有研究表明，当胎儿肺动脉发生轻度狭窄时，右心室流出道不会出现产生明显梗阻，右心室和肺动脉之间没有明显的压力差，产前超声很难发现轻度肺动脉狭窄的胎儿。同时，由于胎儿体内的血流动力学与出生后明显不同，当出现肺动脉狭窄时，也不能根据肺动脉瓣处血流速度的改变情况判断肺动脉的狭窄程度，两者之间没有直接的相关性。据文献报道，胎儿肺动脉狭窄在中孕期仅见肺动脉瓣膜回声稍增强，肺动脉瓣口和主干的流速正常，晚孕期复查瓣口流速增快。对于轻中度狭窄，肺动脉瓣口流速越快，狭窄程度越重，但同一胎儿在不同孕期肺动脉瓣口流速变化不大。在舒张期和收缩期始终观察到瓣膜回声，可怀疑轻度肺动脉狭窄。

在胎儿心脏扫查切面上有以下几点体会：①四腔心切面：超声在 14～20 孕周时发现三尖瓣反流，应警惕三尖瓣或者肺动脉瓣异常，需要 2～4 周后复查超声心动图；超声发现胎儿肺动脉狭窄时孕周越小，出现中重度肺动脉狭窄的可能性就越大。由于肺动脉与右心室相连，因此三尖瓣的反流情况包括反流量的多少、反流速度高度以及右室壁的厚度变化情况，均与胎儿肺动脉狭窄的严重程度相关。②三血管切面：大动脉内径异常时，应警惕肺动脉干狭窄、主动脉增宽或者肺动脉狭窄后扩张，这时需采用 Z 评分来定量评估是肺动脉狭窄还是主动脉增宽；当发现肺动脉主干较主动脉内径偏窄时，可首先考虑法洛四联症和单纯性肺动脉干狭窄。③三血管气管切面、动脉导管弓切面：这两个切面均可显示动脉导管是否有反流。一般在孕晚期出现反流，需要动态随访。

肺动脉狭窄转归情况：在产后新生儿的超声心动图随访中，产前超声心动图诊断为肺动脉瓣轻度或者重度狭窄者，产后超声心动图均证实且与产前分度一致；产前超声诊断中度狭窄者，产后超声有病例证实为重度狭窄。肺动脉瓣重度狭窄预后差，可致心功能不全，需要新生儿早期干预，甚至宫内干预。单纯性肺动脉瓣轻中度狭窄预后较好，但需要小儿超声心动图定期随访观察或部分需要择期手术治疗。

胎儿肺动脉狭窄的早期诊断和及时干预对其预后及临床转归有着重要意义。胎儿超声心动图能够实时动态观察胎儿肺动脉的形态结构及其血流动力学状态。基于此，通过 PA（PV）/AO（AV）比值和肺动脉 Z 评分的分析比较，探讨这两个定量指标的差异，对漏诊、误诊病例进行分析，为诊断肺动脉狭窄提供更好的诊断方法及思路。通过分析比较肺动脉狭窄出现的合并畸形情况（包括心内和心外畸形）与染色体异常的相关性，对于具有复杂先天性心脏畸形预后较差的胎儿，应尽早做出产前诊断，对提高优生优育具有重要的临床意义。动态随访单纯性肺动脉狭窄的预后与转归，观察肺动脉狭窄胎儿的产前产后血流动力学变化规律，旨在提高胎儿肺动脉狭窄的诊断准确率，及早为临床提供更好的产前咨询、围产期管理和治疗。

》 三、肺静脉畸形引流

1．概述　如果肺静脉的 1 支或 1 支以上，但不是全部肺静脉未与左心房相通，称作肺静脉畸形引流（PAPVC）。临床上无特殊体征与症状，一般不易在体检时发现，多合并房间隔缺损，常在超声心动图检查或手术修补房间隔缺损时发现。PAPVC 的病理生理改变是心房水平的左向右分流和氧合血在肺内的再循环，其程度与畸形引流的肺静脉支数有关，也与畸形连接部位、大小及房间隔缺损的位置有关。

2．解剖　PAPVC 有多种类型，最常见的为三种类型，即右肺静脉和上腔静脉相连、右肺静脉和下腔静脉相连、左肺静脉和左无名静脉相连。

3．特殊的肺静脉畸形

（1）肺静脉狭窄：这种罕见畸形的特点是，1 支或多支肺静脉在近于或与左房连接处局限性狭窄，在病理上发现其内膜有纤维增生，可能进展为完全闭塞。生理变化与先天性二尖瓣狭窄相似，但左房压正常，肺静脉高压在双侧肺不相等。临床严重程度与畸形静脉数量及梗阻程度有关。

肺静脉狭窄预后差，仅少数可以活过儿童期。外科方法是用心包片或聚四氟乙烯片扩大狭窄部位或切除狭窄段重新吻合肺静脉与左心房。但遗憾的是，这些方法早期易再复发狭窄，最终导致死亡。应用自体血管化组织修复，包括用房间隔片扩大狭窄的右侧肺静脉，利用切开的左心耳与左肺静脉狭窄段切开处吻合。但总体上有关此种畸形的手术矫治的文献报道不多。

（2）三房心：三房心是一种罕见的先天性心脏畸形，其特征是左房内有一隔膜把其分为两部分（或是在左右心房之外还有一个副房），上部心腔与四条肺静脉相连，下部心腔与左心耳和二尖瓣相通。存在房间隔缺损使右房和上部心房腔相交通，或少见的一种是与下部的真正左心房相交通。这种畸形的胚胎发生是肺静脉未能完全与左心房相通。

结合临床症状，其预后与肺静脉梗阻程度有关。有肺水肿或有心力衰竭的患者情况逐渐加重，如果不手术解除梗阻，可突然死亡。即使轻度症状也可进行性进展，三房心是明确的外科指征。

4．完全性肺静脉畸形引流 是一种相对少见的先天性心脏畸形，约占先天性心脏病的 1.5%。完全性肺静脉畸形引流是指左、右两侧肺静脉均不与解剖左心房直接相连，而是直接或间接与右心房相通（通过右心房、冠状静脉窦或上下腔静脉系统），致使全部肺静脉的氧合血液流入右心房，部分血液经过右心室进入肺动脉再次进行氧合；另外一部分混合血则经过房间隔缺损或者未闭的卵圆孔进入左心房、左心室而经主动脉泵至全身。在血流动力学上形成由左向右分流和少量右向左分流。左向右分流使肺血量增多，右心负荷加重。右心房血液通过房间隔缺损向左心房的分流则使患者得以生存，但动脉血氧饱和度低，临床上表现为发绀征。这种既有左向右又有右向左分流是完全性肺静脉畸形引流的主要血流动力学特征，并由此而产生相应的临床症状。这种畸形患儿一般临床表现症状重，如能确诊，应立即手术治疗。

》 四、先天性瓣膜畸形

（一）先天性二尖瓣狭窄

1．临床表现与体格检查

（1）临床表现：二尖瓣狭窄症状出现的时间主要取决于二尖瓣阻塞程度及是否合并其他心脏畸形。其主要表现为：①生长发育迟缓，心前隆起。②反复呼吸道感染：由于肺淤血和渗出增多，易产生呼吸道感染或慢性咳嗽。③呼吸困难：活动后呼吸急促，饮食时疲惫，多汗，易激怒。④心力衰竭：当心脏扩大到一定程度，由于肺淤血和肺间质水肿，气体交换障碍，患者发绀，活动受限。进一步发展成右心衰竭，患者可有肝大、尿少、下肢水肿。

（2）体格检查：①心音：第1心音相对减弱，少数可听到二尖瓣开瓣音。②杂音：心尖部可听见低调的舒张中期辘辘性杂音，舒张早期增强。若心排量明显减低，则舒张期杂音可消失，并可听见因三尖瓣关闭不全或肺动脉高压产生的肺动脉瓣关闭不全的杂音。③肺动脉高压时，心前区可触及右心室搏动增强。④有心力衰竭或呼吸道感染时，可听到肺内干、湿啰音。

（3）X线检查显示左心房和右心室扩大，肺动脉段突出，肺淤血。

（4）心电图检查显示左心房肥大，右心室肥厚。

（5）超声心动图检查是诊断二尖瓣狭窄的常用有效方法。二维彩色多普勒检查可准确地描述瓣上纤维环、瓣环发育和瓣叶大小，瓣叶活动及瓣下结构，可见有二尖瓣舒张时瓣膜开放受限和血流湍流频谱，左心房扩大，肺动脉扩张，同时可估计肺动脉高压的程度。

（6）心导管和心血管造影检查右心导管检查显示肺动脉高压，肺毛细血管楔压升高。右心造影发现肺动脉扩张，左心房扩大，左心房内造影剂排除延迟。逆行左心室造影有时可辨别二尖瓣类型，如吊床形二尖瓣狭窄可显示左心室后内侧壁的上半部充盈缺损；降落伞形二尖瓣狭窄可显示左心室后内侧壁的下半部充盈缺损。在交界融合和乳头肌融合的病变中，可显示两处充盈缺损，后瓣活动受限。

2．手术适应证

（1）症状轻，发育不受影响，心脏扩大不明显者，应定期随访，尽量延期手术。婴幼儿尤其是3个月以内的婴儿胶原组织发育不全，瓣膜特别脆弱，手术很难操作。特别是瓣环发育小者，若左心房大小接近正常，更应慎重手术。

（2）心脏扩大伴肺动脉高压或心力衰竭及反复肺部感染者应限期手术。

（3）合并心脏畸形者同期手术。

（二）先天性二尖瓣关闭不全

1．临床表现与体格检查

（1）临床表现：①二尖瓣关闭不全的临床症状取决于二尖瓣反流的程度，轻度二尖瓣关闭不全可无明显症状，中度或重度关闭不全有明显临床症状。②活动性心悸、气短，表现为活动耐力差、易疲劳、多汗、呼吸急促、面色苍白等。③婴幼儿生长发育迟缓、消瘦，喂食困难。④增大的左心房可压迫左主支气管，引起下呼吸道反复感染和慢性咳嗽。⑤胸痛：多见于二尖瓣脱垂的较大儿童或成人。

（2）体格检查：①心前区搏动增强，心尖搏动弥散。②心界扩大，向左侧扩大明显。③在心尖部全收缩期吹风样杂音，向背后部广泛传导，腱索断裂者有时可听到海鸥鸣样杂音。二尖瓣脱垂的患者，第1心音相对减弱，除心尖部收缩期杂音外，还可听到收缩期喀喇音。二尖瓣急性断裂者，可听到两肺底水泡音，为急性左心衰竭的表现。有肺动脉高压者，可听到肺动脉第2心音增强。

（3）X线检查：心影增大，以左心房、左心室增大明显，肺淤血。极度左心房扩大，压迫气管并可导致左肺塌陷。

（4）心电图检查：左心房肥大，左心室肥厚，可见心房颤动。

（5）超声心动图检查：为诊断二尖瓣关闭不全的常用有效方法。二维彩色多普勒检查可准确地描述瓣环扩大程度、瓣叶缺损、腱索和乳头肌延长或断裂。还可以确定二尖瓣反流量，左心房、左心室容量的大小，评估左心室功能，估计肺动脉高压程度。

（6）心导管和心血管造影检查：右心导管检查提供有关肺血管病变的严重程度。经主动脉逆行左心室造影可提供二尖瓣关闭不全造影剂反流入左心房，同时观察左心室和左心房的扩大程度并计算左心室收缩末期容积指数。

2．手术适应证

（1）无症状，发育不受影响，心脏扩大不明显者，应定期随访，尽量延期手术，一般可到学龄期后。

（2）有运动性心悸、气短，消瘦，喂食困难，反复呼吸道感染，心力衰竭、心脏进行性扩大以及肺动脉高压者应尽早手术，其手术年龄不受限制。

（3）合并心脏其他畸形者，同期矫正。

（三）先天性三尖瓣狭窄

1．诊断

（1）临床表现与三尖瓣闭锁相似。①发绀：发绀的轻重取决于肺动脉狭窄的严重程度，患者往往有运动性呼吸困难和疲劳乏力。②心力衰竭：主要由于房间隔缺损小限制右心房血液流入左心房，出现体循环静脉高压和充血性心力衰竭。③其他：严重发绀婴儿可出现铁缺乏症，大的儿童则由于红细胞增多症产生脑血栓和脑脓肿，发生率为1.5%～5%。致命性心律失常。

（2）体征：口唇发绀，心尖搏动减弱。患儿生长、发育迟缓，杵状指，可有颈静脉怒张、肝大和周围性水肿。听诊第1心音均为单音亢进，在合并肺动脉闭锁、肺动脉狭窄以及大动脉转位的病例，肺动脉瓣区第2心音亦呈单音亢进。胸骨左缘可闻及收缩前期杂音，呼气时增强。偶可闻及开放拍击音和舒张期中期杂音。

（3）实验室检查：常见红细胞增多症，红细胞计数、血红蛋白和血细胞比容均有增加以及凝血机制障碍。

（4）胸部 X 线片：多为右心房增大，肺部血流减少。

（5）心电图：右心房肥大，可有心肌缺血性 S-T 段下移和 T 波改变。

（6）超声心动图：为诊断三尖瓣狭窄的常用有效方法。二维超声心动图示右心房扩大，伴或不伴右心室发育不良，可准确地描述瓣环狭窄程度、瓣口大小、瓣叶增厚情况。频谱多普勒在三尖瓣口可检测到舒张期高峰湍流频谱，还可评估跨瓣压差。

（7）心导管和心血管造影检查：心导管可评价心腔及肺动脉压力。右心室造影可确定右心大小和右心流出道梗阻，同时明确合并其他心脏畸形。

2．术前准备

（1）积极内科治疗，纠正心力衰竭，控制呼吸道感染，加强营养，改善一般情况。

（2）严重三尖瓣狭窄者，术前静脉滴注前列腺素 E_1，保持动脉导管开放。

（3）常规心电图、胸部 X 线片和彩色多普勒检查，合并其他心脏畸形可行心血管造影。

3．手术方法　先天性三尖瓣狭窄伴有正常右心室时，可行瓣膜切开或瓣膜置换术，瓣膜置换多选用生物瓣。若三尖瓣及右心室发育很差，可行右心房至右心室或肺动脉外通道（与三尖瓣闭锁处理相似），婴儿行腔 - 肺分流术。

第四节　冠 心 病

》 一、慢性心肌缺血综合征

（一）稳定型心绞痛

1．发病机制　稳定型心绞痛是心肌缺血与缺氧所引起的疼痛。心肌氧耗的多少由心肌张力、心肌收缩强度和心率所决定，故常用"心率 × 收缩压"（即二重乘积）作为估计心肌氧耗的指标。心肌能量的产生要求大量的氧供。心肌细胞摄取血液氧含量的 65% ~ 75%，而身体其他组织则仅摄取 10% ~ 25%。因此，心肌平时对血液中氧的摄取已接近于最大量，对心肌氧供应的增加更多依靠增加冠状动脉的血流量来实现。

在正常情况下，冠状循环有很大的储备，其血流量可随身体的生理情况而有显著的变化；在剧烈运动心率加快的同时，小冠状动脉扩张，冠状循环阻力下降，冠脉循环血流量可增加到休息时的 6 ~ 7 倍。当大的心外膜冠状动脉管径狭窄超过 50% 时，对血流量产生相当的阻力，以致其传输血流的功能受损，此时冠脉循环的最大储备量下降。然而，由于缺血可激活自动调节机制，造成小冠状动脉扩张，使总的冠状动脉阻力趋于正常，静息血流量仍可保持正常；当心脏负荷加重及其心肌耗氧量增加超过小冠状动脉的扩张储备能力所能代偿时，则发生相对的心肌供血不足。这种由心肌需氧量的增加最终超过固定狭窄的冠状动脉最大代偿供血能力所引起的心肌缺血是稳定型心绞痛的最常见机制。

冠状动脉痉挛（如吸烟过度或神经体液调节障碍）或暂时性血小板聚集、一过性血栓形成以及狭窄局部血液流变学异常所致的血流淤滞等冠状动脉血流的动力性阻塞因素，可导致心肌供血的突然减少，这是产生心绞痛的又一重要因素。

此外，在突然发生循环血流量减少的情况下（如休克、极度心动过速等），心肌血液供求之间的矛盾加深，心肌血液供给不足也可引起心绞痛。严重贫血的患者在心肌供血量虽未减少的情况下，可由于红细胞减少，血液携氧量不足而引起心绞痛。

2. 临床表现　典型的稳定型心绞痛发作是突然发生位于胸骨体上段或中段之后的压榨性、闷胀性或窒息性疼痛，亦可能波及大部分心前区，可放射至左肩、左上肢前内侧，达环指和小指，范围有手掌大小，偶可伴有濒死的恐惧感觉，重者还可出汗，往往迫使患者立即停止活动。疼痛历时 1 ~ 5 min，很少超过 15 min；休息或含用硝酸甘油片，在 1 ~ 2 min 内（很少超过 5 min）消失。常在体力劳累、情绪激动（发怒、焦急、过度兴奋）、受寒、饱食、吸烟时发生，贫血、心动过速或休克亦可诱发。不典型的心绞痛疼痛可位于胸骨下段、左心前区或上腹部，放射至颈、下颌、左肩胛部或右前胸，疼痛可很轻或仅有左前胸不适或发闷感。

心绞痛发作时，患者表情焦虑，皮肤苍白，冷或出汗。血压可略增高或降低，心率可正常、增快或减慢，以增快居多，可有房性或室性奔马律，心尖区可有收缩期杂音（二尖瓣乳头肌功能失调所致），第二心音可有逆分裂，还可有交替脉或心前区抬举性搏动等体征。

3. 防治　治疗稳定型心绞痛的目的是改善预后、预防心肌梗死和死亡；减轻或消除症状和缺血发作、提高生活质量。前者通过药物与非药物治疗以抑制炎症反应，保护内皮功能，达到减少斑块进展、稳定斑块和预防血栓形成的目的；后者则通过改善生活方式、药物治疗与血运重建来达到目的。在选择治疗药物时，应首先考虑预防心肌梗死和死亡。

（二）隐匿型冠状动脉粥样硬化性心脏病

1．临床表现　本病有 3 种临床类型：

（1）患者有由冠脉狭窄引起心肌缺血的客观证据，但从无心肌缺血的症状。

（2）患者曾患心肌梗死，现有心肌缺血但无心绞痛症状。

（3）患者有心肌缺血发作但有些有症状，有些则无症状，此类患者临床最多见。

心肌缺血而无症状的发生机制尚不清楚，可能与下列因素有关：①生理情况下，血浆或脑脊液中内源性阿片类物质（内啡肽）水平的变化，可能导致痛阈的改变。这或许可以解释有些患者在缺血发作时，有时伴随疼痛，而有时无症状。②心肌缺血较轻或有较好的侧支循环。③糖尿病性神经病变、冠状动脉旁路移植术后、心肌梗死后感觉传入径路中断所引起的损伤以及患者的精神状态等，均可导致痛阈的改变。无症状的患者可能突然转为心绞痛或心肌梗死，亦可能逐渐演变为心肌纤维化出现心脏增大，发生心力衰竭或心律失常，个别患者亦可能猝死。及时发现这类患者，可为他们提供及早治疗的机会。

2．诊断和鉴别诊断　诊断主要根据静息、动态或负荷试验的心电图检查、放射性核素心肌显像发现患者有心肌缺血的改变，而无其他原因解释，又伴有动脉粥样硬化的危险因素。进行选择性冠状动脉造影检查或加做血管内超声显像可确立诊断。无创性的冠脉 CT 造影也有诊断参考价值。

鉴别诊断要考虑引起 ST 段和 T 波改变的其他疾病，如各种器质性心脏病，尤其是心肌炎、心肌病、心包病，电解质失调，内分泌系统疾病和药物作用等情况，都可引起心电图 ST 段和 T 波改变，诊断时要注意摒除，但根据这些疾病和情况的临床特点，不难作出鉴别。心脏神经症患者可因肾上腺素能 β 受体兴奋性增高而在心电图上出现 ST 段和 T 波变化，应予鉴别。

3．防治　采用防治动脉粥样硬化的各种措施，硝酸酯类、β 受体阻滞剂和钙离子拮抗剂可减少或消除无症状性心肌缺血的发作，联合用药效果更好。药物治疗后仍持续有心肌缺血发作者，应行冠状动脉造影以明确病变的严重程度，并考虑进行血运重建手术治疗。

（三）缺血性心肌病

1．临床表现

（1）心脏增大：患者有心绞痛或心肌梗死的病史，常伴有高血压。心脏逐渐增大，以左心室增大为主，可先肥厚，以后扩大，后期则两侧心脏均扩大。部分患者可无明显的心绞痛或心肌梗死史。

（2）心力衰竭：心力衰竭的表现多逐渐发生，大多先出现左心衰竭。在心肌肥厚阶段，心脏顺应性降低，引起舒张功能不全。随着病情的发展，收缩功能也衰竭。最后右心也发生衰竭，出现相应的症状和体征。

（3）心律失常：可出现各种心律失常，这些心律失常一旦出现常持续存在，其中以期前收缩（室性或房性）、心房颤动、病态窦房结综合征、房室传导阻滞和束支传导阻滞为多见，阵发性心动过速亦时有发现。有些患者在心脏还未明显增大前已发生心律失常。

2．诊断和鉴别诊断　　诊断主要依靠动脉粥样硬化的证据和摒除可引起心脏扩大、心力衰竭和心律失常的其他器质性心脏病。心电图检查除可见心律失常外，还可见到冠状动脉供血不足的变化，包括 ST 段压低、T 波平坦或倒置、QT 间期延长、QRS 波电压低等；放射性核素检查见心肌显像不佳；超声心动图可显示室壁的异常运动。如以往有心绞痛或心肌梗死病史，有助于诊断。冠状动脉造影和血管腔内超声显像可确立诊断。

鉴别诊断要考虑与心肌病（特别是特发性扩张型心肌病、克山病等）、心肌炎、高血压性心脏病、内分泌病性心脏病等鉴别。

3．防治　　早期的内科防治甚为重要，有助于推迟充血性心力衰竭的发生发展。要减少冠心病危险因素，积极治疗各种形式的心肌缺血。治疗心力衰竭以应用利尿剂和血管紧张素转换酶抑制剂（或血管紧张素 II 受体拮抗剂）为主。β 受体阻滞剂长期应用可改善心功能，降低病死率。

有学者提出应用能阻滞 β_1、β_2 和 α_1 受体的新一代 β 受体阻滞剂卡维地洛 12.5 ～ 100 mg/d 与传统的治疗措施合用。正性肌力药可作为辅助治疗，但强心苷宜选用作用和排泄快速的制剂，如毒毛花苷 K、毛花苷丙、地高辛等。应用曲美他嗪，可改善呼吸困难，解除残留的心绞痛症状并减少对其他辅助治疗的需要。对既往有血栓栓塞史、心脏明显扩大、心房颤动或超声心动图证实有附壁血栓者应给予抗凝治疗。心律失常中的病态窦房结综合征和房室传导阻滞而有阿 - 斯综合征发作者，宜及早安置永久性人工心脏起搏器；有心房颤动的患者，如考虑转复窦性心律，应警惕其同时存在病态窦房结综合征的可能，避免转复窦性心律后心率极为缓慢，反而对患者不利。有相应指征的患者，可行 PCI 或 CABG。晚期患者常是心脏移植手术的主要对象。此外，左心室减容术和动力性心肌成形术对缺血性心肌病患者的效果如何尚有待评价。近年来，新的治疗技术如自体骨髓细胞移植、血管内皮生长因子（VEGF）基因治疗已试用于临床，为缺血性心肌病患者带来了新的希望。

》 二、急性心肌梗死后室间隔穿孔

急性心肌梗死后室间隔穿孔是指因急性心肌梗死（acute myocardial infarction，AMI）导致缺血、缺氧区域的心室间隔破裂而形成的穿孔。目前室间隔穿孔（ventricular septal rupture，VSR）仍为心血管学科急危重症病种之一，少见但致死率较高。在灌注时代以前，VSR 发病率为 1% ～ 2%，随着介入技术 ［经皮冠状动脉介入手术（percutaneous coronary intervention，PCI）及溶栓］ 的发展，VSR 发病率降低至 0.2% ～ 0.34%。虽然 VSR 现在已经成为一种罕见的 AMI 后机械并发症，但其死亡率仍居高不下。相关数据表明，VSR 患者起病后如未行手术干预，24 小时内死亡率为 25%，1 周内为 50%，2 周内为 70%，发病后生存 1 个月以上者仅占总体患者的 15% ～ 20%。VSR 一旦发生，其因缺血、缺氧而坏死的穿孔部位可能突然扩大，导致相对稳定的血流动力学突然崩溃，部分患者短时间内发展至充血性心力衰竭、心源性休克或心源性猝死，这些并发症是导致 VSR 患者死亡的最重要原因。

1. 病理　心肌梗死（心梗）后室间隔破裂穿孔可在心梗几小时至 2 周内发生，最常发生于心梗后的 1 ～ 4 天。这种破裂往往由于相关冠脉发生严重梗阻且无足够的侧支循环形成。一般最常累及前隔，即室间隔前部和心尖（LAD 梗阻），约占 60%，只有 20% 左右累及后隔（右冠状动脉梗阻）。前部的缺损手术处理较为简单，后部缺损通常比较棘手，往往有多个室缺或合并室壁瘤，位置多靠心底部，部分可累及房室瓣环。

2. 病理生理　与先天性室缺不同，心梗后室间隔破裂主要表现为心功能的恶化，严重程度取决于心梗面积的大小和左向右的分流量。急性左向右分流后，体循环血量锐减，而肺血增加导致肺淤血和水肿。使原本因急性心梗、可能伴有室壁瘤或缺血性二尖瓣反流的心脏负担更为严重，继而发生低心排和心源性休克。

3. 临床表现　患者主要表现为心源性休克、尿少、肺水肿、低心排血量综合征以及全身重要脏器的灌注不足等。心梗患者若听诊闻及明显的收缩期杂音，应高度怀疑室间隔穿孔的可能。

4. 诊断　患者在心梗 2 周内，尤其在 1 周内，突然出现胸痛和血流动力学的变化。最典型的体征是新出现的、粗糙的、全收缩期杂音，以胸骨左缘第 3、4 肋间最为明显，可触及震颤。患者病情急剧恶化，表现为充血性心力衰竭和心源性休克。胸片提示心影扩大、肺淤血。心电图提示前壁、下壁等心梗。超声心动图可明确室缺的大小、位置、分流量和心功能的状况，以及是否合并室壁瘤、二尖瓣关闭不全等。心导管检查可以明确心内分流量、检测肺动脉压。

5. 治疗　目前治疗 VSR 的方法有三种：内科药物保守治疗、外科开放式室间隔穿孔修补术及介入封堵术。国内外专家目前仍然认为手术修复是针对此种疾病的唯一确定性根治方法。欧洲心脏病学会、美国心脏病学会基金会和美国心脏协会（American College of Cardiology and the American Heart Association，ACC/AHA）推荐的 ST 段抬高性心肌梗死后 VSR 的指南建议是：无论患者目前血流动力学状态如何，都应进行紧急手术修复。目前国内对 VSR 外科治疗手术时机一直是争论的焦点。一直以来，国内部分学者建议对 VSR 患者外科手术应至少等待 4 ~ 6 周，此时穿孔大小基本确定，周围纤维组织生成，便于缝合，不易产生术后残余漏。但是对于目前血流动力学稳定的 VSR 患者，其穿孔的室间隔在自身巨噬细胞作用及血流的冲击下，有可能突然扩大，导致患者突发心源性休克、多器官功能衰竭，丧失手术机会。

手术技术：术前常需放置 IABP，一般不用硝普钠或硝酸甘油等扩血管的药物，尽管它们可以减少左向右的分流量，但常常会带来低血压和冠脉灌注减少的后果。术中放置 Swan-ganz 导管，监测肺动脉压、心排量和肺毛细血管压；胸骨正中切口，主动脉、上下腔分别插管，常规放置左心房减压管。若同时行冠脉搭桥，则先行桥血管的远端吻合，并经桥血管灌注心肌保护液。

心脏停搏后，前间隔穿孔采用 LAD 左侧 1 ~ 2 cm 平行切开左心室心尖部梗死区。破口较小，周围有纤维化者可直接缝合；较大穿孔者需补片修补。后间隔穿孔一般不建议直接缝合，可采取左心室下壁距 PDA 1 ~ 2 cm 切口。需完全切除梗死心肌，缝合进针时，应贯穿后间隔和膈面的右心室游离壁，双侧加涤纶片固定。

室间隔穿孔往往存在较为严重的冠脉阻塞，同期需行完全再血管化。若存在二尖瓣或三尖瓣乳头肌功能障碍并引起相应瓣膜关闭不全，则需行相应的瓣膜修补成形术，必要时需行瓣膜置换术。

》三、冠心病合并颈动脉疾病

（一）概述

冠心病由冠状动脉粥样硬化进展所致，而动脉粥样硬化是一个全身性改变，颈动脉与冠状动脉同属中动脉，两者血流动力学相似，且两者粥样硬化有着相似的组织学关系和诸多共同危险因素，颈动脉粥样硬化在某种意义上是部分共同危险因素作用的综合结果。因此，理论上认为颈动脉粥样硬化病变可一定程度反映冠脉病变从而作为监测冠心病的"窗口"。

颈动脉位置表浅，超声无创、经济、简便且可高度重复，目前临床上将其作为检测颈动脉病变的普遍手段，它可提供颈动脉内膜中层厚度（IMT）及颈动脉斑块相关参数等指标来反映颈动脉硬化程度。若以这些指标作为冠心病替代标志，理论上相较于冠心病相关生化指标或危险因素，可更为直观全面地反映病情，方便疾病诊疗。实际上，早有大量研究探讨了超声探测下的颈动脉硬化指标与冠心病及相关心血管风险之间的关系。如作为早期动脉粥样硬化和血管重塑标志的增厚颈动脉 IMT，早在 20 世纪学者们便认识到其与冠心病的相关性，近年来也有学者表示连续颈动脉 IMT 测量可反映近期心肌梗死患者的粥样硬化控制疗效等。基于多项证据的支持，我国最新指南仍主张使用颈动脉 IMT 增厚和（或）斑块形成来评估疑似稳定型冠心病患者的心血管风险。

近年来有学者发现，相比于颈动脉 IMT，颈动脉斑块在确诊冠心病和预测未来心血管事件方面的价值更高，且随着如灰阶中位数、背向散射积分、三维重建超声、实时三维超声等新型超声技术的发展，基于这些新技术研究颈动脉硬化与冠脉硬化间关系的研究取得巨大进展，为临床诊疗提供了可靠依据及丰富经验。

但是应用以上新技术在成本、数据获取时间及测量人员技术要求等方面有诸多限制，在现行条件下极大削弱超声本身无创、经济、简便且重复性好的优势，在实际临床及大规模临床试验中的应用价值有限。而以当前临床颈动脉超声提供的斑块数据研究颈动脉硬化与冠脉硬化的关系对超声优势有着更好体现，且目前学界除了对测量相对繁琐的斑块评分（即两侧颈动脉所有斑块厚度之和）与冠心病间关系有较多研究外，对于其余斑块参数（如半定量积分、等级积分、最大斑块厚度、最大斑块长度等）与冠心病关系的研究较少，同时缺乏系统分析比较各颈动脉硬化参数对冠心病及其严重程度的预测效能的研究。

（二）冠心病合并颈动脉疾病的讨论

颈动脉与冠状动脉具有相似的血流动力学，两者粥样硬化的组织学特性及危险因素也极其相似，目前也有大量研究证明颈动脉硬化超声参数与冠心病患病率及心血管事件风险有关，且得益于超声及计算机技术的发展，目前通过超声得到的颈动脉硬化参数越来越全面精确，如颈动脉斑块面积、斑块体积及斑块成分等，这为临床诊疗提供了大量可靠依据，但囿于现今阶段新技术不能充分体现超声简便、经济及重复性高的优势，基于目前临床超声检测到的颈动脉硬化参数研究颈动脉病变及冠脉病变间关系对冠心病的实际临床诊疗仍有重要意义。另外，研究发现，最大斑块厚度、斑块评分及等级积分在预测冠心病和严重冠心病方面比平均 IMT、斑块检出及半定量积分能力更佳。

颈动脉 IMT 增厚提示早期动脉粥样硬化及血管重塑，一项多中心研究对 6562 名受试者（平均年龄 61.1 岁；女性 52.6%）行长达 7.8 年的随访，发现超声探测下的最大颈内动脉 IMT 增加是未来心血管事件的有利预测因素，将其添加到 Framingham 危险因素中可明显改善对冠心病事件的风险预测。但最近也有荟萃分析和系统评价表明，颈动脉 IMT 的临床应用可能受到限制，因为将其添加到传统危险因素中后，对普通人群心血管事件的风险预测并未改善。

有研究表明，在诊断冠心病和预测未来心血管事件方面，颈动脉斑块比颈动脉 IMT 的价值更高，如斑块成分、斑块面积、斑块评分或斑块体积等。这可能是因为颈动脉 IMT 增加与高血压、年龄等因素相关性更强，而病变在内膜的斑块与冠脉所有粥样硬化负荷的相关性更强，更直接反映动脉粥样硬化程度。而最近利用动脉造影研究颈动脉狭窄和阻塞性冠心病的研究发现，在 128 名颈动脉狭窄程度 ≥ 70% 的患者中有 55 人为冠脉狭窄 ≥ 70% 的冠心病患者（占 43.0%）。

考虑到颈动脉狭窄的稀发，颈动脉狭窄及半定量积分不适于作为冠心病替代指标，而斑块评分、等级积分、最大斑块厚度及最大斑块长度均显示出对冠心病（AUC = 0.711、0.706、0.712、0.701）及严重冠心病（AUC = 0.735、0.733、0.746、0.723）较好的诊断效能，但这四者之间的 ROC 曲线两两比较均无统计学差异（P > 0.05），即可以认为这四者对冠心病或严重冠心病的诊断价值无统计学差异。

需要注意的是，斑块厚度在个体间差异较小且每年变化范围较小，因此测量斑块厚度时受操作者影响较大，可能产生较大误差，而斑块评分的测量及计算过程复杂且耗时，理想的冠心病替代指标应当还具备简便及重复性好的优势，最大斑块厚度和斑块评分在这两点上均有所限制。等级积分是由简单的斑块数量及简易的评估积分构成，刚好可以弥补斑块评分及最大斑块厚度的缺陷所在，因此可能是较好的冠心病替代指标。另外，与斑块厚度相比，斑块沿血管壁生长的速度明显比其增厚速度更快，最大斑块长度可更为迅速灵敏地反映动脉粥样硬化的进展。近期也有学者发现相比于斑块评分或颈动脉 IMT，最大斑块长度在预测冠脉疾病及其严重性方面表现出更好的独立性和增量值，同时可能有助于识别高危冠脉疾病患者，有利于早期干预。

就研究结果而言并结合临床实际情况，在临床颈动脉硬化超声参数中，最大斑块长度和等级积分是更适宜的冠心病替代指标，它们在避免不必要的冠状动脉造影或 CTA 检查同时可筛选出合理的早期预防及诊断范围，在合理分配社会医疗资源并减轻冠心病对国民健康威胁方面有着一定意义。

》 四、冠心病合并主动脉疾病

（一）主动脉夹层合并冠状动脉病变

1. 病变及类型　主动脉夹层直接累及冠状动脉开口和冠状动脉自身的动脉粥样硬化。急性 A 型主动脉夹层致心肌缺血的发生率为 5.7% ～ 11.3%，尸检检出率为 7%。虽然主动脉夹层直接累及冠状动脉的情况较少见，但预后不佳。主动脉夹层累及冠状动脉分为三型：

A 型：冠状动脉开口处的内膜片剥离，将影响冠状动脉灌注。

B 型：主动脉夹层直接累及冠状动脉。

C 型：冠状动脉完全断裂。

2. 主动脉夹层累及冠状动脉对预后的影响　主动脉夹层累及冠状动脉导致的心肌缺血死亡率明显升高，尽快手术、积极的血运重建可以挽救此类危重病例。急性 A 型主动脉夹层手术前和手术中及时发现冠状动脉的病变和累及程度，是与预后密切相关的。出现下列情况后应积极准备手术，术中尽早恢复冠状动脉灌注。

（1）术前出现急性心肌梗死、不明原因的右心或左心功能不全。

（2）术中发现主动脉夹层累及冠状动脉或冠状动脉受压。

（3）术中探查冠状动脉呈条索状，提示冠状动脉有粥样硬化性病变。

（4）心脏复跳后出现心肌颜色改变、心电图 ST-T 改变。

为缩短手术和心肌缺血的时间，移植血管材料一般选用大隐静脉，如患者一般情况允许且年龄不大，可选用乳内动脉与前降支吻合；对于年龄 > 50 岁的慢性 A 型主动脉夹层患者，可在术前行冠状动脉造影检查，了解冠状动脉情况。

（二）主动脉瘤合并冠心病

1. 胸主动脉瘤合并冠心病　动脉粥样硬化性胸主动脉瘤的危险因素与冠心病相似，胸主动脉瘤手术同期行冠状动脉旁路移植术，不增加手术的并发症和病死率。

2. 腹主动脉瘤合并冠心病　腹主动脉瘤合并冠心病的治疗方案是目前国内外争论的焦点。腹主动脉瘤的病因大多是动脉粥样硬化，伴发冠心病的机会更多。需要手术的腹主动脉瘤患者中有 50% 伴有心肌缺血的临床症状。有文献报道连续观察的 395 例冠状动脉旁路移植术前患者中，10.1% 的患者的腹主动脉直径 > 3 cm，其中 4 例患者的直径 > 5 cm；年龄 > 60 岁的冠心病患者伴有腹主动脉瘤的可能性增加。另外，多支病变伴发腹主动脉瘤的可能性要远远高于单支病变。在腹主动脉替换术前行冠状动脉旁路移植术，可以降低心肌梗死的发生率，但是可能增加等待再次手术的间期中主动脉破裂的危险。行冠状动脉旁路移植术后腹主动脉瘤破裂的发生率高达 30%。其破裂机制为第一次手术（体外循环和非体外循环）后全身炎症反应导致瘤体的破裂。

　　心肌梗死也是腹主动脉瘤围术期死亡的重要原因。合并严重冠心病的腹主动脉瘤患者的手术死亡率比传统单纯腹主动脉瘤手术高 4 倍。所以，对于有严重的冠心病合并严重腹主动脉瘤的患者，同期行冠状动脉旁路移植术和腹主动脉替换术应作为适宜的治疗方案。严重的冠心病合并严重的腹主动脉瘤应同期手术治疗，如果患者经济条件允许，可以同期行冠状动脉旁路移植术＋支架植入术。如果冠心病和腹主动脉瘤的严重程度不同，可以考虑先治疗病变较重的疾病，但应在手术间隔中严密观察患者病情的变化。

》 五、急性心肌梗死

（一）临床表现

　　1. 先兆症状　突然发生或出现较以往更剧烈而频繁的心绞痛，心绞痛持续时间较以往长，诱因不明显，硝酸甘油疗效差，心绞痛发作时伴有恶心、呕吐、大汗、心动过缓、急性心功能不全、严重心律失常或血压有较大波动等，这都可能是心肌梗死的先兆（梗死前心绞痛）。如此时心电图示 ST 段一时性明显抬高或压低，T 波倒置或增高，更应警惕近期内发生心肌梗死的可能。若及时积极治疗，有可能使部分患者避免发生心肌梗死。也有少数患者起病隐袭，症状轻微，可无疼痛。

　　2. 体征　急性心肌梗死时心脏体征可在正常范围内，体征异常者大多数无特异性。心脏可有轻至中度增大，其中一部分与以往的心肌梗死或高血压影响有关；心率可增快，也可减慢；在前壁心肌梗死的早期，可能在心尖处和胸骨左缘之间扪及迟缓的收缩期膨出，由心室壁反常运动所致，常在数天或数周内消失；心尖部扪及额外的收缩期前向外冲动，伴有听诊第四心音，与左心室顺应性减弱有关；第三心音奔马律反映左心室舒张中期压和舒张期容积增高，常表示有左心室衰竭；第 1、2 心音多减轻；10% ~ 20% 的病例在发病第 2、3 天出现心包摩擦音，说明有反应性纤维蛋白性心包炎，一般不伴有明显的心包积液；有乳头肌功能障碍引起二尖瓣关闭不全时出现心尖部的收缩期杂音；右心室梗死较重者可见颈静脉膨胀，深吸气时更为明显。

（二）诊断

　　1. 临床要点　心肌梗死的诊断主要依靠症状、心电图和心肌酶的测定。在急性期有显著的胸痛伴有休克或心力衰竭症状者，诊断比较容易。疼痛性质与部位典型而持续半小时以上，经休息和使用硝酸甘油后不能缓解，随后出现体温升高、血白细胞计数增高、红细胞沉降率加速，特别是血清酶增高而无其他胸痛的明确原因，即使心电图变化不典型，也可做出急性心肌梗死的诊断。也有不少病例疼痛不剧烈，甚至无疼痛，故有原因不明的胸闷、休克、胸痛，伴有恶心、呕吐，或出现心力衰竭而无其他原因的心脏病证据者，都应进行心电图检查及血清酶学测定。

2．心电图

（1）早期超急性损伤期：急性损伤区传导阻滞；梗死导联的 R 波上升速度缓慢；弓背向上的 ST 段急剧抬高；T 波高尖。

（2）急性充分发展期：从第一期的单向 QRS-T 曲线变为三相曲线，出现病理性 Q 波，ST 段由水平型或弓背型抬高渐回至等电位线，出现一系列 T 波演变（倒置→倒置最深→变浅或平坦或直立）。在早期超急性损伤期过渡到充分发展期之前，抬高的 ST 段和高大的 T 波可恢复常态，暂时呈"正常"的伪性改善。

（3）慢性稳定期：陈旧梗死期的各种表现。

3．其他实验室检查

（1）儿茶酚胺增高：发病几小时内血浆儿茶酚胺（主要是去甲肾上腺素）含量增高，尿中的排泄量也增多。原无糖尿病的患者可在急性心肌梗死最初几天发生血糖过高和糖尿，可能是由于体内肾上腺素和皮质激素暂时性分泌增多所致。发病最初两天血浆游离脂肪酸的浓度也增高。

（2）血白细胞增多：白细胞增多常与体温升高平行发展，多从发病后 1～2 天增高，为 $10 \times 10^9 \sim 20 \times 10^9$/L，中性粒细胞 75%～90%，持续 3～7 天。血液嗜伊红细胞的绝对计数常于起病后数小时即显著降低，持续 2～6 天，与肾上腺皮质激素分泌增高有关。

（3）红细胞沉降率：梗死后 2～3 天开始增高，2～3 周恢复正常。

4．超声心动图　可以显示心室壁局部运动障碍及测定射血分数，也可以检测出心脏破裂后急性心包积血、室间隔穿孔、乳头肌断裂后所致急性二尖瓣关闭不全。

5．诊断性心导管检查　冠状动脉造影可以提供详细的解剖信息，确定预后并为最佳治疗提供方向。冠状动脉造影与左心室造影结合，还可以确定整个心室和某一部分心室的功能。血流动力学不稳定的患者，放置主动脉内气囊反搏术的同时进行冠状动脉造影。

（耿　琳）

第五节　心律失常

》 一、快速性心律失常

（一）期前收缩

1．房性期前收缩（atrial premature beats）　冲动起源于心房的任何部位。正常成年人进行 24h 心电监测，大约 60% 有房性期前收缩发生。各种器质性心脏病患者均可发生房性期前收缩，并可能是快速性房性心律失常的先兆。心电图 P 波提前发生与窦性 P 波形态不同，可无 QRS 波发生（被称为阻滞的或未下传的房性期前收缩）或缓慢传导（下传的 P-R 间期延长）现象。房性期前收缩下传的 QRS 波群形态通常正常，亦可出现宽大畸形的 QRS 波群，称为室内差异性传导。房性期前收缩常使窦房结提前发生除极，因而包括期前收缩在内前、后两个窦性 P 波的间期，短于窦性 P-P 间期的 2 倍，称为不完全性代偿间歇。通常无须治疗。当有明显症状或因房性期前收缩触发室上性心动过速时，应给予治疗。吸烟、饮酒与喝咖啡均可诱发房性期前收缩，应劝导患者戒除或减量。治疗药物包括普罗帕酮、莫雷西嗪或 β 受体阻滞剂。

2．房室交界性期前收缩（premature atrtoventricular junctional beats）　简称交界性期前收缩。冲动起源于房室交界区，可前向和逆向传导，分别产生提前发生的 QRS 波群与逆行 P 波。逆行 P 波可位于 QRS 波群之前（P-R 间期 < 0.12 s）、之中或之后（P-R 间期 < 0.20 s）。QRS 波群形态正常，当发生室内差异性传导时，QRS 波群形态可有变化。治疗同房性期前收缩。

3．室性期前收缩（premature ventricular beats）　是一种最常见的心律失常。正常人与各种心脏病患者均可发生室性期前收缩。正常人发生室性期前收缩的概率随年龄的增长而增加，常见于高血压、冠心病、心肌病、风湿性心脏病与二尖瓣脱垂患者。心肌炎、缺血、缺氧、麻醉和手术均可发生室性期前收缩。洋地黄、奎尼丁、三环类抗抑郁药中毒发生严重心律失常之前常先有室性期前收缩出现。电解质紊乱（低钾、低镁等），精神不安，过量烟、酒、咖啡亦能诱发。

室性期前收缩常无与之直接相关的症状；每一患者是否有症状或症状的轻重程度与期前收缩的频发程度不直接相关。患者可感到心悸，类似电梯快速升降的失重感或代偿间歇后有力的心脏搏动。听诊时，室性期前收缩后出现较长的停歇，室性期前收缩的第二心音强度减弱，仅能听到第一心音。桡动脉搏动减弱或消失。颈静脉可见正常或巨大的 α 波。心电图的特征为提前发生的宽大畸形 QRS 波群，时限通常超过 0.12 s，ST 段与 T 波的方向与 QRS 主波方向相反。

室性期前收缩与其前面的窦性搏动的间期（称为配对间期）恒定，之后出现完全性代偿间歇。如果室性期前收缩恰巧插入两个窦性搏动之间，称为间位性室性期前收缩。室性期前收缩可孤立或规律出现。二联律是指每个窦性搏动后跟随一个室性期前收缩；三联律是每两个正常搏动后出现一个室性期前收缩；以此类推。连续发生两个室性期前收缩称成对室性期前收缩。连续 3 个或以上室性期前收缩称室性心动过速。同一导联内，室性期前收缩形态相同者为单形性室性期前收缩；形态不同者称多形性或多源性室性期前收缩。

（二）心动过速

1．窦性心动过速　成年人窦性心率的频率超过 100 次 / 分，为窦性心动过速。通常逐渐开始和终止。刺激迷走神经可使其频率逐渐减慢，停止刺激后又加速至原先水平。心电图显示窦性心率的 P 波在Ⅰ、Ⅱ、aVF 导联直立，aVR 倒置，P-R 间期为 0.12 ~ 0.20 s，频率大多在 100 ~ 150 次 / 分，偶有高达 200 次 / 分。可见于健康人吸烟、饮茶或咖啡、饮酒、体力活动及情绪激动时。某些病理状态，如发热、甲状腺功能亢进、贫血、休克、心肌缺血、充血性心力衰竭以及应用肾上腺素、阿托品等药物亦可引起窦性心动过速。治疗应针对病因和去除诱发因素。必要时 β 受体阻滞剂或非二氢吡啶类钙通道阻滞剂（如地尔硫䓬）可用于减慢心率。

2．室上性心动过速　起源于心房或房室交接部的心动过速，统称为室上性心动过速。室上性心动过速常见于无器质性心脏病者，器质性疾病病因最常见为预激综合征，房室结双通道占 30%，其他包括冠心病、原发性心肌病、甲状腺功能亢进、洋地黄中毒等。室上性阵发性心动过速常伴有各种器质性心脏病、冠心病、急性心肌梗死、二尖瓣脱垂、艾勃斯坦畸形心脏手术以及 Q-T 间期延长综合征。诱因包括运动过度、疲劳、情绪激动、妊娠、饮酒或吸烟过多等。通常能自行消失，压迫颈动脉窦、压迫眼球或做瓦氏（Valsalva）动作、米勒（Muller）动作等可达到刺激迷走神经、减慢心率的目的，简便易行，但疗效较低。假如患者耐受性良好，仅需密切观察和治疗原发疾病，已用洋地黄者应立即停药，亦不应施行电复律。洋地黄中毒引起者，可给予钾盐、利多卡因或 β 受体阻滞剂治疗。其他患者可选用Ⅰa、Ⅰc 与Ⅲ类（胺碘酮）药物，或腺苷或维拉帕米静脉注射。非药物治疗包括直流电复律、置入型心脏复律除颤器、经导管消融、外科手术等。室上性心动过速主要包括阵发性室上性心动过速、自律性房性心动过速和非阵发性交界性心动过速。

3. 室性心动过速（ventricular tachycardia）　常发生于各种器质性心脏病患者。最常见为冠心病，特别是曾有心肌梗死的患者；其次是心肌病、心力衰竭、二尖瓣脱垂、心瓣膜病等，其他病因包括代谢障碍、电解质紊乱、长 QT 综合征等。室性心动过速偶可发生在无器质性心脏病者。

（三）心房扑动和心房颤动

1. 心房扑动（atrial flutter）　可发生于无器质性心脏病者，也可见于风湿性心脏病、冠心病、高血压性心脏病、心肌病等心脏病患者。此外，肺栓塞、慢性充血性心力衰竭、二尖瓣（或三尖瓣）狭窄与反流导致心房扩大，亦可出现心房扑动。其他病因有甲状腺功能亢进、乙醇中毒、心包炎等。

2. 心房颤动（atrial fibrillation）　是一种十分常见的心律失常，呈阵发性或持续性。心房颤动常发生于原有心血管疾病者，常见于风湿性心脏病、冠心病、高血压性心脏病、甲状腺功能亢进、缩窄性心包炎、心肌病、感染性心内膜炎以及慢性肺源性心脏病。心房颤动也可见于正常人情绪激动、手术后、运动或大量饮酒时。急性缺氧、高碳酸血症、代谢或血流动力学紊乱时亦可出现心房颤动。心房颤动发生在无心脏病变的中青年，称为孤立性心房颤动。老年心房颤动患者中部分是心动过缓 - 心动过速综合征的心动过速期表现。

3. 心室扑动与心室颤动（ventricular flutter and ventricular fibrillation）　常见于缺血性心脏病。此外，抗心律失常药物，特别是引起 Q-T 间期延长与尖端扭转的药物，严重缺氧、缺血、预激综合征合并心房颤动与极快的心室率、电击伤等亦可引起。心室扑动与心室颤动为致命性心律失常。

（四）胎儿快速性心律失常宫内治疗

1. 多学科联合诊疗模式　胎儿心律失常是常见的非结构畸形的先天性心脏病，指胎儿心脏节律或心率的异常。胎儿心律失常的发生率占妊娠总数的 1% ~ 3%。房性或室性期前收缩是最常见的心律失常，胎儿期无须特殊处理，预后多良好，只有少数严重的心律失常可造成胎儿心力衰竭、水肿甚至死亡。随着胎儿超声心动图的广泛应用，胎儿心律失常的诊断越来越明确。已有研究认为，在没有心脏结构畸形的情况下，药物宫内治疗对胎儿快速性心律失常有确切的疗效。胎儿心律失常的诊疗涉及超声科、产科、新生儿科，以及成人和小儿心内科等多学科，可以采取多学科联合诊疗模式，诊疗流程包括诊断和评估、宫内治疗药物选择、治疗期间母儿监测、分娩方式及时机选择，以及新生儿的随访和治疗等。

多学科的联合诊疗主要体现在以下几个方面：超声科使用超声心动图等方法明确诊断和随访胎儿情况；成人心内科和产科协商，把握用药指征和调整孕妇用药方案，并监控和处理可能出现的药物不良反应；新生儿科和小儿心内科参与决定分娩时机和方式，优化治疗方案，并为后续分娩后的诊疗做好完善的预案。

2. 宫内治疗及注意事项　心律失常类型的精准判断是有效治疗的前提。在快速性心律失常的胎儿中，9% 存在心脏的结构畸形。宫内治疗前须明确是否存在心脏的结构畸形。胎儿超声心动图基于对心房、心室电生理学和时序分析，并采用 M 型超声评价心律失常，既可检查胎儿心脏结构及功能状况，又可协助判断胎儿心律失常的性质，是目前诊断胎儿心律失常的最有价值的方法。宫内治疗必须确保有经验的超声科医生的全程参与。

严格把握宫内药物治疗的指征。应注意选择合适的患者行宫内药物治疗。胎儿快速性心律失常的处理方案包括引产、期待治疗、宫内药物治疗及出生后治疗等。因此，处理方案的选择应综合多方面情况，谨慎选择。其中，对于孕周小、合并严重致死性心血管畸形或染色体异常的胎儿，可酌情考虑引产；对于一过性或间歇性心律失常的胎儿，如无胎儿水肿，也无心功能受损征象，可考虑期待治疗，密切随访。对经综合评估认为宫内药物治疗的效益高于风险的孕妇，也可考虑进行宫内药物治疗。治疗的指征包括：①孕龄小，早产带来的风险高于新生儿治疗带来的收益；②持续性心律失常；③并发胎儿水肿；④胎儿心功能受损；⑤心室率 ≥ 200 次 / 分等。

根据病情确定药物种类和剂量。治疗快速性胎儿心律失常，可供选择的药物包括地高辛、索他洛尔、氟卡尼及胺碘酮等。目前对一、二线药物的选择，以及治疗方案的调整尚存在争议。

》 二、缓慢性心律失常

（一）窦性缓慢性心律失常

窦性缓慢性心律失常包括窦性心动过缓、窦性停搏、窦房传导阻滞、病态窦房结综合征等。

1. 窦性心动过缓　成年人窦性心率低于 60 次 / 分，称为窦性心动过缓（sinus bradycardia）。窦性心动过缓常同时伴有窦性心律失常（不同 P-P 间期的差异 > 0.12 s）。常见于健康的青年人、运动员与睡眠状态。其他原因包括颅内疾患、严重缺氧、低温、甲状腺功能减退、阻塞性黄疸，以及应用拟胆碱药物、胺碘酮、β 受体阻滞剂、非二氢吡啶类的钙通道阻滞剂或洋地黄等药物。窦房结病变和急性下壁心肌梗死亦常发生窦性心动过缓。

2．窦性停搏或窦性静止（sinus pause or sinus arrest）　是指窦房结不能产生冲动。心电图表现为在较正常 P-P 间期显著长的间期内无 P 波发生或 P 波与 QRS 波群均不出现，长的 P-P 间期与基本的窦性 P-P 间期无倍数关系。长时间的窦性停搏后，下位的潜在起搏点如房室交界处或心室，可发出单个逸搏或逸搏性心律控制心室。过长时间的窦性停搏，并且无逸搏发生时，患者可出现黑矇、短暂意识障碍或晕厥，严重者可发生阿—斯综合征，甚至死亡。

3．窦房传导阻滞（sinoatrial block，SAB）　指窦房结冲动传导至心房时发生延缓或阻滞。理论上 SAB 亦可分为三度：由于体表心电图不能显示窦房结电活动，因而无法确立第一度窦房传导阻滞的诊断。第三度窦房传导阻滞与窦性停搏鉴别困难，特别当发生窦性心律失常时。第二度窦房传导阻滞分为两型：莫氏（Mobitz）Ⅰ型即文氏阻滞，表现为 P-P 间期进行性缩短，直至出现一次长 P-P 间期，该长 P-P 间期短于基本 P-P 间期的 2 倍，此型窦房传导阻滞应与窦性心律失常鉴别；莫氏Ⅱ型阻滞时，长 P-P 间期为基本 P-P 间期的整倍数。窦房传导阻滞后可出现逸搏心律。

4．病态窦房结综合征（sick sinus syndrome，SSS）　是由窦房结病变导致功能减退，产生多种心律失常的综合表现。患者可在不同时间出现一种以上的心律失常。病态窦房结综合征经常同时合并心房自律性异常。部分患者同时有室传导功能障碍。

（二）房室交界区性缓慢性心律失常

1．房室交界区性逸搏（AV junctional escape beats）　频率通常为 40 ～ 60 次 / 分。心电图表现为在长于正常 P-P 间期的间歇后出现一个正常的 QRS 波群，P 波缺失或逆行 P 波位于 QRS 波之前或之后；此外，亦可见到未下传至心室的窦性 P 波。

2．房室传导阻滞（atrioventricular block）　又称房室阻滞，是指房室交界区脱离了生理不应期后，心房冲动传导延迟或不能传导到心室。房室阻滞可以发生在房室结、希氏束以及束支等不同的部位。

（三）室性缓慢性心律失常

1．心室自主心律（室性逸搏心律）　频率通常为 25 ～ 40 次 / 分，QRS 波群宽大畸形（> 0.11 s），P 波缺失或始终与 QRS 波群没有任何固定关系。心室自主心律是防止心室停搏的生理保护机制。

2．心室内传导阻滞　又称室内阻滞，是指希氏束分叉以下部位的传导阻滞。室内传导系统由三个部分组成：右束支、左前分支和左后分支，室内传导系统的病变可波及单支、双支或三支。单支、双支阻滞通常无临床症状。间可听到第一、二心音分裂。完全性三分支阻滞的临床表现与完全性房室阻滞相同。由于替代起搏点在分支以下，起搏频率更慢且不稳定，预后差。

慢性单侧束支阻滞的患者如无症状，无须接受治疗。双分支与不完全性三分支阻滞有可能进展为完全性房室传导阻滞，但是否一定发生以及何时发生均难以预料，不必常规预防性起搏器治疗。急性前壁心肌梗死发生双分支、三分支阻滞或慢性双分支、三分支阻滞，伴有晕厥或阿—斯综合征发作者，则应及早考虑心脏起搏器治疗。

》 三、猝死

（一）猝死的定义及病因

猝死是指平时基本健康的人由于患有潜在的疾病或出现急性功能障碍，发生突然的、出人意料的非暴力性死亡（自然死亡）。全球各国对猝死的时间限度定义有所不同，我国公共安全行业标准（GA/T 147—2019）规定为从开始发病（或病情突变）到死亡在 24 h 以内者。猝死是死亡的一种方式，即它是一种症状，而非一种疾病。对于临床实践而言，导致猝死的潜在疾病在患者存活时被遗漏了，因此强烈建议对猝死者进行尸检，以揭示隐藏的疾病。

引起猝死的病因复杂，病种多样。猝死的最终表现都是心脏骤停，但猝死的病因除心血管疾病外，还可能是急性脑衰竭或呼吸衰竭。脑衰竭猝死的病因为脑出血、脑栓塞和癫痫，影响呼吸中枢，继发呼吸衰竭和心跳停止。呼吸系统疾病引起的猝死，是因为突然的气道阻塞导致通气和换气障碍引起急性呼吸性衰竭，导致缺氧、发绀和最终的心脏停搏。心源性猝死是最常见、最复杂的猝死原因，建议尸检者首先关注非心脏疾病，然后再考虑心脏疾病。在怀疑中毒的情况下应进行毒理学分析，特别是在无目击者的情况下，应留取心腔血液（25 ml）、股静脉外周血（10 ml）、尿液（30～50 ml）或胆汁（20～30 ml），储存在 4℃环境下，以进行毒理学分析。

（二）心源性猝死概述

心源性猝死是指由心血管疾病导致的突然的、毫无预期的死亡，其时间限度分为两种：①在有目击者的情况下，死亡发生于急性症状出现后 1 h 内；②在无目击者的情况下，死亡发生于 24 h 内。在尸检中，根据目前的行业标准，在排除暴力性死亡的情况下，以下三种情况下可将猝死者诊断为心源性猝死：①已知存在先天性或后天可能致命的心血管疾病；②尸检确认心脏或血管异常是猝死的可能原因；③死后检查未发现明显的心外原因，推测心律失常事件是最可能的死因。

在不同国家的研究中，心源性猝死的总体发生率有所不同。全球心源性猝死的年发生率为 15/10 万～ 159/10 万，占所有死亡的 15% ～ 20%。我国心源性猝死的年发生率为 40.7/10 万，即每年约 57 万人发生心源性猝死。心源性猝死的发生率随年龄增长而升高，发病原因随年龄增长而不同。虽然年轻人群（＜ 35 岁）中心源性猝死的发生率较低，但有遗传性心血管疾病（如心肌病、离子通道疾病）时发生心源性猝死的可能性增加。

从医学角度来看，心源性猝死的病因包含多种心血管疾病。冠心病是最主要的病因，占心源性猝死的 50% ～ 80%；其次为心肌病、心肌炎和其他器质性心脏病；再次为无明显器质性改变的猝死。其中前两类具有心血管形态和（或）心肌组织结构的异常，尸检和（或）影像学可做出形态学诊断，分子检测能够辅助做出遗传学病因诊断，如由家族性高胆固醇血症引起的冠心病、心肌病、主动脉瘤或夹层等。对于第三类解剖学阴性的心源性猝死，特别是年轻的心源性猝死患者，存在遗传学病因的可能性大，遗传学检测有助于在分子水平阐明根本死因，如离子通道病等。

（三）心源性猝死患者的个人史和家族史调查

个人史和家族史能够提供重要信息，无论是否进行分子诊断，都应尽量详细调查心源性猝死患者的个人史和三代家族史。

在调查心源性猝死患者的个人史时，应尽量收集与心血管疾病相关或能够引起心源性猝死的信息：

（1）应注意死者年龄，不同年龄段心源性猝死的病因有显著差异，如儿茶酚胺敏感性多形性室性心动过速（CPVT）和长 QT 综合征（LQTS）患者通常较年轻，而中老年人死于冠心病和心肌病的可能性更大。

（2）死者的职业（如运动员）和死亡的诱发因素，如剧烈运动或过度劳累可能促使遗传性离子通道病、心肌病、冠状动脉先天畸形或马方综合征的患者发生心源性猝死。

（3）应详细查阅既往医疗及用药史（包括潜在的药物滥用史）和急救部门的诊治经过、检查 / 检测报告及临床效果。18% ～ 45% 的心源性猝死患者猝死前有典型的心血管相关症状，如心悸、胸痛、胸闷或晕厥，并且可能在猝死前已经在医疗机构就诊，有既往检查结果、相关诊断和治疗。既往的心电图、二维超声心动图、CT、MRI 及造影等检查资料可为死者提供重要的诊断及鉴别诊断信息。急救部门的连续心电图监测或自动体外除颤仪记录信息也能够为病因学诊断提供线索。如果死者携带心脏植入式电子设备，查询该设备的记录信息可能会发现心源性猝死病因诊断的重要线索。用药史也能够提供重要信息，如 Brugada 综合征或 LQTS 可能因特定药物抑制离子通道功能而加重症状。

（4）非典型的心血管症状也能够提供重要的诊断信息，尤其是猝死前 24 ～ 48 h 内的健康状况，如病毒感染的前驱症状和胃肠道症状提示可能为心肌炎，2 型 LQTS 患者可能同时有神经性癫痫表现。

（5）烟酒等不良嗜好、旅居史及毒物、放射性物质、传染病接触史等也能够为鉴别诊断提供重要信息。

（6）应警惕某些特殊的反常事件，例如不明原因的道路交通事故、熟悉水性的游泳者溺水等，可能是由于潜在的心血管疾病发作导致。

家族史对分子诊断具有重要意义，应由具有遗传学知识背景或在心血管遗传疾病方面有经验的专业人员进行收集，包括至少三代家系成员的症状、既往的心血管检查结果及诊断。应记录家系成员中的重大心脏事件及任何原因的死亡，例如不明原因的道路交通事故、熟悉水性的游泳者溺水、婴儿猝死或孕晚期死胎相关的死亡。还应记录一些非心脏疾病方面的表型，例如，对常规治疗无反应的不明原因癫痫，骨骼肌无力，头发卷曲和掌跖角化过度（可能与心律失常性心肌病有关），注意力缺陷及智力残疾、气胸、血管疾病、胃肠道和子宫破裂史（可能与血管性 Ehlers-Danlos 综合征有关）等。

（四）心源性猝死患者尸检和影像学检查

法医病理学家或病理医师需要对突发意外死亡者进行尸检及组织病理学检查，提取尸体相关体液或组织进行毒物、药物检验，或者其他实验室检验（必要时），如生化检测、微生物培养、代谢筛查等。在尸检及组织病理学检查过程中，应按照心血管病理取材规范对心脏及血管进行详细剖检。对于怀疑心律失常者或心脏大体形态正常的心源性猝死患者，应剖检心脏传导系统，对窦房结、房室结和希氏束取材，行组织学检查以观察是否存在发育障碍、结构异常、炎症或出血。检验者应注意不要过度解读不致命的轻微病变，如轻度的冠状动脉狭窄。如果既无暴力性死亡迹象，又无心外猝死原因，且心脏大体及组织学未见可诊断的器质性疾病，为"不明原因的心源性猝死"或"突发心律失常死亡综合征"，该类病例可能有遗传原因，推荐进行多学科小组讨论。

由于宗教、习俗等影响或受医疗条件限制无法进行尸检者，在条件允许的情况下，建议采用尸体影像学检查（虚拟解剖）方法诊断。目前可用于尸体心血管系统的影像学检查包括死后 MRI 和 CT。虽然尸体无血流动力学，MRI 图像上不形成血液的流空效应，某种程度上限制了 MRI 在尸体心血管系统检查中的作用，但心脏磁共振能够清晰地显示心内膜和心外膜边界，能够通过测量心壁厚度和评估纤维脂肪替代诊断心肌病，也能够显示心肌梗死和心肌炎的病理特征。活体 CT 检查软组织的区分度差与照射时间短有关，而对尸体不必考虑长时间照射和对比剂带来的伤害，且无呼吸运动产生的伪影，因此结合血管造影的尸体 CT 在评估冠状动脉、主动脉等心血管疾病中具有一定的价值。

经过初期影像学检查和（或）全面的病理学解剖检查（包括大体和组织学）后，法医和（或）病理医师应明确冠心病、先天性心脏病、心肌病、心肌炎、心脏肿瘤、血栓栓塞、动脉夹层及其他器质性心脏病的形态学诊断。对于已知致病基因的单基因遗传病，如心肌病、胸主动脉瘤或夹层、怀疑家族性高胆固醇血症的冠心病等，可针对不同疾病类型选择一组与该疾病相关的靶向基因检测，也可进行全外显子组测序或全基因组测序。对于解剖学阴性的不明原因猝死病例，建议进行全外显子组测序或全基因组测序，扩大基因检测范围以期待能够发现更多的基因变异。部分病例能够获得明确的致病变异，在有些情况下会发现意义不明的变异，此时则需要进行家系调查，以确定基因型是否与心脏表型关联。由于测序结果中会有相当一部分变异的意义不明确，未经心脏病学、病理学和遗传学综合评估的基因检测结果不可单独用于临床分子诊断。

（五）心源性猝死患者标本采集

对于怀疑心源性猝死的患者，建议收集和储存血液和（或）组织标本，配以详细的临床信息，以备尸检后基因检测使用。样本采集和处理工作应由专业的病理医师、法医或受过专业培训的医技人员完成。样本采集不应影响正常的诊疗工作。需与家属签署《知情同意书》，填写《样本采集记录表》，记录样本采集处理全过程。在病理医师/法医判断和分割取走需要用作组织学诊断的部分后，剩余组织方可作为分子诊断留样。组织采集须以获取多量、优质的全基因组 DNA 为目的，样本采集人员应在病理医师或法医的指导下取样，避开坏死和不易提取 DNA 的部位。为了获得更好的检测质量和更精准地分析结果，建议在对每一例猝死病例进行尸检时，保存部分组织（心肌组织最佳，如难以获得，也可考虑脾、肝或肾等）和乙二胺四乙酸（EDTA）抗凝血液作为基因检测标本。新鲜组织大小一般为每块 0.1 cm³，每个冻存管内放 3 ~ 5 块组织，装好后立即放入液氮速冻，之后转移到 −80℃冰箱保存。EDTA 抗凝血在常温或 4℃环境下放置，72 h 内提取全基因组 DNA。若无法获取新鲜组织，可以使用心肌或其他实体器官的甲醛固定石蜡包埋（FFPE）组织标本。如果猝死病例无法进行尸检，可取其皮肤、黏膜组织和血液用于分子检测。标本质量对检测结果和分析至关重要，病理医师需要进一步评估待检测的标本，包括标本坏死、出血、细胞量和是否进行过不利于核酸检测的前处理（如硝酸、盐酸脱钙液处理）。

组织标本离体后，在尽可能短的时间内提取 DNA 储存备用。如果条件不允许，应将新鲜组织和血样一起冷冻保存，并保留详细的表型信息。如无冷冻条件，亦可使用 FFPE 组织。FFPE 组织标本应避免使用含重金属离子的固定液，蜡块保存温度最好在 32℃以下。样品的储存需要法医或病理学家和相关遗传学家之间进行严格和良好的沟通。

（六）遗传学评估及家系调查

对于心源性猝死患者和心脏骤停幸存者，精准诊断不仅可以帮助明确患者死因或病因，还可促进对其家庭成员进行相应的临床评估，以识别其中的高危家属。当心源性猝死患者被检出致病或可能致病变异时，家系筛查应包括遗传学检测和临床评估（Ⅰ类推荐）。当先证者检出意义不明变异时，不推荐对其家系进行级联检测。如果检测方为多学科研究型团队，通过更深入、更详细的家系调查，收集更多证据，或许能够实现变异致病性的升级，此时则可用于家系的级联检测。

1. 表型明确的心源性猝死患者的遗传及家系　基于明确表型的基因检测是先证者和家庭整体评估的重要组成部分，能为明确死因和临床诊断提供更多的客观依据。若无其他家庭成员有明显的临床表型，确定先证者的致病变异则将有助于家庭成员进行级联基因检测。

结合死前临床病史、既往史、尸检和（或）尸体影像学检查结果，如果发现死者具有明确的心脏表型，则应针对相应表型进行包含明确致病基因的靶向基因检测，以便在最大可能检出致病变异的同时降低检出意义不明变异的可能性，提高诊断的准确性和诊断效率。Clin Gen 专家组已针对 LQTS、短 QT 综合征、CPVT、Brugada 综合征、肥厚型心肌病、致心律失常性右心室心肌病、家族性胸主动脉瘤/夹层和家族性高胆固醇血症等常见遗传性心血管疾病给出了明确致病基因列表，靶向基因检测应包含这些明确的致病基因。然而，随着研究的进展不断有新基因被发现，基因组合检测更新速度远不及新基因发现的速度，因此也可考虑进行全外显子组或全基因组测序，然后重点分析与心脏表型明确相关的致病基因。需要注意的是，全外显子组或全基因组测序会产生大量意义不明的变异，不应过度解读，避免给亲属和医务工作者带来额外的随访负担。

如果在心源性猝死患者中检出与表型相符的致病或可能致病变异，则应对其家属进行遗传学咨询和检测。针对检出的变异，也应根据家属表型信息的补充与更新以及其他针对该变异或基因的新证据，进行重新评估，变异的致病性可被升级或降级。在先证者和家属中检出变异，应与临床发现相关联，进行共分离分析。

2. 表型不明的心源性猝死患者的遗传学及家系　对于尸检未发现心血管结构异常的心源性猝死患者，出于科研目的可以进行大的基因组合检测或全外显子组 / 全基因组测序，但在常规诊疗和咨询中不推荐，目的是减少误读。如果有以下三种情况，即便死者表型不明确，也建议进行以遗传性原发性心律失常综合征为重点的遗传评估：①记录在案的心律失常死亡，如 LQTS 心电图表现为 QT 间期延长和 T 波异常，在心律失常发作时呈典型的尖端扭转型室性心动过速；②家族性心律失常综合征相关的特异性诱因，如竞技运动、情绪或身体压力、游泳、药物使用、声学触发、癫痫等；③年轻人特别是年龄＜ 40 岁者。对于年轻的表型不明的心源性猝死患者，检测心肌病基因（如 LMNA）可能增加诊断率，虽然概率较低。因此，2022 年 EHRA/HRS/APHRS/LAHRS 心脏疾病基因检测现状专家共识声明指出，对于年轻的心源性猝死患者，可考虑进行包含心肌病基因在内的更大基因组合检测。

在大部分病例中，即便对死者及其家属进行了综合评估，仍然可能不清楚病因。此时建议定期对家庭成员进行重新评估来获取新信息，虽然概率较低，但可能会影响诊断。建议每隔 3 ～ 5 年对家庭成员进行重新评估，如果一个家系中不止一名成员发生了心源性猝死，则应缩短重新评估的间隔时间。这种定期的重新评估可在家属年龄达到 45 岁后停止，如果死者发生心源性猝死时的年龄在 45 岁左右或有新发现，则定期重新评估可能要持续更久。

心源性猝死是全球最常见的死亡原因之一，即使国内外已经在早期发现、院前抢救、院内急救等方面进行了大量工作，且已获得了重大进展，但心源性猝死发生率仍居高不下。年轻人的心源性猝死和不明原因的心源性猝死，更是公共卫生重点、优先关注的一类问题。心源性猝死的病因及死因复杂，相关疾病种类繁多，在实际工作中，每例心源性猝死都必须进行直接死因及基础病因的解释。尸检作为查明死亡原因的经典医学手段，能够对大部分心源性猝死做出形态学诊断。在众多可能会引起心源性猝死的疾病中，遗传性心血管疾病的发病率较高，对疑为此类疾病的心源性猝死患者应进行分子诊断，同时应对其家庭成员进行筛查和评估。

》 四、晕厥

（一）发病机制

根据病理生理学，晕厥又可细分为以下几类。

1．神经调节性（神经反射性）晕厥　神经调节性晕厥指当触发一个反射反应时，产生血管舒张和心动过缓，如血管迷走神经性晕厥、颈动脉窦性晕厥、情境性晕厥（急性出血、排尿、咳嗽、排便、运动后、膳食后、吹奏铜管乐器、超重状态等）、舌咽神经痛等。

2．直立性低血压性晕厥　直立性低血压性晕厥指站立位导致动脉低血压的晕厥。最常见的是从坐位或卧位变为站立位，如单纯自主神经功能不全、多系统萎缩症、伴有自主神经功能不全的帕金森病、糖尿病性神经病变、淀粉样变神经病变、运动后、膳食后、药物和乙醇诱发的直立位晕厥等。另一个主要原因是容量的丧失，如出血、腹泻、艾迪生病，这种情况下自主神经系统本身并没有损害，但由于循环血量的减少使其不能维持血压。

3．心律失常　心律失常经常能导致与循环需求无关的心排血量的减少。窦房结功能不全（包括心动过缓 - 心动过速综合征）、房室传导系统疾病、阵发性室上性和室性心动过速、遗传性综合征（如长 QT 综合征、Brugada 综合征）、置入装置（起搏器、ICD）故障、药物引起的前心律失常（新的心律失常或原有心律失常加重）等。

4．器质性心脏或心肺疾病　当循环需求超过心脏被削弱的增加排血量的能力时，器质性心脏病就可能导致晕厥。如阻塞性心脏瓣膜病、急性心肌梗死或缺血、梗阻性心肌病、心房黏液瘤、急性动脉夹层、心包疾病或心脏压塞、肺栓塞或肺高压、脑血管病变。动脉缺血综合征指在一条血管同时供应大脑和一侧手臂时，可发生晕厥。

（二）临床表现

1．晕厥发作前有心悸，与体位无关，更可能是心源性的。相反，如有急性出血、排尿、咳嗽等情境、舌咽神经痛等易患因素、促发事件和伴随症状，而且数年来反复发作，更可能是神经介导的晕厥。

2．发作前即刻的环境、体位、活动、餐后、促发事件（恐惧、紧张、颈部活动等）。

3．发作开始的伴随症状，如恶心、呕吐、腹部不适、颈或肩痛、视物模糊、皮肤颜色变化，意识丧失持续时间，有无抽搐，有无摔倒，有无咬舌。

4．发作结束的问题，如精神错乱、肌痛、皮肤颜色、损伤、胸痛、心悸、大小便失禁。

5．背景问题，如猝死、先天性或晕厥家族史；心脏病史（阻塞性心脏瓣膜病、急性心肌梗死、梗阻性心肌病等）；肺栓塞或肺高压；神经病史；代谢性疾病；药物。

6．反复发作者的复发信息，如首次发作时间、发作次数等。

（三）诊断

详细的病史包括直立位血压的体格检查和标准心电图，可能得出肯定的或可疑的诊断或否定的诊断（这里也称作不明的晕厥）。

1．肯定的诊断　基于临床症状、体征和 ECG 发现的初步评估可得出肯定的诊断。在这种情况下，没必要对疾病做进一步的评估，如果有某种特殊的治疗，可以实施。

2．晕厥的类型　常见类型如神经调节性、直立性低血压、作为首位原因的心律失常、器质性心脏或心肺疾病、脑血管性、情境性晕厥等。然而，神经调节性晕厥以一个非典型形式发生，这些形式通过次要临床标准，排除晕厥的其他原因（无器质性心脏病）和倾斜试验或颈动脉窦按摩阳性而诊断。非典型血管迷走性晕厥的包括没有明确触发事件或先兆症状的情形。

3．怀疑性诊断（不明原因的晕厥）　一般情况下，初始评估导致一个怀疑性诊断，一个怀疑性诊断需要针对性的试验来证实。如果通过特异试验诊断能够确立，就可以开始治疗。如果诊断不能确立，那么患者被认为有不明原因的晕厥，需重新进行评估。

一旦以上所概括的评估完成而晕厥的原因不能确定，即使细微的发现或新的病史信息可能导致完全不同的诊断，检查的重新评估也是必须的。重新评估除了回顾整个检查外，还应该包括获得详细的病史资料和对患者进行重新体检。如果不能获得可能是心脏和神经系统疾病的明显线索，应该进一步对心脏和神经系统进行评估。在这些情况下，向适当的专业机构咨询是必要的。另外的一个考虑是精神病，对周期性频繁发作的晕厥并有许多其他躯体性主诉和初始评估引起紧张、焦虑及其他精神紊乱的患者，进行精神病的评估是应该被推荐的。

》五、心律失常的诊治

（一）心律失常的诊断

1．窄 QRS 波心动过速　规则的窄 QRS 波心动过速几乎都是室上性起源的，病因可以是心房扑动或室上性心动过速，包括房速、交界区心动过速、典型或非典型房室结折返性心动过速或顺向性房室折返性心动过速。

（1）节律规则

1）心室率 100～140 次 / 分：①窦性心动过速：P 波形态与窦性心律相同，临床特点为非阵发性，渐发渐止。应与不适当的窦性心动过速相鉴别。所谓不适当的窦性心动过速是指与体力活动、情绪、病理、药物的刺激水平不相关的静息条件下的心率持续增快。诊断标准为：白天持续为窦性心动过速，活动后心率过度增快，夜间心率恢复正常；心动过速及其症状非阵发性；P 波形态与窦性心律相同；除外继发性疾病，如甲状腺功能亢进、嗜铬细胞瘤等。②窦房折返性心动过速（占室上速的 5% ~ 10%）：突发突止，起搏可诱发与终止有别于窦性心动过速。③房性心动过速伴房室传导阻滞：P 波常埋在前一个 T 波中。

2）心室率 140 ~ 240 次 / 分：①房室结折返性心动过速（atrioventricular nodal reentrant tachycardia，AVNRT）。逆行 P 波常埋在 QRS 波中或位于 QRS 终末部，R-P 间期短，在 Ⅱ、Ⅲ、aVF 导联呈假性 S 波及在 V_1 导联呈假性 r′ 波，拟似 RSr′。②房室折返性心动过速（atrioventricular reciprocating ta chycardia，AVRT）。③心房扑动（atrial flutter，AFL）。④房性心动过速（atrial tachycardia，AT）。

（2）节律不规则：①心房颤动。②心房扑动（不规则房室传导时）。③多源性房性心动过速，同一导联出现 3 个或 3 个以上不同形态的 P 波，P-P 间期不规则，心房率为 130 ~ 200 次 / 分。

2. 宽 QRS 波心动过速　可以是室性的，也可以是室上性的。宽 QRS 波心动过速包括：室性心动过速；旁路前传型房室折返性心动过速；室上性心动过速伴功能性或频率依赖性束支阻滞；窦性心律时已经存在的束支阻滞。

（1）节律规则：支持 VT 的心电图特点有：①室房分离。②心室夺获、室性融合波。③ QRS > 140 ms（RBBB）或 QRS > 160 ms（LBBB）。④胸前 V_1 ~ V_6 导联 QRS 波的同向性。⑤ QRS 波电轴 –180° ~ –60°。⑥ QRS 波形态：右束支阻滞时，V_1 呈单相 R 波，R（> 30 ms）+ 任何 S 波，qR 波。V_6 呈 RS（R < S）、QS、Qrs、QR 或单相 R 波。左束支阻滞时，V_1 呈 rS（宽 r > 30 ms），S 波切迹延迟、QS ≥ 70 ms，RT 比 RS 高；V_6 呈 QR、QS、QrS、qR、Rr′。

（2）节律不规则：心室律不规则的宽 QRS 波心动过速主要见于预激合并心房颤动，此时常伴极快心室率，或心房颤动伴室内差异性传导。

最常用的宽 QRS 波心动过速鉴别方法是 Brugada 法则。这个法则对鉴别 VT 与 SVT 并差异性传导非常准确，特异性为 97%，敏感性为 99%。第二个法则（Brugada 标准 Ⅱ）帮助鉴别 VT 和预激引起的 SVT，敏感性为 75%，特异性为 100%。

（二）室上性心律失常的治疗

1. 窦性心动过速　病因治疗。对不适当窦性心动过速可用 β 受体阻滞剂或钙拮抗剂控制心率。无效病例考虑射频消融改良窦房结。

2. 窦房折返性心动过速　刺激迷走神经或腺苷静脉注射可终止窦房结折返性心动

过速。快速心房起搏可诱发或终止这种心律失常。β受体阻滞剂、钙拮抗剂、洋地黄有助于预防复发。极少需要窦房结消融或改良。

3．室上性心动过速 室上性心动过速主要包括房室结折返性心动过速（AVNRT）、房室折返性心动过速（AVRT）等。

4．多源性房性心动过速 病因治疗，抗心律失常药物作用很小。如心室律过快，可使用非二氢吡啶类钙拮抗剂，必要时用胺碘酮。维持电解质平衡，特别是血钾、血镁有助于抑制多源性房性心动过速。

5．房性心动过速（AT） 房性心动过速分为房内折返性AT、自律性AT及触发活动引起的AT。有多种治疗选择，药物治疗效果不理想。

（1）急性发作的治疗

1）药物治疗：①静脉注射腺苷，可终止大多数AT，部分病例不终止，但出现房室阻滞。②静脉注射钙拮抗剂、β受体阻滞剂：少部分终止，可控制心室率。③ⅠA、ⅠC及Ⅲ类抗心律失常药物。

2）心房起搏及电复律：对于自律性AT，心房起搏可使心动过速频率减慢，但不能终止。药物治疗无效者也可直流电复律。

（2）长期治疗

1）首选β受体阻滞剂或钙拮抗剂。

2）ⅠA、ⅠC类药物（氟卡尼、普罗帕酮）与房室结阻滞剂合用，或使用Ⅲ类抗心律失常药物（索他洛尔、胺碘酮）。

3）射频消融治疗：为持续性尤其是无休止房速的首选治疗方法。

6．房性期前收缩 应治疗潜在病因及诱因，避免刺激因素如咖啡因、茶碱、尼古丁及乙醇。在无严重器质性心脏病患者，安慰患者极为重要。β受体阻滞剂可缓解症状，也可使用洋地黄及维拉帕米。

7．心房扑动 药物治疗与心房颤动基本一致。

（1）急性期治疗

1）复律：对血流动力学不稳定的患者，应立即行直流电复律（50J）。超过48h的心房扑动，复律前后应抗凝治疗。

2）药物复律可选用ⅠA、ⅠC、Ⅲ类抗心律失常药。伊布利特疗效优于索他洛尔及Ⅰ类抗心律失常药物。

3）控制心室率：β受体阻滞剂、钙拮抗剂及洋地黄。在开始ⅠA、ⅠC类药物治疗前使用控制心室率的药物尤其重要，因为ⅠA、ⅠC类药物通过其抗迷走作用增快房室传导，可能产生 1∶1 房室传导，或者通过减慢心房率到一定程度，易于 1∶1 房室传导。在直流电复律之前使用抗心律失常药物可减少转为心房颤动的可能性。

4）心房快速起搏终止心房扑动。

（2）长期治疗：①射频消融治疗：成功率高，首选治疗。② I A、 I C 类药物，需与房室结阻滞剂合用。③Ⅲ类抗心律失常药。④抗凝治疗：心房扑动的长期抗凝治疗应参照心房颤动。

（三）心律失常的植入性器械治疗

希氏束起搏（HBP）理念逐渐深入人心。传统的起搏植入位点为右心室心尖部，改变了心室正常的电激动顺序，可能造成起搏介导的心肌病等不良事件。HBP 保持了相对正常的电和机械同步性，是目前公认的生理性起搏位点。随着鞘管导入的主动电极等新型植入工具的发展和植入技术的不断完善，HBP 的成功率显著提高。HBP 可行性已在部分研究中得到证明，且相对于传统起搏位点，HBP 患者的远期预后较好。美国《2018 心动过缓和心脏传导延迟患者的评估和管理指南》首次将其列入指南推荐：对于有永久性起搏适应证的房室传导阻滞患者，如果左心室射血分数在 36% ~ 50%，且预计心室起搏比例超过 40%，推荐心脏再同步化治疗或 HBP，优于传统右心室起搏（Ⅱa 类推荐，B-NR 级证据）。同年，《中国心力衰竭管理指南》也将 HBP 作为心脏再同步化治疗的选择。

第六节　心肌病

》 一、扩张型心肌病

（一）概述

扩张型心肌病（dilated cardiomyopathy，DCM）是临床上一类以单侧或双侧心腔扩大和心室收缩功能障碍为主要特征的常见心肌病，通常伴有各种室性和室上性心律失常、心脏传导系统异常、进行性心力衰竭、血栓栓塞甚至猝死等表现，主要经超声心动图明确诊断。

DCM 是目前临床上心力衰竭和心脏移植的最常见原因，且出现心力衰竭的 DCM 患者 5 年病死率高达 50%，给患者造成身心痛苦的同时也给家庭乃至社会带来巨大的负担，已成为全球关注的公共卫生问题。DCM 患者可出现心电传导系统紊乱，易合并各种形式的心律失常，甚至出现恶性心律失常如室性心动过速或心室颤动，最终导致猝死。然而，这种心律失常易感性的根本原因目前尚不十分清楚。大多数研究者认为心肌纤维化与 DCM 有关，可引起心肌细胞自律性异常，成为心律失常发生的基质。也有研究推测左室舒张末期容积增加引起心肌纤维异常拉伸或儿茶酚胺水平升高从而导致心律失常的发生。最近一些研究表明，在 DCM 患者中可能存在某些心脏离子通道病相关的致病基因变异，通过破坏心脏离子通道功能而导致相应的临床表型。

　　DCM 的病因多种多样，有 30% ~ 50% 的 DCM 患者存在显著的遗传基础。基于新型测序技术的不断涌现以及细胞分子遗传学水平研究的不断深入，近年来 DCM 的分子遗传学机制研究也取得了一定的进展。尽管一些环境因素对人体健康的危害已引起了相关人员的高度关注，然而 DCM 与环境因素的关系目前尚缺乏研究。

（二）扩张型心肌病的分子遗传学

　　随着分子遗传和分子生物学研究的深入，从基因水平探索 DCM 的病因及发病机制已经深受国内外学者的重视并取得了具有临床指导意义的研究成果。尽管大多数情况下呈散发存在，但是家族遗传背景在 DCM 发病过程中仍占有主导地位。其主要遗传方式为常染色体显性遗传，约占 90%；其次为 X 染色体连锁遗传，约占 5%；而其他遗传方式如线粒体遗传和常染色体隐性遗传仅占极小部分。迄今为止，已有报道证实有 30% ~ 50% 的 DCM 具有显著的遗传基础，涉及至少 50 个致病基因，它们可通过各种形式影响相应心肌蛋白的表达最终导致 DCM 的临床表型。这些 DCM 相关致病基因分别主要编码肌小节蛋白、细胞骨架蛋白、核膜层蛋白、γ- 分泌酶活性蛋白、离子通道蛋白、肌质网蛋白、桥粒蛋白等；其中一部分基因还参与了一些其他类型心肌疾病、肌肉萎缩症或离子通道疾病等，表现出高度遗传异质性，即不同基因的突变可引起 DCM 相同的临床表型，同一基因的突变也可能导致不同的临床表型。此外，有研究发现携带一个以上 DCM 相关基因突变的患者，通常具有发病较早、病情严重且预后不良的临床表型，这可能与基因变异的剂量效应有关。

　　DCM 作为一类结构性心脏病，其最常见致病基因多编码细胞骨架蛋白或肌小节蛋白，包括 *TTN*、*LMNA*、*MYH7* 和 *TNNT2*。*TTN* 基因编码的肌联蛋白是肌小节内巨大的细胞骨架蛋白，其作用在于调节肌小节伸展性以及肌纤维弹性；*LMNA* 基因编码核纤层蛋白 A/C，具有稳定核膜并提供机械支持的作用；*MYH7* 基因编码肌球蛋白 β 重链，可以通过调控心肌收缩而发挥作用；*TNNT2* 基因编码心肌肌钙蛋白 T2，其功能也是调控心肌收缩。最近一项小型队列研究报道家族性 DCM 的 *TTN* 基因变异发生率为 25%，其中 18% 为散发病例；*MYH7* 和 *TNNT2* 基因变异发生率分别为 4% ~ 5% 和 3%；高达 6% 的 DCM 患者检测到 *LMNA* 基因突变，其中近 30% ~ 33% 的 DCM 患者合并心脏传导系统障碍。

除上述几个基因外，其他一些关注较多的基因包括 *ACTC*、*TNNI3*、*PKP2*、*DSP*、*DSG2* 等。*ACTC* 基因编码的肌动蛋白为肌小节细肌丝的重要组成部分，能调控心肌收缩力，对维持心肌正常结构和功能起着关键作用。有研究发现，*ACTC* 基因的 E361G 突变可通过改变肌动蛋白、辅肌动蛋白以及抗肌营养不良蛋白的结合区氨基酸序列而影响其空间构象，使心肌收缩舒张力量传递不充分，从而导致 DCM 发病。*TNNI3* 基因编码肌钙蛋白 I，是目前被证实的第一个 DCM 常染色体隐性遗传致病基因，可通过减弱肌钙蛋白相互作用而使心肌收缩力相应降低。而 *PKP2*、*DSP*、*DSG2* 基因分别编码几种主要的桥粒蛋白，桥粒的完整性对维持细胞间缝隙连接以及正常电传导是十分必要的。目前研究已证实这些桥粒蛋白基因突变不仅与 DCM 发病有关，也是导致 ARVC 表型的主要原因之一，其机制可能与基因突变造成桥粒蛋白功能异常有关。有研究者认为桥粒蛋白功能异常可使细胞间发生分离导致细胞死亡，然后发生炎症并逐渐被纤维脂肪细胞替代，进而引起心肌细胞电传导异常导致各种心律失常；也有研究者认为桥粒蛋白功能受损可以扰乱细胞间缝隙连接，引起电传导异常，使 ARVC 患者易出现心律失常。

通过对 DCM 家系采用候选基因筛查和连锁分析可有助于定位 DCM 相关致病基因变异位点，进行基因型与表型关系的相关研究，为 DCM 的诊断和预后评估提供帮助，同时为个体化治疗策略的制定提供新思路。

近年来国际上不断有研究从心肌细胞离子通道基因突变的角度揭示 DCM 的发病机制，包括 *ABCC9* 基因和 *SCN5A* 基因。

ABCC9 基因编码 SUR2 蛋白，是内向整流 KTp 通道主要成分。2004 年研究者在一组 323 例 DCM 患者队列研究中发现一个 *ABCC9* 基因错义突变，其临床表型为 DCM 并室性心律失常。该突变可使其编码的 SUR2A 蛋白构象异常，引起 ATP 水解能力降低以及心脏耐受应激能力受损，最终造成心脏结构异常以及电活动异常，导致 DCM 易感性。

SCN5A 基因编码心脏电压门控性钠通道 α 亚基，是心脏钠离子通道孔的主要功能单位，其主要参与钠通道瞬间开放过程，导致心肌细胞快速除极，形成动作电位 0 相，触发心肌细胞兴奋 - 收缩偶联。此外，还参与影响心肌细胞动作电位时程，与 Q-T 间期长短有着密切关系。既往研究发现 *SCN5A* 突变可导致 LQTS、Brugada 综合征等遗

传性心律失常，也可致传导系统疾病如病态窦房结综合征。近年来，不断有证据表明 *SCN5A* 基因变异引起钠通道异常可能与心肌结构性病变相关，并进一步增加心律失常易感性。

（三）室性心律失常与钾离子通道突变

室性心律失常是各种心血管疾病的常见临床表现形式，其中恶性室性心律失常 VT/VF 是导致心源性猝死的重要原因。据统计，我国每年约有 54.4 万人死于心源性猝死，其中大约 80% 是由恶性室性心律失常所致。室性心律失常的最常见病因包括缺血性心脏病、先天性心脏病以及非缺血性心肌病等。近年来研究者发现一部分心源性猝死尤其年轻人猝死是由遗传性室性心律失常导致，通常为无明显心脏结构异常的原发性心电紊乱或离子通道病。随着分子遗传学和细胞电生理等技术的展开，心脏离子通道与遗传性心律失常的相关性研究不断深入，这对揭示室性心律失常发生深层机制起着重要作用。心肌细胞膜上的离子流是心脏电生理活动的基础，主要包括钠、钾、钙等在心肌细胞动作电位形成过程中的关键离子流。这些离子流异常也是室性心律失常发生的重要电生理机制。编码心脏离子通道蛋白的相关基因异常通常与一些遗传性室性心律失常密切相关，如长 QT 综合征、短 QT 综合征、儿茶酚胺敏感性多形性室速和 Brugada 综合征，因此这类疾病又被称为"心脏离子通道病"。近年来研究发现，离子通道基因异常与一些室性心律失常易感的心肌病如 DCM、ARVD 等密切相关，因而有研究将其称为"致心律失常性心肌病"。因此，从离子通道角度探讨室性心律失常的致病机制具有重要意义。

钾离子通道是目前分布最广泛且类型繁多的一类离子通道，其命名方式也较为复杂。根据钾通道性质不同可以分为电压门控性钾通道（voltage-gated potassium ion channel，Kv 类钾通道）、内向整流性钾通道（inward rectifying potassium ion channel，Kir 类钾通道）以及一些特殊类型钾通道。每种类型钾通道又可根据功能不同分为若干亚型，由不同钾通道基因编码并呈现多样性的特点。其中心肌细胞电压门控通道的功能较为复杂，主要涉及至少两种瞬间外向钾电流（lto，f 和 lto，s）以及几种延迟整流钾电流如快激活延迟整流钾电流 lkr、慢激活延迟整流钾电流 ks 和超快激活延迟整流钾电流 Ikur 的产生，这对于维持心肌细胞正常动作电位具有重要作用。

自 1996 年发现钾通道 *KCNQ1* 基因与先天性长 QT 综合征（long QT syndrome，LQTS）的相关性以来，心脏钾离子通道已成为心血管遗传学研究领域的关注热点，并不断有报道发现一些钾通道基因突变引起心肌细胞钾电流异常还可导致家族性心房颤动和短 QT 综合征。早期研究证实 *KCNQ1/KCNE1* 复合体表达的电流动力学特性与 lks

相似，明确了 *KCNQ1* 在心肌动作电位的复极化过程中的重要地位。*KCNQ1* 基因是电压门控钾离子通道的一个重要亚型，也是最早被认为与 LQTS 有关的最常见突变基因，其对应的 *LQTS* 基因型称为 *LQTS1*，占 *LQTS* 基因型 30% ~ 35%。*KCNQ1* 基因定位于 11p15.5 染色体上，由 676 个氨基酸组成，编码电压门控钾通道的 α 亚单位，参与慢激活电流 lks 的产生，既往亦被称为 *KvLQT1*。目前研究发现 *KCNQ1* 常见突变位点位于蛋白跨膜区、孔道区、S2 ~ S3 细胞内连接区、S4 ~ S5 的细胞内连接区以及 C 末端区域。这些相关位点的突变可通过影响钾通道的离子通透性和选择性，改变通道门控性质，或者干扰 *KCNQ1* 与其相关蛋白之间的作用，从而引起心肌细胞复极化异常，导致各种类型心律失常。目前的研究已表明 *KCNQ1* 突变具有多效性或异质性的现象，其中功能缺失性突变常可引起延迟整流钾通道部分或完全失活，lks 电流减少，造成动作电位复极时程延长，导致 LQTS1、JLN 综合征 1 型和婴儿猝死综合征（sudden infant death syndrome，SIDS）；然而功能获得性突变可引起延迟整流钾通道失活被抑制，lks 电流增加，造成动作电位时程缩短，常与家族性心房颤动和短 QT 综合征有关。

目前的研究已经奠定了 *KCNQ1* 基因在一些遗传性心律失常的发病过程中的重要地位，*KCNQ1* 基因突变可通过多种分子途径干扰相应蛋白正常功能的表达，导致疾病发生。除此之外，参与心肌细胞动作电位形成的其他离子通道基因如 SCNSA、KCNE1（由 129 个氨基酸组成，编码 Mink）、KCNE2（由 123 个氨基酸组成，编码 MiRP1），HERG（由 1159 个氨基酸组成，编码 lkr 的 α 亚单位）等也已成为心律失常发生的细胞电生理基础。今后研究将针对钾通道基因包括 *KCNQ1* 在内的多效性探索，可能为诠释多种疾病的分子遗传发病机制提供重要基础。

（四）双酚 A 与心血管疾病

双酚 A（bisphenol A，BPA），学名 2, 2- 二（4- 羟基苯基）丙烷，是目前世界上产量最高的化学物质之一。据估计，BPA 年产量高达 60 亿磅，主要用于合成聚碳酸酯、环氧树脂制品、聚砜树脂以及聚氯乙烯塑料制品等高分子材料及化工产品，广泛应用于人类日常生产生活的各个方面。聚碳酸酯最常见于各种食品容器，如婴儿奶瓶、塑料瓶以及微波炉专用器皿等，而环氧树脂则最常用于食品饮料罐内涂层。近年来，聚碳酸酯与环氧树脂已被逐渐应用于太阳镜、热敏纸、医疗器械以及牙科填充剂等。自 20 世纪 90 年代研究者发现 BPA 可从塑料制品渗出并进入实验动物体内造成下一代染色体变异率增高，BPA 的安全性问题以及可能给人体带来的不良影响日益被引起重视。

随着塑料制品的需求增加，每年有高达 100 吨的 BPA 在生产和消费过程中进入生存环境中。人类暴露于 BPA 无处不在，且食物是最主要的暴露途径。除了在塑料婴儿奶瓶、食品和饮料容器这些物体以外，在土壤、粉尘和空气颗粒甚至水中都可以检测出 BPA 的存在。BPA 可以通过各种途径从塑料容器释放并渗透到食品中，然后进入人体，而且在遇温度升高或接触酸性物质时，BPA 暴露将更为明显。尽管有研究认为 BPA 进入机体后可迅速代谢并随代谢物排出体外，半衰期大约为 5.3 h，人体长期处于反复低水平暴露的环境中，可引起 BPA 在体内蓄积并产生一定的危害。也有研究从禁食者体内发现 BPA 存在，提示其可能半衰期较长或者非食品暴露途径不容忽视。因此，由于塑料制品需求增造成 BPA 广泛暴露对人体健康带来的影响已引起相关领域研究人员的高度关注。

早在 1938 年，科学家已发现 BPA 具有弱雌激素活性，可通过与体内的雌激素受体（estrogen receptor，ER）结合而模拟 / 拮抗雌激素的作用，干扰人体正常内分泌功能。作为一种环境内分泌干扰物，BPA 对生殖系统的毒性损害是最早发现也是目前研究最集中的，其不仅可干扰卵巢和子宫的发育，或引起精子质量下降并损伤精液 DNA，还与儿童性早熟、妇女多发性不明原因自然流产相关。近来有研究显示 BPA 可以干扰人体内的特定基因而增加人类罹患某些癌症的风险，其中以乳腺癌和前列腺癌为主。除此之外，低剂量接触 BPA 可扰乱在大脑发育中起重要作用的雌激素，造成脑损害甚至对行为发育具有一定的影响。

随着人类对自身生存环境越来越关注，有关环境因素与人类疾病之间的相关性研究也不断深入，环境内分泌干扰物 BPA 与心血管事件及其危险因素的密切关系正逐渐被国内外专家学者所认识。有研究认为 BPA 可以通过扰乱机体的重要调节系统，影响体内脂肪细胞分化、脂联素分泌、葡萄糖运输，产生胰岛素抵抗，促进糖尿病、肥胖症以及心血管疾病等发生发展。2008 年 9 月，Lang 等首次报道了 BPA 暴露增加与心血管疾病的关联。这一临床研究选取美国国家健康与营养调查（National Health and Nutrition Examination Survey，NHANES）2003—2004 年期间 1455 名年龄在 18 ~ 74 岁的成年人为研究对象，检测其尿液 BPA 浓度，发现 BPA 与心血管疾病如冠心病、心绞痛和心脏猝死等具有密切关系，其相关性分别为 1.63、1.28 和 1.40。随后 Melzer 等的一项流行病学调查得出了类似的结论，他们认为生活中 BPA 高暴露可导致尿液中 BPA 浓度过高，使普通人群的心血管疾病发生风险大大增加。进一步研究发现高尿液 BPA 水平可能对未来发生突发冠状动脉疾病（coronary artery disease，CAD）具有一定的预测价值。Shanker 等对来自 NHANES 2003—2004 的 1380 名受试者检测尿液 BPA 水平调查 BPA 与高血压发病的相关性，发现尿液 BPA 水平增高与高血压发病具有正相关，是独立于年龄、性别、吸烟、体重指数（BMI）、糖尿病以及血胆固醇等之外的一项危险因素。此后他们采用 Logistic 回归模型对 NHANES2003—2006 数据资料进行统计分析，认为尿液中高浓度 BPA 与外周动脉疾病（PAD）同样具有显著相关性，其 OR 值高达 2.69，而 PAD 是发生心血管疾病的危险因素之一。也有研究报道 BPA 与老年人颈动脉斑块发生有一定关联，可能是动脉粥样硬化疾病的一项危险因素。另外，BPA 与心血管事件发生的其他危险因素如胰岛素抵抗、肥胖症等疾病的发生发展也具有一定相关性。Carwile 等从 NHANES 2003—2004 和 2005—2006 中选取年龄在 18 ~ 74 岁的 2747 名成年人进行横断面研究，统计他们的尿液 BPA 水平、体重指数和腰围三项指标，其结果显示高剂量 BPA 暴露与美国成年人全身性和向心性肥胖存在相关性。我国学者 Wang 等通过对上海地区 3390 名年龄在 40 岁以上人群进行调查研究，同样也得出体内 BPA 水平与我国老年人的全身性肥胖（OR = 1.5，95%CI = 1.15 ~ 1.97）、腹部肥胖（OR = 1.28，95%CI = 1.03 ~ 1.60）和胰岛素抵抗（OR = 1.37，95%CI = 1.06 ~ 1.77）具有明显关联。他们的另一项横断面研究随机选取上海市某区中小学生为研究对象，通过检测尿液中 BPA 浓度调查 BPA 暴露与中小学生 BMI 的相关性，其结果发现高暴露 BPA 可增加中小学生 BMI 水平。

由此可见，BPA 与心血管事件发生及其危险因素方面具有密切关系，然而迄今未见 BPA 与 DCM 发病之间联系的相关报道。随着社会不断进步以及科技的飞速发展，塑料制品充斥着人类生产生活各个环节，持续暴露 BPA 环境是否会成为 DCM 的发病因素之一尚有待探索。因此，结合目前的相关研究基础，要设计一项病例对照研究，初步探讨血清 BPA 水平与 DCM 疾病之间的相关性，进一步分析血清 BPA 对性激素相关指标的影响，揭示它们之间的潜在联系，从而为 DCM 发病的原因分析及可能防治策略制定提供新的思路，具有一定的科学价值和现实意义。

（五）治疗

1．改善心脏功能

（1）β 受体阻滞剂应用：DCM 早期即存在着左心主动舒张功能和顺应性的减低，从而使左心室不能有效地舒张，使回流受阻，导致房压增高，引起后向性心力衰竭，而充盈减少影响心肌的最适初长度使收缩力减小，心搏量降低，导致前向性心力衰竭。长期小剂量使用 β 受体阻滞剂不仅能降低心率及减轻心脏后负荷，更重要的是可改善心肌舒张功能与顺应性，从而可达到改善与保护泵功能的目的。许多成功经验是应用美多心安取得的，应该强调的是药物初始剂量和长期剂量应维持在小剂量水平，如初始剂量从每日 6.25 mg 递增到每日 12.5 ~ 25 mg。β 受体阻滞剂除上述作用外，可直接对抗血浆高儿茶酚胺对心脏的毒性作用，调节 β_1 受体阻滞剂水平，还可作用于肾素 -

血管紧张素-醛固酮系统，调节慢性心力衰竭的恶性循环。

（2）血管扩张剂的应用：DCM早期患者虽然临床症状隐匿，但其心肌组织形态学已发生病理性改变，血流动力学测试表现出异常改变，只是比失代偿患者程度不同而已。故早期给予血管扩张剂对延长心功代偿有重要意义。因此，血管扩张剂不仅适用于失代偿患者，也适用于早期患者。巯甲丙脯酸是一种较早应用于临床的口服药物，能降低左室充盈压、肺毛细血管楔嵌压、体循环阻力，同时能增加心输出量与降低血浆中儿茶酚胺物质与醛固酮系统。

血管扩张剂长期使用的副作用是由于血管扩张、阻力降低对肾素-血管紧张素的反射激动作用。

2．控制充血性心力衰竭，维持泵功能

（1）强心药物应用：洋地黄类药物以地高辛与西地兰为主，使用中小剂量为宜，因心肌病对洋地黄类药物耐受性较差，易发生毒性反应。切勿操之过急，并应维持血钾在正常值的上限为好。

（2）非洋地黄类强心剂：当洋地黄疗效不佳或可疑有中毒样反应时，应改用氨吡酮、安力农或多巴胺与多巴酚丁胺治疗。

（3）血管扩张剂：对有慢性充血性心力衰竭患者可与洋地黄类联合使用。常用药有硝普钠、硝苯吡啶等静脉点滴。

（4）利尿剂使用：对充血性心力衰竭的治疗利尿剂是不可缺少的，特别是有重度水肿的患者，但要保持内环境的离子平衡。重症患者可经静脉通道给予速尿、硫酸镁、氯化钾及氨茶碱，可提高利尿效果，并可防止利尿的副作用。长期小剂量或间歇小剂量给药可明显改善临床症状。

3．心律失常的治疗 心律失常不仅能加重DCM患者的充血性心力衰竭，也是引发致死性心力衰竭的直接原因，故应积极加以控制。

对心房纤颤患者应控制其心室率，因不规则的快速室率和心房的非同步无效收缩，可使左室充盈严重减少，并可导致心房压力升高而加重充血性心力衰竭及（或）肺水肿的发生。洋地黄能减慢心室率。若同时应用胺碘酮，可使室率进一步降低，从而改善左室充盈，提高心搏量。

对出现频发或更复杂的室性异位心律，应给予利多卡因与口服胺碘酮及与其他抗室性心律失常药物联合治疗。对因窦房结功能不全或房室传导阻滞引起的心率缓慢患者，应安置人工心脏起搏器治疗，特别是心脏明显增大、心功能不全或反复发生晕厥的患者。

4. 免疫抑制剂与改善心肌代谢药物应用　基于多数学者认为 DCM 是病毒性心肌炎后所引起的心肌自身免疫性疾病以及 DCM 的基本病理形态学是心肌细胞变性，目前探索性使用干扰素及影响心肌代谢辅酶 Q_{10}、硒、肉毒碱等治疗，但至今尚无确切疗效报道。

》》二、肥厚型心肌病

（一）概述

肥厚型心肌病（hypertrophic cardiomyopathy，HCM）是临床上最为常见的原发性遗传性心血管疾病，主要呈常染色体显性遗传。HCM 患者表现为不能单独由心脏负荷异常（如高血压、瓣膜病等）所解释的左心室室壁增厚。普通人群中，经心脏超声检查诊断 HCM 患者的患病率为 1 ∶ 500。HCM 患者的临床表现多样，包括无症状表现、症状性心力衰竭（heart failure，HF）、心律失常和猝死（sudden cardiac death，SCD）。HCM 是青少年和运动员发生 SCD 的最常见原因，而 SCD 通常也是这些人群的首发临床表现。HCM 患者 SCD 的年发生率为 0.5% ~ 1%，远高于普通人群。目前指南推荐猝死高危人群和持续性室性心动过速（ventricular tachycardia，VT）/ 心室颤动（ventricular fibrillation，VF）幸存者应进行植入型心律转复除颤器（implantable cardioverter defibrillator，ICD）植入手术以预防 SCD。但是，ICD 的植入也会引发一系列的问题，如电极导线脱位 / 穿孔、不恰当电击或起搏器相关的并发症。因此，为了预防 SCD，减少 ICD 临床并发症，降低社会医疗负担，对 HCM 患者进行 SCD 风险评估，进而对 SCD 高危风险人群精准植入 ICD 十分重要。

在西方国家，目前主要有 4 种预测模型可以进行 HCM 患者的 SCD 风险分层。最早在 2003 年，美国心脏病学会（American Colloge of Cardiology，ACC）及欧洲心脏病学会（European Society of Cardiology，ESC）提出非持续性室性心动过速（non-sustained ventricular tachycardia，NSVT）、心肌严重肥厚、不明原因晕厥、SCD 家族史及运动后血压反应会增加猝死风险。合并多个危险因素的患者推荐植入 ICD，2011 年，由美国心脏病学会基金会 / 美国心脏协会（American College of Cardiology Foundation/American Heart Association，ACCF/AHA）工作组提出了一项工作指南，涵盖 HCM 流行病学、病理生理、诊断及治疗等。该指南推荐逐步评估 HCM 患者是否属于 SCD 高危患者，以植入 ICD 预防猝死。评估的危险因素包括心脏骤停或持续性 VT 既往史、一级亲属 SCD 家族史、左心室室壁厚度 ≥ 30 mm、近期不明原因晕厥、NSVT 及血压异常反应。这两种模型有助于识别合并多种危险因素的高危 HCM 患者，但是对于合并单一危险因素的 HCM 患者来说，危险分层相对受限。O'Mahony 等对这两项模型进行外部验证后发现，2003 年 ACC/ESC 模型对于高危人群在 1 年和 5 年的识别能力分别是 0.63 和 0.64，而 2011ACCF/AHA 模型分别是 0.61 和 0.63。随后，O'Mahony 等开发出一项 HCM 患者 5 年猝死风险计算公式，同年就被 ESC 纳入 2014 年的 HCM 管理指南，即 HCM-risk-SCD 评分。这项评分纳入了最大室壁厚度、左心房内径（left atrial diameter，LAD）、左心室流出道压力阶差（left ventricular outflow tract gradient，LVOTG）、猝死家族史、NSVT、不明原因晕厥和年龄。根据评分结果将 HCM 患者 5 年内发生 SCD 的风险及相应的 ICD 推荐等级分为 3 个层次：低危，5 年内 SCD 风险 < 4%，一般不推荐植入 ICD；中危，5 年 SCD 风险 ≥ 4% 而 < 6%，可以考虑植入 ICD；高危，5 年 SCD 风险 ≥ 6%，应植入 ICD。随后国内外多名学者在外部数据集中开展对该模型的验证工作，研究结果不尽相同。同时，对于开发新模型的研究也从未间断。2019 年强化的 ACC/AHA 策略除了考虑 SCD 家族史、左心室肥厚 ≥ 30mm、不明原因晕厥和 NSVT 外，增加了广泛的钆延迟强化（late gadolinium enhancement，LGE）、左心室射血分数（left ventricular ejection fraction，LVEF）< 50% 和左心室心尖室壁瘤 3 个危险因素。国内学者宋雷等纳入 1369 例无 SCD 病史的 HCM 患者，分别验证 2011 年、2014 年和 2019 年提出的预测模型的预测效果，在平均随访 3.2 年中，39 例发生 SCD，三个模型正确预测的人数分别是 20、5 和 26，C 统计量分别是 0.598、0.605 和 0.647。在中国人群中，SCD 最优模型区分度是 0.647，相比于国外队列的 0.81 仍是偏低。所以，在中国队列中开发一款 SCD 预测效能高的模型十分重要。医学领域的人工智能研究正在迅速发展，在医学的各个领域都得到了广泛的应用，包括肿瘤学、影像学、心血管病学和各种外科手术、康复治疗等。

（二）病理生理与临床表现

心尖肥厚型心肌病：心肌肥厚部位主要局限于左心室心尖部，心肌肥厚 ≥ 15 mm，或心尖部与后壁心肌厚度之比 ≥ 1.5。肥厚型梗阻性心肌病：静息或运动激发状态下 LVOTG ≥ 30 mmHg。高脂血症：总胆固醇 ≥ 6.2 mmol/L，或低密度脂蛋白胆固醇 ≥ 4.1 mmol/L，或三酰甘油 ≥ 2.3 mmol/L，或高密度脂蛋白胆固醇 < 1.0 mmol/L。NSVT：连续 3 个或以上室性期前收缩，持续时间 < 30 s。QTc 间期：QT/RR。

1. **病理生理**　影像学与血流动力学对 HCM 的深入研究对其组织形态学、病理生理学以及两者之间的关系有了进一步了解。如心肌肥厚、心肌细胞异常肥大、显著变形和排列紊乱，使心室主动舒张功能与顺应性明显降低，加之向心性肥厚构成心腔变小，因此心室容量减少，舒张末期压力增高，导致左心室充盈受阻、左室舒张末期压力增高及左房平均压增高。左房代偿性肥厚、增强收缩力，在压力曲线上可出现 α 波增大。由于左室收缩功能并不减低，血流动力学测试心肌收缩功能明显增强，收缩速率增快，射血分数增多，达 80% ~ 90%。左室收缩强而有力，以致不对称性室间隔肥厚患者左室腔发生梗阻。肥厚型心肌病患者即或出现充血性心力衰竭，常提示心力衰竭是因左室舒张期功能与顺应性严重降低所致，并非由于收缩无力所致。

隐匿梗阻型多为主动脉瓣下局限性室间隔肥厚，其程度较轻，而静息梗阻型室间隔肥厚几乎均从主动脉瓣下一直伸延到乳头肌水平或更为广泛，其肥厚程度也非常显著，非梗阻型者均为对称性心肌肥厚。

非对称性室间隔肥厚在左室收缩时可引起动力学梗阻，梗阻仅发生在收缩早期射血开始之后的一瞬间。左心室造影与超声心动图可显示其梗阻征象，其发生被认为与收缩期二尖瓣前叶向前运动有关。二尖瓣前叶向前运动时与左室腔突出肥大的室间隔靠拢，形成左室流出道狭窄，使左室流出道与主动脉间发生压力阶差，并可同时发生二尖瓣关闭不全，出现收缩中期杂音。收缩期末，二尖瓣恢复到原来位置，左室流出道则再度畅通。在颈动脉压力曲线上出现第二次延缓的收缩尖峰，形成双峰脉。如肥厚的室间隔向右室突出，也可发生右室流出道梗阻。

2. 临床表现

（1）症状：HCM 的临床表现颇有特征性。其临床表现较重决定于心室主动舒张功能与顺应性下降，以及左室流出道收缩期压力阶差程度的差异。轻者可无症状，多于体格检查或实验室检查时被发现。常见的症状有心悸、负荷时气促、心绞痛、乏力、头晕、晕厥、心力衰竭及猝死。

心悸多与心律失常有关。据全息 24 h 动态心电图检查，几乎所有患者都有心律失常发生。其中室性心律失常者占 60% ~ 90%。气促系因心肌顺应性降低，心室充盈受阻，左室舒张末期压力升高，导致左房压与肺小动脉楔状压升高，故发生负荷后气促。心绞痛常为典型发作，由于左室流出道梗阻，冠状动脉灌注不足与肥厚心肌耗氧量增多有关，但因梗阻程度可受多种因素所诱发，于一些严重梗阻型患者无明显激发因素情况下而发作。HCM 特殊症状是患者在斜卧位时，可减轻心绞痛，但并不常见。据测斜卧可扩大左室腔，减轻梗阻从而缓解心绞痛，虽然梗阻型心肌病患者冠状动脉倾向于扩大，但合并有冠心病者亦屡有报道。

头晕、晕厥与流出道梗阻或异位心律失常引起脑供血不足有关，典型晕厥多见于体力负荷时，但也有发生于休息时。

猝死：HCM 患者常可发生猝死，尤其多发生在青壮年患者。猝死的原因已经认为主要由于流出道梗阻所致。近年来，根据动态心电图监测发现心律失常是 HCM 猝死的主要原因。特别易发生于有家族史和晕厥病史者。

肥厚型心肌病易发生各种各样心律失常，其中梗阻型多于非梗阻型，前者的严重心律失常更为常见。心房纤颤的发生并不增加猝死危险性，但可进一步降低心室顺应性。由于心房收缩的失常，心室充盈更加减少，因而可促发充血性心力衰竭发生与发展，并容易形成心房血栓，发生栓塞并发症，使预后进一步恶化。

肥厚型心肌病心功能不全的主要原因是心室舒张功能与顺应性下降，使舒张期左室灌注发生障碍，心室充盈压和心房压力上升，发生肺充血使右心负荷过重，最终发生全身性淤血，构成呼吸困难、水肿等充血性心力衰竭的表现，也称为舒张功能不全性心力衰竭。

（2）体格检查：常见的体征是心脏浊音界轻中度地向左增大。左室流出道有梗阻时常出现双峰脉，伴有脉压正常的双峰脉是梗阻型心肌病的一个特征。双峰的前峰发生在流出道梗阻之前，因收缩早期的快速射血所致，后峰发生在梗阻之后，由于二尖瓣前叶回到关闭的位置，使流出道梗阻得到缓解，血流又恢复正常。

因梗阻的轻重常有波动，故应做动态观察乃至进行各种激发试验，尤其是 Valsalva 动作，以触发梗阻的发生，若发生梗阻就会由一个有力的冲动变为两个冲动，于心尖可扪及双重或三重搏动，梗阻严重时可出现左室交替脉，即左室收缩压及左室流出道压力阶差，随着每次心搏增强而交替。

肥厚型心肌病的心脏杂音由流出道狭窄与二尖瓣关闭不全所引起。在安静梗阻型患者的心尖内侧胸骨左缘第 3 ~ 4 肋间可听到喷射性收缩期杂音，常可达 3 ~ 4/6 级，向主动脉瓣区与左腋下传导。杂音的强度与流出道狭窄和二尖瓣区反流程度成正比。常可听到 S3、S4 和主动脉瓣延长关闭所致的第二心音逆分裂，其改变反映流出道压力梯度增高。偶尔可听到收缩早、中期二尖瓣 - 室间隔碰击音。右室流出道梗阻型患者，可听到肺动脉圆锥部狭窄产生的喷射性杂音和肺动脉延缓射血形成的第二心音分裂。

非梗阻型患者无论在安静或激发条件下均无左室流出道梗阻发生，心脏检查可能正常。因左室舒张末期压力增高，约半数患者可有劳力性心绞痛或气促，但多数患者无心脏杂音或仅有轻度心尖区收缩期杂音，但激发试验后杂音无明显增强。

（3）实验室检查

1）心电图改变：HCM 患者 ECG 异常往往出现在临床症状之前，绝大多数患者常表现为左室肥厚，对于无症状和查体无心脏杂音的患者，左心室肥厚可能是唯一表现。

由于室间隔高度肥厚或纤维化，约 20% 患者于 Ⅱ、Ⅲ、aVF 或 Ⅰ、V_{5-6} 导联可记录到类似心肌梗死的异常 Q 波，年轻患者既往如果无心肌梗死病史，应考虑肥厚型心肌病。心尖肥厚型者多发生于左侧心前导联，也可局限于标准导联或肢体导联。

深大倒置 T 波（多 ≥ 10 mm）为其特征性表现。T 波倒置可自发加深或变浅，运动后 T 波改变可加重或改善，多数人认为 T 波倒置程度与心尖肥厚程度呈正相关。

HCM 心律失常发生率较高，据动态 ECG 材料显示，几乎都有心律失常的发生，其中室性心律失常占 60% ~ 90%。值得注意的是，不同类型的 HCM 其心律失常发生率亦有明显差异，如 Lown3 级以上室性期前收缩，梗阻型为 75%，非梗阻型为 62%，心尖肥厚型为 44%，室性心动过速分别为 32%、23% 与 6%，而心房纤颤分别为 10.7%、15.4% 与 9.9%。

2）X 线表现：一般心影不大或轻中度增大，左室多以流出道增大为主，左四弓圆隆外展，漏斗部常膨隆。肺纹理多正常，于心脏明显增大患者可见肺血增多或间质性肺水肿。

3）超声心动图（UCG）特征：UCG 不仅可以提供解剖学征象，同时还可提供生理学方面的变化特征。UCG 所见为：①左室肥厚，常为非对称性肥厚；②左室腔正常或缩小；③二尖瓣前叶收缩期向前运动；④左室流出道狭窄；⑤二尖瓣装置向前移位；⑥室间隔收缩期增厚的功能减弱；⑦左室后壁增厚功能正常或增强；⑧左室缩短分数及射血分数增加；⑨左室舒张功能异常；⑩二尖瓣 EF 斜率减慢；⑪主动脉瓣收缩中期部分关闭；⑫肥厚心肌呈斑点状外观。

超声心动图发现的室间隔非对称性肥大，二尖瓣叶收缩期向前运动，主动脉瓣收缩中期部分关闭，室间隔收缩期增厚程度降低，对肥厚型心肌病是非特异性的。它可出现于正常心脏，也可发生于生理学上某些血液流动学或几何结构上改变，或是某些其他各种疾病的自然病程中的共同过渡状态。

4）心脏导管检查：左室常因舒张功能与顺应性降低导致舒张末期压力升高 > 2.7 kPa，左房压力升高，左房压力曲线 α 波增大，有二尖瓣反流时 V 波增大。有梗阻者左室腔与流出道间压力阶差 > 6.7 kPa，从左室到主动脉连续测压可看到三种不同压力曲线，左室流出道的收缩压与主动脉收缩压相等，而其舒张压与左室舒张压接近。

隐匿梗阻者安静时压力阶差可正常或不明显，如进行激发试验，向心腔内注射增强心肌收缩药物异丙基肾上腺素 2 μg 或用减少左室容量药物，如让患者吸入亚硝酸异戊酯时，压力阶差立即上升 > 6.7 kPa。也可诱发室性期前收缩，观察 Brockenbrough 反应：不稳型梗阻患者即在一次有完全代偿间歇室性期前收缩搏动时左室收缩明显增强，使左室收缩压突然升高，梗阻程度加重，主动脉压力反而降低。主动脉狭窄患者则与此相反，主动脉内收缩压升高，脉压增宽，虽然不是所有梗阻性心肌病患者Brockenbrough反应均为阳性，但其阳性改变为本病的特征表现。

5）心内膜—心肌活体组织检查：本病心肌细胞变化特殊，心肌细胞异常肥大与明显变形和排列紊乱，肌节纤维结构和走行异常，以及细胞的重建性联接结构的形成等，可作为本病诊断的依据。

（三）治疗

肥厚型心肌病治疗目的是减轻症状，增加负荷耐力，延缓疾病进程，改善预后。治疗措施为防止促发因素，改善心肌舒张功能与顺应性，控制心律失常，防止猝死。

1. 内科治疗　对于非梗阻型患者，其心电图正常或轻度左室肥厚又无临床症状，通常无须治疗，但目前多倾向给予 β 受体阻滞剂，以改善心肌顺应，可延缓疾病进程，若心电图变化比较明显又有症状者，可选用钙拮抗剂，如维拉帕米、硫氮卓酮或硝苯吡啶。上述药物可逆转或改善异常的心肌舒张功能，减轻心肌肥厚程度及改善临床症状和血流动力学指标。维拉帕米剂量开始为 20 mg，每日 3 次，如无副作用，则可逐步增加到 40～60 mg，每日 4 次。也可选用硝苯吡啶与普萘洛尔联合应用，可避免各自的副作用，如传导障碍与心率增快。单独应用 β 受体阻滞剂不能改善血流动力学指标。

对隐匿梗阻型患者治疗首选 β 受体阻滞剂，此类药物一般不影响左室流出道梗阻程度，但能预防 β 肾上腺素能受体兴奋诱发的梗阻，于多数患者能缓解症状，改善活动能力。

钙拮抗剂的负性肌力作用可能减轻流出道梗阻，从而改善临床症状。但因隐匿梗阻型心肌病患者的室间隔多呈限局性肥厚，左室舒张末期压力正常，故勿须使用钙通道阻滞剂，而且此类药物有血管扩张作用，故有诱发流出道梗阻的危险。

多数静息梗阻型患者室间隔肥厚广泛而又严重，左室舒张末期压力显著增高，有专家认为大剂量普萘洛尔可明显改善症状并降低病死率，研究提示，对于有明显血流动力学梗阻者，远期疗效不显著，也不能防止猝死的发生。维拉帕米能降低流出道压力阶差和长期治疗能减轻心肌肥厚程度；但部分患者的压力阶差反而增大，可能与外周血管效应所致有关。硫氮卓酮长期疗效也较显著。

β 受体阻滞剂不能减少室上性或室性心律失常的发生率，也不能预防猝死。维拉帕米等钙拮抗剂的预防及治疗价值尚不肯定。目前认为胺碘酮对其室性与室上性心律失常最有效，并能改善心绞痛与气促症状，其剂量为 200 mg 每日 4 次后改为 200 mg 每日 2 次。有人认为胺碘酮与普萘洛尔联合应用可达到改善预后和缓解症状的双重目的，长期使用胺碘酮时须注意其致心律失常作用，如 Q-T 间期＞ 0.5 s 时应停药，并应注意其他副作用。

本病对心房纤颤耐受很差，如不能及时控制，可能导致低血压、肺充血或心力衰竭的发生，因此应尽最大努力去维持窦性心律，如抗心律失常药物不能转复窦性心律，应进行同步直流电复律。患者最终发生持久性房颤可以使用洋地黄及（或）普奈洛尔，应控制其心室率，同时应给予抗凝剂治疗，防止血栓栓塞并发症。

心力衰竭的治疗：HCM 患者心力衰竭的主要原因是左室舒张功能与顺应性降低，使心室充盈压和心房压上升，肺或全身淤血，是呼吸困难、水肿等发生的原因，其心室收缩功能正常，故称为舒张不全性心力衰竭。因心室收缩功能正常或增强，应用增强心肌收缩的洋地黄与非洋地黄类强心剂是不宜的，并可能加重其梗阻。故对 HCM 的心力衰竭应解除或控制诱发因素，应用钙拮抗剂及（或）利尿剂治疗，后者使用应适量，因 HCM 患者对循环血容量改变十分敏感，若利尿过度可能发生低血压和心输出量降低。

2．外科治疗的选择　对有固定梗阻的患者经内科治疗效果不显或仍有晕厥发作或心室中部肥厚型心肌病者，其压力阶差位于左室中部乳头肌水平，舒张末期压升高，UCG 检查无 SAM，造影显示特征性"砂漏心室"，普奈洛尔又不能改善症状、降低压力阶差和血流动力学指标者须外科手术治疗。手术操作切除基底部肥厚室间隔或肥大的乳头肌，可消除梗阻与二尖瓣反流。外科治疗结果十分令人满意，心悸、气短明显缓解，心绞痛和晕厥发作减少，部分患者切除术后需置换人工瓣膜，手术病死率在 8%以下。

3．预防　HCM 猝死易发生在剧烈运动、突然持重和饮酒之后，特别是有室性心律失常患者，故应避免重体力劳动、突然用力和戒酒。

不对称性肥厚型心肌病常有家族发病史，故应对其直系亲属进行相关检查，对检出的患者应采取预防猝死和控制病情发展的措施。

》 三、限制型心肌病

（一）病因

限制型心肌病的病因尚不清楚，有人认为心内膜心肌纤维化（EMF）是由于某种感染或感染 - 变态反应引起的可能性大。而 EFE 多数人认为是病毒性间质性心肌炎可能是心内膜弹力纤维增生症（EFE）的前驱疾病，心肌炎造成心室扩张，在炎症消失后，明显的心脏扩大维持下来。因心内膜张力增加而引起反应性胶原、弹力纤维增生。自身免疫、营养不良与过多摄取含有过量的 5- 羟色胺食物也可能有关。

（二）病理

EMF 的心脏呈轻度或中度增大，早期病变为心内膜内层 1/3 的心肌结缔组织肿胀伴酸性黏多糖，并为一层纤维蛋白所覆盖，后期则有广泛白色内膜纤维化性增厚，可达正常的 10 倍。病变主要侵及单侧或双侧左室，并可侵及腱索及房室瓣膜，致使腱索融合，在心内膜瘢痕表面常有附壁血栓形成，填塞心腔。心肌内冠状动脉分支内膜增厚，纤维结缔组织增生，使管腔变小。心内膜下形成大片瘢痕，常为大量透明变性的结缔组织构成。瘢痕可伸入邻近心肌，此种改变与心内膜弹力纤维增生症不同，在瘢痕中弹力纤维很少，瘢痕侵入深度不一，有时可穿入心室壁的 1/3，甚至深达 1/2 处；有时可出现局限性坏死灶及嗜酸性粒细胞浸润。

（三）临床表现

1. 症状与体征 限制型心肌病（RCM）早期有头晕、倦怠、乏力、负荷性心悸与气促症状，病情进展时出现劳力性呼吸困难，腹胀及下肢水肿。以左室损害为主者可发生呼吸急促与端坐样呼吸，特别是当二尖瓣受损时，于 EFE 患儿最早的症状是在用力活动后气急、呼吸困难、发绀，此后很快出现右心衰竭征象。

2. 体格检查 肢端发绀，颈静脉怒张及吸气时充盈，脉细弱，脉压低，可有奇脉。心界中等强度增大，于 EFE 患儿可有明显扩大。心尖搏动明显减弱，听诊第一心音减弱，第二心音正常，可有分裂、肺动脉第二音正常或稍增强，常可听到第三心音，常于心尖部听到 3 ~ 4/6 级杂音。肝大及肝颈静脉回流征阳性，常有腹水与下肢水肿。

3. 实验室检查

（1）X 线检查：心脏轻度到中度增大，双房增大，心影可呈球形或梨形，心脏搏动明显减弱，于少数患者可见特征性心内膜线状钙化阴影，是与缩窄性心包炎鉴别的有力证据，后者可见心包钙化 RCM 患者。肺出血常增多，但不如 DCM 患者，常有胸腔积液。

（2）心电图：常见低电压，P 波增宽，右室肥厚，右束支阻滞以及 ST-T 改变。晚期患者多有心房纤颤，而 EFE 常有左室负荷过重的 VSR 波或 VIS 波，两者均超过 20 mm。

（3）超声心动图：显示局限性或弥散性心内膜室壁增厚，常有附壁血栓，扩张型者心腔可扩大，但室壁较厚，闭塞型者心腔闭塞、缩小，室壁增厚显著，合并二尖瓣或主动脉瓣关闭不全者出现相应体征。

（4）心导管检查：可反映 RCM 的血流动力学改变，腔静脉压升高和房压升高，心室舒张末期压力升高，心室压力曲线显示舒张早期下陷及后期的高原型波形，与缩窄性心包炎相似。RCM，左心充盈压经常大于右心房压（PW > PA + 10 mmHg），但后者房压、心室压及肺动脉舒张压均等。RCM 时左心压力较高，使肺动脉收缩压增大，使右心室负荷过重压力升高，其输出量显著下降。心室造影显示心室收缩减弱，血流缓慢及心腔变小或瓣膜反流等改变。

（5）心内膜 - 心肌活检：可显示特有的病理组织形态学改变，是与缩窄性心包炎有力鉴别。

（四）治疗

控制充血性心力衰竭，主要应用洋地黄，患者往往对洋地黄毒性反应特别敏感，故以使用中小剂量为宜，并同时使用利尿剂，要注意维持电解质平衡。在症状消失后洋地黄应长期使用，切勿症状消失后停药。对重症心力衰竭长期卧床特别是有心房纤颤或栓塞并发症者应使用抗凝剂治疗。

》 四、克山病

（一）克山病背景与意义

克山病（Keshan disease，KD）是地方性的心肌病，目前致病机制尚未明确，克山病患者的主要表现是心肌的多发性灶状坏死。克山病的分布具有地区性特点，在我国东北地区到西南地区的一条低硒地带上，1935 年该病流行于黑龙江省的克山县，故称为克山病。克山病同时具有年度多发和季节多发的特点，也存在人群多发和家族聚集性的特点。现今，克山病病情已处于较低水平并保持稳定态势，说明克山病仍然是一个地方性公共卫生问题。

克山病病因未明，除了存在克山病疫区高发外，克山病与扩心病临床难以鉴别，其临床预后较差，对家庭和社会造成负担，因此阐明克山病的发病机制和提出有效的预防和干预措施成为改善预后的关键。克山病的病因假说，一个是营养性生物地球化学病因假说，以缺硒是造成克山病发病的主要致病因素为主；另一个是生物病因学说，主要有柯萨奇病毒等病毒感染学说，但均未能满意地解释克山病的发病机制及其临床的特征。近年来，国内外扩心病病因研究取得新进展，遗传性因素在扩心病发病中的作用日益受到重视，少数研究提示克山病的发病与相关基因多态性和突变有关，但尚未有完全明确的病因。

（二）克山病的分型和克山病病情趋势

在我国，克山病依据地理位置分为北方和南方，北方克山病以急型为主，发病多见于青壮年和育龄期妇女，而南方克山病以亚急型为主，以学龄儿童发病为主，克山病的分布具有地区性特点，分布在狭长低硒地带中，主要病区有黑龙江、吉林、内蒙古、山东、山西、陕西、四川和云南等省、市和县。克山病同时具有年度多发和季节多发的特点。克山病有高发年，会出现集中高发的年份和季节的现象，克山病也有人群多发的特点，也有家族聚集性等特点。克山病病区的患者主要为农业人口，非农业人口则极少发病，农业人口中，又以生育期妇女和儿童为多发人群，后多为中老年发病，发病率随着年龄的增加而增加。有研究表明，克山病存在家族多发和聚集现象，亲属患病率明显高于群体患病率，近亲结婚者克山病患病率增高。

临床上将克山病分为四种类型，急型克山病、亚急型克山病、慢型克山病和潜在型克山病。急型克山病发病快，病程短，表现为急性心肌广泛严重坏死所致的急性心功能失代偿症状，心肌的收缩力明显减弱，但心脏瘢痕灶少且扩张较轻。亚急型克山病患者的病程长，进展慢，患者1周左右会产生充血性心力衰竭或者心源性休克的症状，亚急型克山病患者症状较急型克山病患者轻，3个月未愈可变为慢型克山病。慢型克山病患者的发病慢，会出现慢性心功能不全和心脏明显扩张，陈旧性的瘢痕较多和心脏室壁变薄等的临床症状，慢型克山病可由亚急型等克山病转变而来，也可以为自然慢型克山病。潜在型克山病患者一般无明显自觉症状，亦无明显心功能不全和心脏的增大和扩张，多有异常心电图产生，如ST-T改变和室性期前收缩等。

（三）克山病预后的国内外研究

大部分克山病患者的临床检查会出现异常心电图，慢型克山病患者常合并存在心脏明显增大和数种异常的心电图，而潜在型克山病患者常为一种异常心电图。目前，国内外有关克山病预后因素分析的资料较少，国内研究表明克山病患者的异常心电图以心房颤动、传导阻滞、T波改变和QRS波群低电压检出率高为主，心房颤动以及右束支传导阻滞是克山病患者预后因素。有研究发现，克山病患者左房的扩张较正常人明显，二尖瓣会出现反流。患者服用卡托普利或者美托洛尔可显著改善心功能。王连光等的研究发现，克山病患者和慢型克山病患者的5年病死率高，患者心脏增大是影响克山病预后的因素。近年来，虽然基本控制了克山病的流行病情，但是还没有达到克山病消除的目标。另外也有研究发现，左房增大与心房颤动、心源性猝死和心力衰竭等临床常见的心血管不良事件密切相关，Kizer等发现左房内径，左房容积与新发心血管事件显著相关，左房内径与发生心血管事件有关。另有研究发现，左房内径与慢性心力衰竭和扩心病患者预后有关。左心房容积和左心房容积指数对心力衰竭患者发生死亡或心血管事件的预测有一定价值。对于克山病患者的预后的分析和研究，国内外缺乏系统的资料。

（四）克山病遗传学研究国内外现状

近年来，遗传性因素在克山病发病中的作用日益受到重视，研究表明克山病存在家族多发及聚集现象，29.23%的小儿克山病患者存在克山病家族史，近亲结婚增加克山病患病率，克山病与基因多态性有关；研究显示，*HLA-DRB1* 基因、*GPX-1* 基因和 *SCN5A* 基因等的突变或者多态性改变，可能会增加克山病的易感性。自 2009 年以来，全外显子测序技术得到迅速提升，大多数与遗传表型相关的功能性变异亦发生于外显子区，而外显子区域仅占人类全基因组总长的 1%，因此用全外显子测序具有高特异性、高准确性和时效性特点，目前已广泛用于遗传相关疾病易感基因的筛选研究。以上研究结果均提示克山病与遗传有关，但仅有的几个克山病遗传学研究只限于单个基因多态性和扩心病已知致病基因的研究，目前国内外尚无系统的克山病遗传学研究以及对相关致病基因的筛选和鉴定的报道。

（五）治疗

1. 急型患者的治疗　急型患者的治疗应以抢救方式就地治疗。首先应使患者安静下来，并适量扩充血容量，给予改善心肌代谢基底物及减轻心脏负荷的药物治疗。对烦躁不安患者应使用安定或吗啡使其安静下来。使用大剂量维生素 C 5 ~ 10 g 与辅酶 Q_{10}，或 ATP 等加 5% ~ 10% 葡萄糖液静脉滴注。如经上述处理血压仍不能回升，可使用多巴酚丁胺或酚妥拉明及（或）多巴胺静脉滴注，经上述处置一些患者可逐渐出现血压回升。对恶性心律失常也应给予十分重视并加以控制，不仅能防止电衰竭，并可改善泵功能，有利于血压回升。一旦出现心脏增大，应按慢型患者处理原则治疗。

2. 亚急型与慢型患者的治疗　主要应卧床休息，并针对充血性心力衰竭进行全面治疗。由于心肌实质性损伤易发生洋地黄毒性反应，故应使用中小剂量地高辛治疗，并同时给予血管扩张剂以减轻心脏前后负荷。应用利尿剂时应注意电解质平衡，特别是血钾应保持正常高值为好。有 Ⅱ 度二型以上房室传导阻滞者，应按置人工心脏起搏器。对内科治疗不能改善心脏功能的晚期患者，可考虑原位心脏移植。

3. 潜在型患者治疗　该型患者应给予生活指导，主要防止过度体力负荷，忌酒与增加蛋白质及维生素饮食，定期检查，如心脏增大者可给予小剂量 β 受体阻滞剂或钙拮抗剂以改善心肌顺应性和减轻心脏负荷，如有重度心律失常应加以控制。

4. 预后　急型克山病如能早期抢救与合理治疗，其治疗率可达 85% 以上，其中

20% 左右患者可转为慢型克山病。死亡的主要原因为心源性休克或电衰竭。慢型与亚急型克山病多有显著心脏扩大、严重心律失常与充血性心力衰竭。其预后较差，5 年内存活率为 40% 左右，10 年存活率小于 10%，主要死因为充血性心力衰竭，部分患者因继发性电衰竭死亡。潜在型克山病大约有 20% 患者转为慢型，3% 患者急性发作，故应给予适当注意。

5. 预防　克山病是一种原因不明的地方性心肌病，目前仍无特效防治方法，根据既往积累的防治经验，应于病区建立人群防治网点，控制诱发因素，改善膳食结构与生活环境，对病区多发人群应服用亚硒酸钠预防克山病，通常采用每周 0.04 mg/kg，成人每周口服 2 mg。于发病季节连用 3 个月以上，应坚持常年服用。

（曲光瑾）

第四章　消化系统疾病诊疗策略

第一节　肝胆功能检查

》一、蛋白质代谢功能检查

人体血液中的蛋白质除了免疫球蛋白（Ig）外，几乎都是在肝内合成的，如白蛋白、脂蛋白、转铁蛋白等。正常人每天产生白蛋白 10～16 g。血清总蛋白（total protein，TP）包括白蛋白和球蛋白，多用折射计或双缩脲法加以测定；血清白蛋白（albumin，A）多用溴甲酚绿法测定，从血清总蛋白中减去血清白蛋白即为血清球蛋白（globulin，G），由此可算出 A/G。

》二、脂肪代谢功能检查

肝是脂类代谢的主要场所，不仅合成内源性胆固醇和脂肪酸，还代谢食物源性胆固醇和脂肪酸。正常人血胆固醇中胆固醇酯约占 70%，游离胆固醇约占 30%，它们的浓度与胆固醇在肝内的代谢有关，因此与肝功能关系密切。外源性胆固醇的摄入、内源性胆固醇的合成、脂蛋白的合成、胆酸的异化、胆固醇向胆汁的分泌、卵磷脂胆固醇脂酰转移酶（LCAT）的活性等都与它们的浓度有关。正常参考值：总胆固醇 110～230 mg/dl，胆固醇酯 90～130 mg/dl，总胆固醇中胆固醇酯的含量为 60%～80%。

》三、胆红素代谢功能检查

正常人血液中的胆红素大多由衰老的红细胞中的血红蛋白代谢生成（80%），余下的 10%～20% 由其他血红素代谢生成。血清中的直接胆红素和间接胆红素的总量称为总胆红素。直接胆红素的测定是通过重氮试剂作用于葡萄糖醛酸胆红素的次甲基部分生成紫色的偶氮胆红素，呈现紫色反应，30 s达到顶点。间接胆红素的测定是先加入安息香酸钠或甲醇沉淀出蛋白质后，再加入重氮试剂发生反应，才呈现紫色反应。

》 四、酶类测定

1. 转氨酶　人体内的转氨酶有20余种，其中谷丙转氨酶（ALT）和谷草转氨酶（AST）是诊断肝胆系疾病中应用最广的酶。这两种酶除在肝分布外，还在心肌、骨骼肌、肾等脏器内有分布，当它们受损害时，也会进入血液而使酶活力升高。ALT仅存在于胞质内，而AST在线粒体较细胞质内为多。ALT、AST的升高在一定程度上反映了肝细胞损害的轻重。转氨酶的测定方法常有分光光度法和光电比色法，临床正常参考值为AST < 40 U/L，ALT < 40 U/L。测定时pH、底物浓度、保温时间、试剂质量等对结果均有影响，而标本溶血时，ALT、AST常明显升高，还有剧烈运动及服用某些药物，如阿司匹林等对结果有影响，而年龄、性别、进餐、抽血时间则无明显影响。

2. 胆管酶 γ- 谷氨酰转移酶（GGT）　γ-GGT在人体内将γ- 谷氨酰基转移给其他多肽或L- 氨基酸，主要分布在肝、肾、胰、肠、脑等处，正常参考值为 0 ~ 40 U/L。γ-GGT主要存在于肝细胞质和毛细胆管中，在胆汁淤积、肝内合成亢进（慢性肝炎）、特异性同工酶（肝癌）和乙醇损害微粒体的情况下，γ-GGT均增高。

3. 胆管酶碱性磷酸酶（ALP）　主要来源于肝和骨骼、小肠、妊娠胎盘等处，正常成人参考值为32 ~ 92 U/L。儿童可高 2 ~ 3 倍。临床意义：肝外胆管梗阻时，特别是癌肿造成完全梗阻时，ALP升高显著；而胆石症或胆道炎症时，ALP增高的程度不如癌性梗阻。肝内胆汁淤积时，ALP常明显升高。ALP升高可见于原发性胆汁性肝硬化、药物所致的肝内胆汁淤积或肝内胆汁淤积性肝炎；肝内占位性病变，如原发性或转移性肝癌、肝脓肿；肝内肉芽肿或浸润性病变。

4. Ⅳ型胶原　肝中主要的胶原成分为Ⅰ、Ⅲ、Ⅳ型胶原，通常用于反映肝纤维化的指标为Ⅲ型前胶原氨基末端肽、Ⅳ型胶原、层粘连蛋白、透明质酸、单胺氧化酶等，但由于目前其他指标的试剂盒稳定性不够，常用测定Ⅳ型胶原，主要是检测血中Ⅳ型胶原羧基端肽以及氨基端肽，完整的Ⅳ型胶原能反映肝纤维化的程度，血清中Ⅳ型胶原与肝纤维化的相关系数要大于其他几种指标。

第二节　内镜检查及内镜治疗

》 一、胃镜

（一）适应证

1. 凡有上腹部不适怀疑有胃病，经过检查不能确诊。

2. X线检查发现溃疡、肿物及其他病变不能明确。

3. 上消化道急性出血及慢性原因不明的失血。

4. 各种胃病的随诊，慢性萎缩性胃炎，胃大部切除术后，胃溃疡药物治疗后的随诊等。

5. 胃内异物的取出，如胃石、义齿等其他异物。

（二）禁忌证

1. 严重的心脏病，如严重的心律失常、心肌梗死后恢复期、重度心力衰竭、未控制的严重高血压（血压 ≥ 180/120 mmHg）。

2. 严重的肺部疾病，哮喘、呼吸衰竭不能平卧。

3. 有精神疾患不能配合。

4. 食管、胃、十二指肠穿孔的急性期。

5. 急性重症咽喉部疾患内镜不能插入。

6. 腐蚀性食管损伤的急性期。

》 二、结肠镜

（一）适应证

1. 原因不明的下消化道出血、便血。

2. 原因不明的慢性腹泻、黏液便、脓血便。

3. 顽固性便秘、排便不畅感、排便习惯改变和不明原因的粪便性状改变。

4. 疑为大肠病变引起的腹痛和腹部包块。

5. 钡灌肠检查怀疑有异常需要进一步确诊。

6. 已确诊的大肠病变和结肠手术后的必要随诊观察。

7．在术中行结肠镜检查有助于确定病变的范围和部位，从而有助于决定手术的方式。

8．结肠镜下的治疗，如息肉摘除、止血、早期肿瘤的治疗、结肠扭转和肠套叠的复位等。

（二）禁忌证

1．严重的心肺功能不全。

2．严重的高血压、脑供血不足、冠状动脉功能不全、明显的心律失常。

3．腹膜炎和中毒性急性消化道炎症，如中毒性痢疾、重型溃疡性结肠炎，尤其是严重的低蛋白血症者，易引起肠穿孔。

4．急性消化道大出血、肠道积血过多妨碍观察。

5．近期内胃肠道或盆腔手术及放射治疗。

6．由于手术及炎症，致使腹腔内粘连或形成硬性扭曲时，不勉强检查。

7．肠道有狭窄时，对狭窄以上的肠管不勉强进镜；肛门狭窄及肛门急性炎症时不宜检查。

8．有精神病患或者不愿进行检查。

9．女性妊娠或者在月经期。

》 三、经内镜逆行胰胆管造影，经内镜十二指肠乳头括约肌切开术，胆管内外引流

（一）适应证

凡属胰胆疾病及疑有胰胆疾病皆为适应证。

1．原因不明的梗阻性黄疸。

2．上腹部疼痛怀疑慢性胰腺炎、胰腺癌或胆石症。

3．上腹部肿块怀疑胰胆系统肿瘤。

4．低血糖发作或顽固性溃疡怀疑胰岛细胞瘤。

5．复发性胆道疾病，疑有胆道结石、炎症或畸形者；或胆管、胆囊术后症状反复，常规检查不能确诊。

（二）禁忌证

1．同胃镜的禁忌证。

2．急性胰腺炎或慢性胰腺急性发作。如果经 B 超等检查证实为结石嵌顿引起且可以解除梗阻则不为禁忌证。

3．上消化道梗阻，如溃疡引起的幽门梗阻。

4．严重的心脏、肺、肾、肝功能不全。

5．急性或严重的胆道感染，或者胆道狭窄、梗阻而不具备引流胆道。

》 四、腹腔镜

（一）适应证

腹腔镜检查适于用其他方法未能确诊的腹腔疾病，尤其是肝、腹膜及盆腔的疾病。

1．各种肝病诊断，包括肝硬化、肝占位病变、肝包虫、肝囊肿，不明原因的肝脾大，可在直视下做肝穿刺活检。

2．腹膜疾病的诊断，结核性腹膜炎、间皮瘤、各种类型的腹膜转移癌等。

3．盆腔疾病的诊断及治疗，消化内科主要是要除外来源于妇科的肿瘤，除外由于妇科疾病引起的腹痛。

4．腹部肿块的鉴别诊断。

5．不明原因的腹痛，通过腹腔镜检查观察脏器有无粘连。

6．可以观察腹腔空腔脏器的情况，如胃癌的肠表面转移、节段性坏死性小肠炎等。

7．有助于黄疸的鉴别诊断，观察肝表面及胆囊的情况，对门静脉高压症的鉴别也有一定的帮助。

（二）禁忌证

1．严重的心肺功能不全。

2．出血性疾病，纠正出血性倾向后方可进行检查。

3．各种疝，可以引起患者的突然死亡，但无症状的滑动疝可以做，检查时用腹带加压包扎。

4．腹腔广泛粘连，不易形成气腹，易引起脏器的损伤。

5．有精神病患或不能配合。

6．妊娠 3 个月以上。

》 五、超声内镜

（一）适应证

1．判断上消化道恶性肿瘤的侵犯深度及淋巴结转移。

2．判断黏膜下肿瘤的起源与性质。

3．胆总管良恶性病变的诊断，尤其是远端胆总管病变。

4．对食管周围有关纵隔病变的诊断。

5．胰腺良恶性肿瘤的诊断。

6．各种需要超声内镜介入治疗的疾病。

7．对溃疡的良恶性有一定的鉴别诊断价值，如可观察溃疡对消化道壁各层结构的破坏情况。

（二）禁忌证

同胃镜的禁忌证，严重的食管静脉曲张最好不做。

第三节　消化系统疾病常用治疗技术

》 一、鼻饲术

（一）适应证

鼻饲术用于各种原因不能经口进食者的营养补充或给药，患者胃肠功能应正常。

（二）禁忌证

食管严重狭窄或阻塞、食管手术后。

（三）注意事项

1．鼻饲前必须判定胃管确实在胃内，方可注入饮食。注入饮食时宜将患者的头部及躯干抬高，可取半卧位。注入饮食后尽量不要搬动患者，以免引起患者呕吐。

2．每次取下注射器抽吸流食时，均须用血管钳夹闭胃管外口，以免胃内容物流出及空气进入。

3．间断鼻饲者，每次注入量为 200 ~ 300 ml，间隔时间不少于 2 h。

4．长期鼻饲者，应按说明定期更换胃管，更换时应由另一鼻孔插入鼻饲管。

》 二、胃肠减压术

（一）适应证

1．急性胃扩张。

2．胃十二指肠穿孔。

3．急性胰腺炎。

4．腹部较大型手术后。

5．机械性或麻痹性肠梗阻。

（二）禁忌证

1．食管狭窄。

2．严重的食管静脉曲张。

3．严重的心肺功能不全、支气管哮喘。

》 三、洗胃术

（一）适应证

洗胃术主要用于清除经胃肠道吸收的毒物，一般是在服毒后的 6 h 内洗胃有效；服毒超过 6 h 时，可能仍有部分毒物滞留在胃内，也可考虑洗胃。

（二）禁忌证

1．吞服强腐蚀性药物，插管可能引起穿孔。

2．食管胃底静脉重度曲张。

3．昏迷患者，易导致吸入性肺炎。

4．惊厥患者，有可能诱发惊厥。

》 四、肛管排气

（一）适应证

肛管排气主要适用于各种原因导致的肠胀气或乙状结肠闭祥性扭转等。

（二）禁忌证

神志不清或不能配合，腐蚀性食管炎症或严重的食管静脉曲张。

（三）注意事项

肛管排气的效果一般欠佳，应积极治疗原发病。

》 五、灌肠术

（一）非保留灌肠

1．适应证

（1）刺激结肠蠕动，协助排便。

（2）用于清洁灌肠。作为乙状结肠镜检、腹部 X 线检查及肠道手术术前准备。

2．操作方法

（1）患者取侧卧位，双膝向前稍屈曲，显露肛门。

（2）肛管前端涂以润滑油，松开灌肠器橡皮管夹子，排出管内空气后，术者一手持肛管并使其稍折叠不使灌液流出；另一手暴露患者肛门，使肛门皱襞松展；将肛管徐徐插入肛门内 6 ～ 10 cm。

（3）固定肛管，提起灌肠筒，使灌肠液徐徐流入肠内，灌肠筒离床的高度一般为 45 ～ 70 cm。当患者感到腹胀，可减慢灌入速度或暂时停止灌入。

（4）灌肠液灌完后，夹紧灌肠器橡皮管夹子，拔出肛管，帮助患者转为仰卧位，经 5 ～ 15 min 后可排便。如患者便秘时间长，或为高位结肠灌肠，患者可先取右侧卧位，10 ～ 15 min 后再转向左侧卧，然后排便。

（5）清洁灌肠者，可按上述方法连续灌洗 2 ～ 3 次，直至洗净为止。

（二）保留灌肠

1．适应证　主要是为经直肠给药，常用的药液有水合氯醛、生理盐水、氢化可的松琥珀酸盐溶液、普鲁卡因溶液及中药消炎制剂等。

2．操作方法

（1）准备灌肠药液，消毒肛管和橡皮管，并连接好漏斗或注射器备用。

（2）小量药液（10 ～ 20 ml）可直接注入，药液量在 200 ml 以上时一般先行清洁灌肠（用清水或生理盐水），以便药物容易吸收。

（3）患者取仰卧位，双膝屈曲，垫高臀部。

（4）肛管前端涂以润滑剂，将药液置于灌肠筒漏斗中，排出管中气体后，将肛管插入直肠内 10 ～ 15 cm，提高灌肠筒，必要时调整肛管位置，使药液徐徐灌入直肠。药液完全注入后，捏紧肛管，徐徐拔出，嘱患者静卧，两腿并拢，勿使药液排出。

（5）保留灌肠液一般不超过 150 ml，需灌入药液量＞ 200 ml 时，以采用滴管注入法为宜，滴入速度一般不超过 70 ～ 90 滴 / 分。

》 六、食管狭窄扩张术

（一）适应证

食管狭窄扩张术的适应证有：①食管炎性狭窄；②食管术后吻合口狭窄：③食管发育不良，如食管环 / 食管蹼；④食管动力性狭窄，如贲门失弛缓症、弥漫性食管痉挛；⑤晚期食管癌或贲门癌，可作姑息性扩张以缓解咽下困难。

（二）禁忌证

1．不能合作。

2．有急性心肌缺血、严重心律失常及其他严重病症。

（三）注意事项

扩张术后禁食 2 h，以后如无不适，可以饮水，进少量半流质饮食。应密切观察病情，注意有无胸痛、发热、咳嗽等。扩张术后 6 ～ 8 h 内如无不适可以离院。如出现胸痛、发热、咳嗽等情况应随诊，并及时处理。

》 七、上消化道异物内镜取出术

（一）处理异物原则

1．紧急内镜取异物　大多数消化道异物可经内镜安全取出，在确定没有穿孔的情况下均应作紧急内镜检查并积极试取，尤其是对较大而锐利的异物、不规则硬性异物及有毒的异物，更应积极处理。

2．择期内镜取异物　对于小而光滑的异物，当估计其能自行排出而对患者不会引起严重后果时，可先让其自行排出；待其不能自行排出时，可择期行内镜取出。

3．口服药物溶解异物　对于小的植物性、动物性及药物性胃内结块，可先给口服药物（α- 糜蛋白酶、胰酶片、食醋等），使结块自行消化溶解，药物治疗无效时，再择期行内镜下取出或碎石。

（二）禁忌证

1．已穿透出上消化道的异物。

2．有内镜检查禁忌证。

（耿　琳　刘　伟）

第四节　急性胃炎

》 一、病因

（一）物理因素

过冷、过热的食物和饮料，浓茶、咖啡、烈酒、刺激性调味品、过于粗糙的食物、药物（特别是非甾体抗炎药，如阿司匹林、吲哚美辛等），均可刺激胃黏膜，破坏黏膜屏障。

（二）化学因素

阿司匹林等药物能干扰胃黏膜上皮细胞合成硫糖蛋白，使胃内黏液减少，脂蛋白膜的保护作用减弱，引起胃腔内氢离子逆扩散，导致黏膜固有层肥大细胞释放组胺，血管通透性增加，导致胃黏膜充血、水肿、糜烂和出血等病理过程，前列腺素合成受抑制，胃黏膜的修复亦受到影响。

（三）生物因素

常见致病菌为沙门菌、嗜盐菌、致病性大肠埃希菌等，常见毒素为金黄色葡萄球菌分泌的肠毒素。进食污染细菌或毒素的食物数小时后即可发生胃炎或同时合并肠炎，即急性胃肠炎。金黄色葡萄球菌及其分泌的肠毒素摄入后发病更快。近年因病毒感染引起的急性胃炎患者数量较少。

（四）精神、神经和免疫因素

精神、神经功能失调，各种急重症的危急状态，以及机体的变态（过敏）反应均可引起胃黏膜的急性炎症损害。

》 二、临床表现

（一）上腹痛

正中偏左或脐周压痛，呈阵发性加重或持续性钝痛，伴腹部饱胀、不适。少数患者出现剧痛。

（二）恶心、呕吐

呕吐物为未消化的食物，吐后感觉舒服，也有患者甚至呕吐出黄色胆汁或胃酸。

（三）腹泻

伴发肠炎患者出现腹泻，随胃部症状好转而停止，可为稀便和水样便。

（四）脱水

由于反复呕吐和腹泻，失水过多引起脱水，出现皮肤弹性差、眼球下陷、口渴、尿少等症状，严重者血压下降，四肢发凉。

（五）呕血与便血

少数患者呕吐物中带血丝或呈咖啡色，粪便发黑或大便隐血试验呈阳性，这些说明胃黏膜有出血情况。

》 三、治疗

（一）西医治疗

1．去除病因，卧床休息。停止一切对胃有刺激的饮食和药物。酌情短期禁食（1～2餐），然后给予易消化、清淡、少渣的流质饮食，以利于胃的休息和损伤的愈合。

2．鼓励饮水。由于呕吐、腹泻失水过多，患者应在尽可能情况下多饮水，补充丢失的水分，以糖盐水为好（白开水中加少量糖和盐）。不要饮含糖多的饮料，以免产酸过多加重腹痛。呕吐频繁的患者可在一次呕吐完毕后少量饮水（50 ml左右），多次饮入，不至于呕出。

3．止痛。应用颠茄片、阿托品、山莨菪碱等药均可。还可局部热敷腹部止痛（有胃出血者不用）。

4．伴腹泻、发热者可适当应用盐酸小檗碱、诺氟沙星等抗菌药物。病情较轻者一般不用，以免加重对胃的刺激。

5．呕吐和腹泻严重、脱水明显者应及时就诊，进行静脉输液治疗，一般1～2

天可以恢复。

6．预防为主。节制饮酒，勿暴饮暴食，慎用或不用易损伤胃黏膜的药物。急性单纯性胃炎要及时治疗，愈后要防止复发，以免转为慢性胃炎，迁延不愈。

（二）中成药的选择应用

若突发胃痛，恶寒喜暖，脘腹得温痛减，遇寒痛甚，喜热饮，舌苔薄白，脉弦紧，可首选温胃舒胶囊，以温胃散寒，行气止痛。

若平素脾胃虚寒，消化不良，胃痛伴有呕吐，泄泻者，可服理中丸，以温中祛寒，补气健脾。若兼有不思饮食，呕吐酸水，脘闷肢倦等，可配服香砂养胃丸，以温中和胃，芳香化湿。若寒凝胃痛，脘腹胀满，呕吐酸水或浊水甚，可服仲景胃灵片，以温中散寒，健胃止痛。若胃脘疼痛，胃酸过多，可配服安中片，以温中制酸，和胃止呕。若寒凝气滞，胸腹胀痛，可配服良附丸，以温胃止痛，理气散寒。若胃痛日久，气滞血瘀，两胁胀痛，可服九气拈痛丸，以理气活血，温中止痛。另外，根据病情亦可酌选用十五味黑药丸、石榴健胃散等药。

第五节　慢性胃炎

》 一、病因

慢性胃炎的病因和发病机制尚未完全阐明，可能与下列因素有关：

1．急性胃炎的遗患，急性胃炎后，胃黏膜病变持久不愈或炎症反复发作，均可形成慢性胃炎。

2．刺激性食物和药物，长期服用对胃黏膜有强烈刺激的饮食及药物，如浓茶、烈酒、辛辣或水杨酸盐类药物，或过度吸烟。

3．十二指肠液反流。

4．免疫因素。

5．感染因素，患者血中和胃黏膜中也可找到抗螺旋杆菌抗体。用抗生素治疗后，症状和组织学变化可改善甚或消失。

》 二、症状

慢性胃炎进展缓慢，常反复发作，中年以上好发，且发病率有随年龄增长而增加的倾向。部分患者可无任何症状，多数患者可有不同程度的消化不良症状。慢性胃炎大多无明显体征，有时可有上腹部轻压痛。各型胃炎其表现不尽相同。

（一）浅表性胃炎

可有慢性不规则的上腹隐痛、腹胀、嗳气等，尤以饮食不当时明显，部分患者可有反酸、上消化道出血，此类患者胃镜证实糜烂性及疣状胃炎居多。

（二）萎缩性胃炎

不同类型、不同部位其症状亦不相同。胃体胃炎一般消化道症状较少，有时可出现明显的厌食、体重减轻、舌炎、舌乳头萎缩。萎缩性胃炎影响胃窦时胃肠道症状较明显，特别是有胆汁反流时，常表现为持续性上中腹部疼痛，于进食后即出现，可伴有含胆汁的呕吐物和胸骨后疼痛及烧灼感，有时可有反复小量上消化道出血，甚至出现呕血。

》 三、检查

1. 胃液分析　有助于萎缩性胃炎的诊断及指导临床治疗。浅表性胃炎胃酸分泌多正常，广泛而严重的萎缩性胃炎胃酸分泌降低，尤以胃体胃炎更为明显，胃窦炎胃酸分泌一般正常或有轻度障碍。浅表性胃炎如疣状胃炎也可有胃酸分泌增高。

2. 血清学检测　慢性萎缩性胃体炎血清胃泌素常中度升高。

3. 胃肠 X 线钡餐检查。

4. 胃镜和活组织检查　是诊断慢性胃炎的主要方法。

》 四、治疗

大部分浅表性胃炎可逆转，少部分可转为萎缩性胃炎。萎缩性胃炎随年龄增长逐渐加重，但轻症亦可逆转。因此，对慢性胃炎治疗应及早从浅表性胃炎开始，对萎缩性胃炎也应坚持治疗。

（一）消除病因

去除各种可能致病的因素，如避免进食对胃黏膜有强刺激的饮食及药品，戒烟忌酒，注意饮食卫生，防止暴饮暴食。

（二）药物治疗

疼痛发作时可用阿托品、普鲁本辛、颠茄合剂等。胃酸增高，如疣状胃炎可用甲氰咪胍、雷尼替丁、氢氧化铝胺等。胃黏膜活检发现幽门螺杆菌者加服抗生素，如呋喃唑酮、卡那霉素、新霉素等。猴头菌片含多糖、多肽类物质，也可以应用。胆汁反流明显者可用多潘立酮片，以增强胃窦部蠕动，减少胆汁反流；消胆胺、硫糖铝可与胆汁酸结合，减轻症状。缺铁性贫血患者可口服硫酸亚铁或肌注右旋糖酐铁。

（三）手术治疗

慢性萎缩性胃炎伴重度异型增生在目前多认为系癌前病变，应考虑手术治疗。手术治疗预后一般良好。浅表性胃炎可逆转至正常，亦可演变为萎缩性胃炎。少数萎缩性胃炎可能演变为胃癌。

》 五、现代医学对慢性胃炎发病及机制的研究

（一）幽门螺杆菌

20 世纪 80 年代初首次发现了幽门螺杆菌（H. pylori，Hp），1985 年 Marshall 医生吞服培养 Hp 后诱发了胃炎，证明是 Hp 感染引起了慢性活动性胃炎，这符合柯赫法则。《2015 京都共识》首次将 Hp 胃炎完全定义为感染性疾病、传染性疾病。李兴川等分析发现，Hp 感染率与年龄增长呈正相关，性别差异不明显。王伟山等调查发现 Hp 感染存在地区差异，且具有显著的群居高感染特点。因此，研究 Hp 致病机制对于人类掌握其预防、检测、治疗手段意义重大。Hp 感染对胃的损害有胃泌素 – 胃酸、胃上皮化生、"漏屋顶"、介质冲洗、免疫损伤这几种学说。Hp 自身的毒力因子（运动力、定植力和毒素）和宿主的免疫反应及 Hp 感染后胃内环境是 Hp 引发慢性胃炎的主要机制已被多数学者所认同。

1. 细菌致病关键——定植　Hp 是一种微需氧的革兰氏阴性菌，呈典型的 "S" 形、海鸥形或弧形（"C" 形），能稳定的定植于胃窦部；多次传代后可呈杆状，在培养基生长时可变为球形，以易于蛰伏，是为一种自我保护的形态。

（1）动力：Hp 的高运动性是其引发感染的重要因素。很多动物实验通过研究 Hp 菌株，如 moB 突变株、putA 突变株、FliD 突变株发现，菌株动力降低，定植力也就随之降低。研究发现，Hp 鞭毛形态与其动力有关；Hp 基因发生改变会影响其动力与定植力；Hp 鞭毛蛋白糖基化增强会使菌株动力增加，加大定植量。

（2）环境：Hp 中大量的尿素酶能高效、快速地分解尿素产生氨（也称为"氨云"），形成一个小范围的中性环境，减弱低 pH 环境对 Hp 菌体的损害程度，抵御黏液流和胃酸的杀灭，为定植创造适宜的微环境，这使 Hp 成为现存的唯一能存活于人胃中的致病微生物。尿素酶不仅有利于 Hp 菌体定植，其水解产生的氨还会造成胃黏膜屏障通透性增高，使 Hp 自胃腔向胃黏膜反向弥散，对胃黏膜造成直接损伤。王志军等的临床试验发现，发生突变的菌株若不产生尿素酶，则不会在宿主组织上定植及造成损伤。

2．细菌产物

（1）细胞毒素相关蛋白 A（CagA）：CagA 由Ⅳ型分泌系统输送至 Hp 黏附的宿主细胞内。CagA 到达细胞膜后可发生或不发生酪氨酸磷酸化，多种蛋白质（如 Grb2 蛋白）与其协同异常启动相关信号通路，胃上皮细胞的形态可由于增殖加快而发生改变，进而导致胃壁病变。CagA 也可单独激活 NF-kB 通路，释放炎症因子和 IL-8，激活中性粒细胞，加重胃黏膜炎症损伤。

（2）空泡毒素（VacA）：VacA 与上皮细胞表面受体结合后，通过胞饮作用形成吞噬体，诱导靶细胞形成空泡状态。Hp 宿主细胞结合后，VacA 与上皮细胞结合后积聚在细胞内并诱导细胞凋亡、自噬，引起胃内炎症。Hp 菌株可分为Ⅰ型和Ⅱ型：Ⅰ型可表达 VacA 和 CagA 两种蛋白质，毒性强；Ⅱ型不表达这两种蛋白质，且没有 CagA 基因，毒性小，不会产生临床症状或仅导致浅表性胃炎。普遍认为Ⅰ型 Hp 菌株与胃疾病关系密切，这一观点可解释为何有些患者终生带菌而不发病。

（3）脂多糖（lipopolysaccharide，LPS）：是 Hp 产生的内毒素，通过激活免疫反应，活化中性粒细胞并使其黏附、沉积而产生炎症损伤胃黏膜。p38 丝裂原激活蛋白激酶（p38MAPK）与细胞的炎症反应及细胞凋亡密切相关，脂多糖可激活 p38MAPK，诱导细胞的凋亡。

（4）热休克蛋白：在低 pH 环境下，Hp 会合成一种膜蛋白来抗酸，即 Hsp。Hsp 一方面会通过释放趋化因子如白介素 -8 激发自身免疫反应，造成损伤；另一方面，Hsp 可增强尿素酶活性，一同通过体液免疫反应破坏胃黏膜屏障功能。

（5）磷脂酶（PL）：Hp 产生的 PL 与上皮细胞结合后会破坏细胞膜的磷脂双分子层，导致上皮细胞的完整性被破坏，使胃黏膜受损。同时，PL 还会降低胃黏膜表面的疏水性，破坏胃壁防御机制。

（6）蛋白酶：Hp 滤液中存在蛋白酶，可破坏胃壁黏液层的完整性，使胃黏膜防御功能更易受到损害。此外，Hp 还会释放金属蛋白酶、磷脂酶 A2、磷脂酶 C、乙醇脱氢酶、氧化酶等毒性因子，损害胃黏膜。

3．免疫反应

（1）抗体：Hp感染会引起免疫反应，感染后会产生大量的抗体，与抗原结合形成抗原-抗体复合物，使细胞黏附力下降。IgE通过参与变态反应，损伤胃壁细胞。谢勇等研究数据支持，肥大细胞在抗Hp IgE的刺激下发生脱颗粒而损害胃黏膜。

（2）NOD1表达：Hp侵犯机体后首先激活天然免疫机制，最主要是NOD1表达，激活其下游信号，清除Hp。

（3）氧自由基：Hp感染时，天然免疫系统被激活，中性粒细胞吞噬Hp产生大量溶酶体酶和氧自由基；另有研究发现，感染后巨噬细胞和淋巴细胞也会随之增多，分泌一氧化氮合酶（iNOS），iNOS继而催化合成一氧化氮，产生更多的自由基。自由基对胃黏膜损伤是通过以下三个方面：①通过细胞毒作用直接损伤胃上皮细胞；②参与胃上皮细胞的生长、增殖，以调控炎症；③自由基通过抢夺电子启动和促进胃上皮细胞癌变，诱发癌变和突变。

4．胃酸分泌机制　"无酸无溃疡"这一说法已经得到大家的普遍认同，胃酸分泌过多会削弱胃黏膜屏障功能，Hp感染促进了G细胞分泌胃泌素，并且妨碍了D细胞分泌生长抑素，同时G细胞也会受到生长抑素的调控。因此，一旦发生Hp感染，就会打破生长抑素和胃泌素之间的平衡，降低胃黏膜的防御能力。Hp感染还会影响胆囊收缩素（CCK），CCK可刺激生长抑素分泌被抑制，使胃泌素分泌增多。因此，Hp感染后有诸多因素致使胃泌素分泌水平上升，幽门括约肌收缩能力减弱，导致胆汁反流，即导致胆汁反流性胃炎。吴友山等研究发现，白介素1β（IL-1β）有强烈抑制H^+分泌功能，IL-1β水平与胃内pH呈负相关，Hp感染后释放的炎症因子可影响胃酸的分泌，继而影响胃炎的发展。

5．细胞增殖和凋亡　胃上皮细胞的增殖与凋亡的平衡关系着Hp感染后胃炎的发生发展。王见义等认为，单纯胃炎时胃上皮细胞的增殖与凋亡处于平衡状态；若增殖过快，癌变的可能性更高；若发生萎缩，则凋亡水平上升。

（二）非幽门螺杆菌——海尔曼螺杆菌

与胃炎相关的螺杆菌以Hp最为常见，而最常见的能引发胃炎的非幽门螺杆菌是海尔曼螺杆菌（Hh）。Hh是引发胃炎的独立危险因素，也可与Hp协同致病。Hh产生的毒素可引发宿主发生免疫反应，类似于Hp感染所引起的免疫反应。Hh同样也可释放尿素酶，与Hp释放的尿素酶作用相同；发生炎症时，尿素酶与中性粒细胞产生的HOCl结合会形成毒性产物。尿素酶还会引发炎症反应，使胃壁受损。Hh引发的胃炎的典型特征是程度较Hp感染低、症状轻。由于Hh菌体在胃内定植无黏着，故Hh感染易于根除，也可自行消失。

（三）胆汁反流

1. 胆汁反流原因　普遍认为，胆汁反流性胃炎主要是由于胃-幽门-十二指肠协调运动失调所致。胆汁反流的主要原因有：幽门括约肌防止食物直接进入肠道的功能减弱、胃内容物潴留时间过长、胆疾患、胃大部切除、情绪激动、生活和饮食不规律等因素可刺激迷走神经，释放乙酰胆碱，加快胃蠕动，进而转为痉挛，使胆汁倒流。胃肠道还会产生肠高血糖素、胆囊收缩素（CCK）、神经降压素、胃泌素（GAS）、胃动素（MTL）等激素抑制胃蠕动，延迟胃排空。运动复合波（MMC）紊乱也会导致胆汁反流。胃肠运动紊乱可导致及加重胆汁反流并和其他因素一道协同加重胃黏膜损伤。

2. 反流液损伤机制　反流液对胃黏膜的损伤主要有两方面。首先，反流液的主要成分有胆汁酸、溶血性卵磷脂、胰酶等物质，这些物质对胃黏膜表面的黏液具有溶解作用，可导致胃黏膜的通透性增高，H^+则会逆向弥散损伤胃黏膜屏障功能，主要表现为血管扩张，继而发展为渗出增多和瘀血。溶血卵磷脂会增强胆汁酸对胃黏膜的侵袭力。胆汁和胰液协同作用于胃黏膜要比单纯胆汁造成的损害大。前列腺素 E_2 有保护黏膜屏障、增加黏膜血液循环的作用，胆汁反流会使这一黏膜保护因子减少，损伤胃黏膜防御屏障。其次，胆汁中的胆酸和胆盐会降低胃内酸度，使胃泌素反馈性升高，导致幽门括约肌松弛，加重胆汁反流，形成恶性循环。

（四）自身免疫

研究表明，体内的抗壁细胞、内因子抗体等多种抗体可导致胃酸分泌障碍、维生素 B 吸收障碍。胃酸减少还会引起 G 细胞反馈性释放胃泌素。自身免疫性胃炎患者分泌胃泌素的 G 细胞常有显著增生。从外界摄取的维生素 B 需要与壁细胞分泌的内因子相结合才能保证在到达肠道之前不被分解。即使摄入足够的维生素 B，若壁细胞总数减少导致内因子分泌不足，则其也难以被吸收，导致恶性贫血，还会加重胃黏膜萎缩、肠化、异型增生的进展。

（五）药物

研究发现，以非甾体抗炎药、抗高血压药利血平、洋地黄等强心苷类、抗菌药、糖皮质激素类、抗组胺药、抗肿瘤药等为主要种类的药物可引发慢性胃炎。非甾体抗炎药能抑制环氧化酶，抑制胃黏膜细胞前列腺素的合成，以至黏液防御能力被削弱，最终导致胃黏膜上皮受损。质子泵抑制药（PPI）能抑制胃上皮细胞的增生，是抑制胃酸分泌作用最强的药物。长期 PPI 治疗会降低胃酸浓度，G 细胞在胃内低 pH 的刺激下会分泌更多的胃泌素，胃泌素与质子泵抑制剂相结合能增强对细胞增生的抑制，继而诱导细胞凋亡而对胃壁造成损害。

（六）宿主因素

1．既往史、遗传史　研究发现，有胃病家族史的人群患慢性胃炎的概率是没有该家族史的人群的 3.21 倍。孔岩君等研究发现，有胃溃疡既往史的慢性萎缩性胃炎患者的复发风险会增加。既往有心力衰竭、肝硬化合并门脉高压病史都可引起胃黏膜瘀血缺氧而导致慢性胃炎。

2．年龄　研究表明，慢性胃炎的发病率与年龄呈明显的正相关。随着年龄的增长，机体会发生老年性病变，胃黏膜的分泌功能会逐渐下降，导致胃泌素水平下降。再者，胃黏膜血管由于变形、硬化及玻璃样病变使管腔狭窄而导致供血不足；胃黏膜还会随着年龄增长逐渐出现营养缺乏，导致胃肠道功能降低。

3．营养状态　营养不良也会引发慢性胃炎。胃黏膜的营养供应主要靠胃泌素、维生素、表皮生长因子、生长激素等调节，若各种原因导致营养不良，使分泌功能下降，胃黏膜局部的血供不足，导致黏膜瘀血缺氧，可致胃黏膜损伤。

（七）生活习惯

1．饮食　胃壁的防御作用首先依靠凝胶状的胃黏液，生冷、辛辣或坚硬的食物会对胃黏膜造成机械性损伤，胃黏液对此可起到一定的保护作用；胃壁的防御作用同样也依靠完整的胃黏膜，对于 Na^+ 自浆膜面向黏膜及胃腔扩散、H^+ 弥散侵犯黏膜，胃黏膜能起到很好的阻碍作用。若胃黏膜处于缺血状态，则其不能进行无氧代谢以补充其能量，离子泵转运能力减弱，胃黏膜防御能力下降；与此同时，H^+ 由于在缺血状态下未能及时排出而大量积聚，则使内环境的 pH 降低，细胞跨膜电位随之下降，导致胃黏膜细胞受损，进一步致使胃黏膜上皮和腺体萎缩。不规律饮食、进食速度过快、喜烫食、冷食、浓茶、咖啡、少吃蔬菜、高盐饮食、碳酸饮料、辛辣饮食等饮食习惯是引发慢性胃炎的危险因素。

2．吸烟　一方面会破坏遗传基因，烟草的主要成分如尼古丁、烟焦油等会直接致癌，另一方面其中的自由基通过破坏胃黏膜的防御功能，使其逐渐发生萎缩，继而发生肠上皮化生，最终癌变。

3．嗜酒　首先，乙醇对胃黏膜有很强的腐蚀性，能破坏其正常生理环境。其次，乙醇会造成胃黏膜微循环障碍。最后，乙醇会引起胃黏膜的脂质过氧化，并且会生成损伤因子，如胃中的乙醇经乙醇脱氢酶催化成为乙醛，经黄嘌呤氧化酶转化成为自由基；胃黏膜损伤后中性粒细胞会释放氧自由基，使胃黏膜的易感性显著增强，更容易受到损害。

4．情绪　大脑皮质的边缘系统是调节内脏活动及情绪的重要中枢。下丘脑同时是神经、内分泌系统中枢与情绪中枢，因此内外环境以及情绪因素很容易影响胃肠道运动功能和腺体分泌功能。愤怒、紧张等亢进情绪下，胃酸分泌上升；恐惧、抑郁等压抑情绪下，胃血流量减少，继而胃酸分泌减少。有研究发现，情绪刺激还可通过释放脑肠肽，导致胃动力、胃分泌功能减弱。焦虑情绪可刺激中枢脑肠肽物质——大脑 5-羟色胺分泌增加，刺激促肾上腺皮质激素释放激素过度释放，进而抑制胃肠蠕动。

第六节　胃十二指肠溃疡

一、临床症状和体征

（一）临床症状

胃十二指肠溃疡在临床症状和体征方面都有其共性和特殊性。其症状主要有：

1. 腹部疼痛　胃十二指肠溃疡以上腹部疼痛为主要症状，大约有 10% 的患者可无疼痛。

2. 疼痛影响因素　疼痛常因精神刺激、过度疲劳、饮食不慎、药物刺激、气候变化等因素诱发和加重，可因休息、进食、服制酸药、用手按压疼痛部位等减轻和缓解。

（二）体征

胃十二指肠溃疡患者缺少特异性的体征，在溃疡发作期，上腹部可有压痛。胃溃疡的压痛常在上腹部偏左，十二指肠溃疡常在上腹部偏右。缓解期无明显体征。

二、发病原因和机制

（一）损害因素

1. 胃十二指肠运动功能障碍　胃溃疡患者的胃运动功能障碍有两个方面：一是幽门括约肌异常，二是胃排空延缓。有部分胃溃疡患者的幽门括约肌松弛，幽门关闭不全，容易引起十二指肠液反流于胃腔。反流液中的胆汁、胰液、溶血卵磷脂、胆盐等对胃黏膜上皮细胞有显著的损伤作用，可破坏胃黏膜屏障，引起氢离子逆扩散入黏膜内，刺激肥大细胞释放组胺，使黏膜下血管扩张和毛细血管通透性增加而出现水肿、出血和炎性反应。受损黏膜在胃酸和胃蛋白酶的作用下易形成溃疡。有的胃溃疡患者胃排空时间经常延长，胃固体排空延缓比液体更为明显。

2．精神、神经因素　长期精神紧张、焦虑和情绪波动均可影响胃的分泌和运动功能，可能是通过自主神经系统和迷走神经反射使胃酸分泌增多、胃运动减弱所致；通过下丘脑 - 垂体 - 肾上腺轴使皮质酮释放，促进胃酸分泌，减少胃黏液分泌，从而削弱了黏膜自身防御功能。

3．饮食不节和失调　粗糙食物不易被胃液消化，可使胃黏膜发生物理性损伤；过酸和辛辣食物可致化学性损伤。酒、咖啡、浓茶、可乐等饮料能刺激胃酸分泌增多。乙醇可直接损伤胃及十二指肠黏膜，促进胃酸分泌，是外来的黏膜攻击因子。

4．药物的不良作用　有些药物对胃十二指肠黏膜有损害作用，最主要的是非甾体抗炎药（阿司匹林）、保泰松、消炎痛、激素等，长期口服这些药品的患者有 $10\% \sim 25\%$ 发生溃疡。非甾体抗炎药损伤胃肠黏膜的原因除了药物对胃黏膜的直接刺激作用外，还可抑制体内的环氧化酶活性，从而干扰胃十二指肠黏膜内前列腺素的合成，削弱后者对胃十二指肠的保护作用。长期、大量应用肾上腺皮质激素可诱发溃疡。这类药物可使黏液生成减少，从而影响黏膜的防御功能。

5．吸烟　吸烟者溃疡的发生率比不吸烟者高 2 倍。吸烟可增加溃疡并发症的发生率，影响溃疡的愈合和促进溃疡复发。①吸烟可引起血管收缩，能抑制胰腺分泌重碳酸盐，从而削弱了中和十二指肠近端内的酸性液体能力；②吸烟可影响胃十二指肠黏膜内的前列腺素合成，减少黏液量，从而降低黏膜防御功能；③吸烟可以促使胃酸和胃蛋白酶原的分泌增多；④吸烟可以影响幽门括约肌的关闭功能而导致胆汁反流，破坏黏膜屏障；吸烟也可使胃排空延缓和影响胃十二指肠运动功能。所以溃疡患者戒烟是必要的。

（二）黏膜保护因素削弱

1．黏液 - 黏膜屏障的破坏　胃黏膜表面上皮是胃黏膜屏障的解剖基础。正常情况下，胃黏膜由上皮细胞分泌的黏液所覆盖，黏液与完整的上皮细胞膜及细胞间连接形成黏液 - 黏膜屏障。黏液是表面上皮细胞、贲门腺、幽门腺和黏液颈细胞共同分泌的，其主要成分为糖蛋白，具有以下主要功能：润滑黏膜不受食物的机械损伤；阻碍胃腔内 H^+ 反弥散入黏膜胃黏膜上皮细胞分泌的 HCO_3^- 可扩散入黏液，能中和胃腔中反弥散来的 H^+，从而使黏膜表面 pH 保持在 7 左右，维持胃腔与黏膜间酸度差，保持黏膜内外的电位差。这个屏障可被过多的胃酸、乙酸、阿司匹林、非甾体抗炎药、十二指肠液反流所破坏。十二指肠也具有这种屏障。十二指肠腺主要分泌黏液和 HCO_3^-，溃疡患者这种分泌减少，不能中和由胃进入十二指肠的胃酸，从而增加了十二指肠的酸负荷，终致十二指肠溃疡形成。

2．上皮细胞更新　胃黏膜上皮的快速修复是最重要的黏膜防御机制，在正常情况下，胃十二指肠黏膜上皮细胞具有较高再生能力，3～5天就全部更新1次，因为胃内经常存在损伤因素。当黏膜受损时，上皮细胞会通过迅速增殖来恢复受损区域。若有循环障碍，黏膜缺血坏死，而细胞又不能及时更新，则受损黏膜在胃酸和胃蛋白酶的作用下就可形成溃疡。

3．黏膜血流和酸碱平衡　胃黏膜血流不仅为黏膜细胞供应营养物质和氧气，还可带走组织中的 H^+ 和向黏膜表面细胞运送 HCO_3^-，从而对维护细胞的酸碱平衡起重要作用。当血运发生障碍时，如失血性休克、黏膜缺血坏死、全身性酸中毒时，组织 pH 便会下降，从而出现急性应激性溃疡。因此，全身的酸碱平衡状态与黏膜防御功能有着密切关系。

4．前列腺素的缺乏　外来前列腺素（PG）有细胞保护作用，具有促进胃黏膜上皮细胞分泌黏液与 HCO_3^-、加强黏膜血循环和蛋白质合成等作用，是增加黏膜上皮细胞更新、维持黏膜完整性的一个重要保护因素，能防止乙酸、胆盐、阿司匹林等引起胃黏膜损害。当内生前列腺素合成障碍时，容易导致溃疡病的发生。

5．胃十二指肠炎症的影响　炎症可破坏黏液 - 黏膜屏障，削弱黏膜的抗酸能力，为溃疡的形成提供基础。临床观察表明，胃溃疡好发于炎症胃窦与泌酸胃体交接处的胃小弯部位，十二指肠溃疡也均发生在慢性十二指肠炎的基础上。所以对胃炎、十二指肠炎要及时治疗，以防止溃疡的形成。

（三）幽门螺杆菌感染

近年来很多资料显示，幽门螺杆菌（Hp）与消化性溃疡关系非常密切。十二指肠溃疡患者胃窦黏膜的 Hp 检出率为 80%～100%，Hp 持续阳性的患者其溃疡的复发率明显高于 Hp 阴性患者。经抗生素药物治疗清除 Hp 之后，溃疡也随之愈合。

（四）遗传因素

在消化性溃疡病因中，遗传因素可能发挥一定的作用。有关资料表明，本病常有家族史，亲属易患；单卵双胎之一患溃疡，其双胎同胞发生溃疡的较高。O 型血人群十二指肠溃疡的发病率比其他血型人群高出 40%。胃溃疡和十二指肠溃疡的发生倾向是通过不同等位基因遗传的，而且与环境因素变化、内分泌功能紊乱等有关。

》三、药物治疗

患者要从思想上树立信心，治疗疾病同时要注意劳逸结合，睡眠要充足，生活要规律，尽量减少各种不良刺激与剧烈活动。饮食以易于消化、少食多餐为原则。

1. 抗酸剂的应用

（1）药理作用：胃酸是溃疡的重要致病因子。胃蛋白酶的活力与酸有密切关系，当 pH 为 1.5 ～ 2 时最强，2.3 时开始减弱。通常认为 pH 为 3.5 以上是满意的溃疡愈合环境，是获得疗效的必备条件。但最近临床资料表明，抗酸剂的疗效不完全取决于胃内的 pH，在使用小剂量抗酸剂时，pH 低达 2 时溃疡仍可愈合，推测抗酸剂可能可使前列腺素释放或生长因子聚集于溃疡处，加速溃疡愈合。

（2）常用抗酸剂：可溶性的抗酸剂主要有碳酸氢钠，不溶性抗酸剂有氢氧化铝、碳酸钙、氧化镁、三硅酸镁等。

（3）复方制剂：常用复方制剂主要有胃舒平、胃疡宁、胃得乐片和乐得胃片等。

（4）抗酸剂的联合用药：为了取得强大抗酸作用，抗酸剂常联合用药，其中以氢氧化铝和氢氧化镁两种药联用较受重视。两者联用后 2、4、6 周十二指肠溃疡愈合率与西咪替丁相似；此外，镁剂易引起腹泻，钙或铝制剂可致便秘，有计划地联合用药能防止或纠正排便障碍。

2. H 受体阻滞剂的应用　H 受体阻滞剂是目前治疗溃疡的主要药物，具有强有力的抑制胃酸分泌作用，已用于临床的有西咪替丁、雷尼替丁、法莫替丁、尼扎替丁和罗沙替丁等。

3. 抗胆碱能药的应用　用于治疗溃疡的抗胆碱能药属于 M- 胆碱能受体拮抗剂，其基本药理作用是阻断胆碱能神经纤维所支配的平滑肌和腺体，故有减少胃酸分泌和解除胃肠痉挛的功效。M- 胆碱能受体拮抗剂按其结构分为两类：铁化合物，如阿托品和颠茄等；氨化合物，如普鲁本辛。此类药物主要由人工合成，曾达百余种之多，因其作用大同小异，现在应用品种已大为减少。

4. 前列腺素的应用　前列腺素是一类由 20 个碳原子的不饱和脂肪酸组成的活性物质，存在于人体每一器官和组织中。胃黏膜含有相对大量的前列腺素，同时胃黏膜上皮细胞不断地合成和释放内源性前列腺素。前列腺素有强烈的细胞保护作用，这构成了其治疗溃疡的药理基础。天然的前列腺素遇酸即灭活，口服无效。人工合成的用于治疗溃疡的前列腺素 E 衍生物克服了这些缺点，且作用时间长、效力高和副作用少。现用于临床的有喜克溃片、恩前列腺素等。

5．治疗消化性溃疡的其他药物　治疗消化性溃疡的其他药物主要包括硫糖铝、生胃酮、合欢香叶酯、呋喃唑酮、丙谷胺和多巴胺等。

》四、手术治疗

（一）手术治疗的必要性

关于外科手术问题近期仍有不少争议，这是因为溃疡的病因尚未完全阐明，因而在治疗上仍处于假设阶段，究竟内科治疗好还是外科治疗好仍未能肯定。但有一点可以肯定，即在溃疡发生严重并发症时，必须考虑外科手术治疗。

（二）手术适应证

选择手术治疗时应该慎重考虑、严格掌握。手术治疗的适应证有：

1．溃疡并发穿孔。

2．溃疡反复大出血，首次出血经内科治疗出血不止，或多次反复出血。

3．年龄较大，可能有动脉硬化，有慢性溃疡，且经常复发，治疗效果差。

4．有多年的胃溃疡病史，出现胃酸减低或可疑恶性变。

5．有由于溃疡长期代偿失调的幽门瘢痕性狭窄，造成完全性或不完全性幽门梗阻。

6．有慢性且经常处于活动期的十二指肠溃疡或有穿透性十二指肠溃疡，经内科治疗效果欠佳。

（三）手术治疗的方法

外科手术治疗溃疡的方法很多，如溃疡穿孔修补术、幽门成形术、胃空肠吻合术、胃迷走神经切除术、胃大部分切除术以及近期在国内开展的胃部分切除加选择性迷走神经切断术等，它们各有优缺点，要根据病情和时机很好地掌握。

》五、中医辨证施治

胃十二指肠溃疡属中医"胃脘痛、吐酸"范围。本病的辨证应首辨寒、热、虚、实，在气在血，在脏在腑。本病的主要病因至少有病邪犯胃、肝气犯胃、脾虚寒。治疗必须审证以求其因，结合病情辨证施治。

（曲光瑾　张引强）

第五章　泌尿系统疾病诊疗策略

泌尿系统由肾、输尿管、膀胱及尿道组成，其主要功能为排泄。排泄指机体代谢过程中所产生的各种不为机体所利用的或者有害的物质向体外输送的生理过程。被排出的物质一部分是营养物质的代谢产物，另一部分是衰老的细胞破坏时形成的废物。此外，排泄物中还包括一些随食物摄入的多余物质，如多余的水、无机盐和蛋白质等。

泌尿系统各器官都可发生疾病，并可波及整个系统。泌尿系统的疾病既可由身体其他系统病变引起，又可影响其他系统甚至全身。

第一节　尿路感染

》 一、尿路感染的途径

尿路感染又称为泌尿系统感染，是尿路上皮被细菌侵入引发的炎症反应，通常伴随菌尿和脓尿。

尿路感染根据感染部位分为上尿路感染和下尿路感染；根据两次感染之间的关系可分为孤立性或散发性感染和复发性感染，复发性感染又可分为再感染和细菌持续存在，细菌持续存在也称为复发；尿路感染还可分为单纯性尿路感染、复杂性尿路感染及尿脓毒血症。

尿路感染途径主要有以下四种。

（一）直接感染

尿路直接感染为泌尿系统邻近脏器有感染时，细菌直接侵入泌尿系统引起的感染，这种情况在临床上是很少见的。

（二）上行感染

绝大多数尿路感染是由上行感染引起的。在正常情况下，尿道口及其周围是有细菌寄生的，但一般不引起感染。当机体抵抗力下降或尿道黏膜有轻微损伤时，细菌黏附尿道黏膜和上行的能力增强，容易侵袭膀胱和肾，造成感染。

（三）血行感染

这是由于细菌从身体内的感染灶侵入血流，到达肾，先在肾皮质引起多发性小脓疡，然后沿肾小管向下扩散至肾乳头、肾盏和肾盂黏膜，但炎症亦可从肾乳头部有轻微损伤的乳头集合管开始，然后向上、向下扩散。血行感染途径较为少见，比较多见于新生儿或金黄色葡萄球菌败血症患者的血行性肾感染。

（四）淋巴道感染

当尿路感染中出现淋巴道感染后，下腹部和盆腔器官的淋巴管与肾周围的淋巴管有多个交通支，升结肠与右肾之间也有淋巴管沟通。当出现盆腔器官炎症、阑尾炎和结肠炎时，细菌也可从淋巴道感染肾。但是，这种感染途径极为少见。

》 二、尿路感染的病因

尿路感染一般是由不注意尿道卫生而导致期细菌感染所致，女性发病的概率比较高，男性比较低，主要是因为女性的尿道比较短，容易造成尿路感染，约有 50% 的女性至少患过 1 次尿路感染，20% 的女性则有多重感染，许多女性一年患 1～2 次尿路感染。

尿路感染的病因主要有以下几个方面。

（一）膀胱病因

残余尿液：肾生成的尿液不断由输尿管流入膀胱，具有冲洗膀胱和稀释尿液的作用，膀胱能够充盈和排空，使细菌在膀胱内不能大量滋长繁殖。另外，膀胱黏膜有杀菌作用，有人认为，它们是通过吞噬细胞或通过循环抗体起到杀菌作用的，也有人认为，膀胱黏膜细胞产生或分泌的有机酸具有杀菌作用。尿路梗阻及排尿障碍等问题出现后，膀胱的尿液冲洗作用失去，残余尿液会成为细菌生长培养基，会导致膀胱炎。

特殊的生理结构：女性由于尿道解剖结构的特点，其尿路感染发病率为男性的 8～10 倍，且婴儿、青年及更年期后好发，特别是慢性妇科疾病，如阴道炎、宫颈炎、盆腔炎和附件炎等，可直接蔓延，经淋巴途径或分泌物污染尿道，引起尿路感染。

另外，女性尿道周围的局部刺激（月经期）、性激素变化（妊娠期、产后及性生活等）可导致阴道、尿道黏膜改变，使病菌容易入侵。

膀胱插管：男性尿道远端 2 cm 处有细菌寄居者约为 98%，5 cm 处有细菌寄居者约为 49%；女性可能更高。因此，进行导尿或膀胱镜检查时常把细菌带入膀胱，有可能引起上行性细菌感染。

（二）肾脏病因

膀胱输尿管反流：这是引起肾盂肾炎的重要因素，尤其是在婴儿期。在正常情况下，膀胱和输尿管接合处具有活瓣作用，尿液可以顺利地从输尿管进入膀胱而阻止膀胱尿液逆流入输尿管或上达肾，尤其是在排空时。当此接合处发生功能缺陷时，则容易导致尿路上行感染。在先天性异常、完全性双输尿管、输尿管开口异常、输尿管囊肿、膀胱炎、神经性膀胱等疾患中均容易出现逆行感染。

尿路梗阻：尿流不畅或尿路梗阻是肾盂肾炎的重要诱因。一般认为尿流不畅或停滞容易导致细菌生长及在肾内传播。有人认为尿流不畅可引起肾内组织压力增加，影响其血液循环和代谢变化，易引起细菌感染，如先天性肾发育不全、马蹄肾、多囊肾、肾肿瘤、前列腺增生、结石等均易诱发肾盂肾炎。

肾脏插管：如逆行造影、肾造瘘、肾穿刺也易造成肾损伤及上行性感染。

（三）全身性因素

糖尿病容易引起并发感染，尿路感染的发病率尤其高。主要是循环损害、糖代谢异常、血糖和尿糖浓度增高等因素可使机体抵抗力降低而对细菌的易感性增加。其他一些疾病如高血压或长期使用肾上腺皮质类固醇等均易引起肾盂肾炎。近期，专家观察发现，焦虑抑郁患者的抵抗力下降，也易引发反复尿路感染。

》》三、尿路感染的危害

由于尿路感染容易反复发作、难以控制，因此必须予以高度重视，如果治疗不及时，对人体危害性极强，在女性可引起阴道炎等多种生殖系统疾病，且感染部位的分泌物严重影响精卵活力，会降低受孕成功率。

尿路感染的危害不仅在于泌尿系统，而且会引发全身症状。尿路感染患者有时会出现寒战、畏寒、发热、全身不适、头痛、乏力、食欲减退、恶心、呕吐、尿频、尿急、尿痛、腰痛、肾区不适、上输尿管点压痛、肋腰点压痛、肾区叩击痛、膀胱区压痛、水肿、高血压、尿道炎等病症。

》四、尿路感染的治疗措施

1. 积极有效地进行抗菌治疗，在开始治疗前应做尿定量细菌培养以确定诊断。

2. 对于反复感染的患者，应做抗生素药敏试验、尿常规检查，必要时做指导治疗，并注意消除可能存在的易患因素，例如尿路阻塞、结石等。

3. 分清类型合理用药。一般而言，低剂量及短程治疗仅局限于对下尿路的无合并症的感染有效，而上尿路感染则需要较长时间的治疗。

4. 鼓励多喝水勤排尿。

第二节　前列腺疾病

》一、前列腺疾病的类型

前列腺是男性特有的器官之一，其形态和大小像一个板栗，平均重量约为 20 g。它的底部横径约为 4 cm，纵径约为 3 cm，前后径约为 2 cm。前列腺是男性特有的器官，也是男性生殖器官中最大的附属性腺体。前列腺疾病是成年男性的常见疾病，通常指前列腺炎、前列腺增生及前列腺癌等。

（一）前列腺炎

前列腺炎即前列腺的炎症，大致可分为急性及慢性；致病原因为细菌和非细菌感染；主要症状包括尿痛、尿白、尿灼热、尿频，小腹会阴部胀痛不适等；较严重时，可能会导致发热。

（二）良性前列腺增生

良性前列腺增生是中老年男性排尿障碍原因中最为常见的一种良性疾病。其主要表现为夜尿增多、尿频、尿等待、排尿无力、尿线变细变慢等症状，严重者可能发生不能自行排尿，出现尿潴留等症状。

（三）前列腺癌

前列腺癌早期多无特别症状，当癌细胞生长时，前列腺体增生，挤压尿道而引起排尿困难。这些癌细胞可随着血液扩散到身体其他部位。一般病程呈缓慢进展，晚期可引起膀胱颈口梗阻和远处转移等症状。

》 二、前列腺疾病的症状

前列腺炎的症状全在一个"尿"字，因此所有的尿频、尿痛都不应该被忽视。具体来说，有以下症状可能说明患有前列腺炎。

尿急：指不能自控排尿或排尿有急迫感，尿意一来，急需排尿，不可稍有迟疑；或排尿之后，又有尿意，急需排尿，不及时排尿则会尿湿内裤。

尿痛：是指排尿时感到尿道疼痛。其疼痛程度有轻有重，常呈烧灼样，重者痛如刀割。尿痛常见于尿道炎、前列腺炎、前列腺增生、尿路结石、肾盂肾炎等。

尿频：正常成人白天排尿 4 ~ 6 次，夜间 0 ~ 2 次，次数明显增多称为尿频。尿频的原因较多，主要原因是前列腺炎或尿路感染、前列腺增生等疾病。如有尿频症状出现，应立即去医院检查。

小便分叉：在临床上有两种常见情况，一种是中医所说的肾亏，症状为遗精、梦遗、小便分叉、尿频、腰酸背痛、失眠多梦等；另一种是老年前列腺增生或前列腺炎。患者发现以上情况应及时检查病因，接受专业治疗。

尿不尽：出现多次排尿，但是每次排尿始终排不干净，刚排完尿过一会儿又有尿意，急需排尿。

尿灼热：排尿时，明显感觉尿道有灼热感，还可能出现排尿困难的情况。

排尿困难：排尿时不通畅，可出现膀胱刺激症，如尿频、尿道灼热疼痛，并放射到阴茎头部。清晨尿道口有黏液等分泌物。

》 三、前列腺疾病的病因

（一）急性前列腺炎的病因

发病多在全身或局部抵抗力减弱时，致病菌经血运或经尿道进入前列腺。

（二）慢性前列腺炎的病因

慢性前列腺炎的病因较为复杂。一般来说，诱发前列腺炎有以下五个因素。

1. 前列腺充血　各种原因引起的充血特别是被动充血，是前列腺炎的重要致病因素。患者发病往往不是由于细菌感染或微生物入侵，前列腺充血却会形成炎症反应并诱发前列腺炎。

生活中引起前列腺充血的情形很常见。①性生活不正常。性生活过频、性交被迫中断或过多手淫等，都可使前列腺不正常充血。但性生活过度节制，也会产生长时间的自动兴奋，从而造成被动充血。②直接压迫会阴部。骑自行车、骑马、久坐等都可导致会阴部反复损伤和前列腺充血，尤其以长时间骑自行车引起的充血最为常见。③不健康的生活方式。中医理论认为，酗酒、贪食辛辣食物等不良生活习惯容易导致湿热内生，瘀积于生殖器官而使其充血。④按摩过重。前列腺按摩不适当等医疗行为引起的外界刺激，如手法过重或过于频繁等均可使前列腺充血。⑤感冒受凉。感冒受凉可引起人体的交感神经兴奋，导致尿道内压增加、前列腺管收缩而妨碍前列腺液排泄，产生淤积性充血。

2．尿液刺激　医学上称尿液刺激为化学因素。尿液中含有多种酸碱性化学物质，当患者局部神经内分泌失调，引起后尿道压力过高、前列腺管开口处损伤时，就会造成尿酸等刺激性化学物质反流进入前列腺内，诱发慢性前列腺炎。

3．病原微生物感染　各种微生物如细菌、原虫、真菌、病毒等都可成为导致前列腺炎的感染源，其中又以细菌最为常见，如淋球菌、非淋球菌等。细菌的侵入途径主要有三种：一是血行感染，临床发现细菌性前列腺炎90%以上是血行微生物感染所致；二是淋巴感染，如下尿路感染和结肠、直肠的炎症可通过淋巴管道感染前列腺，产生炎症；三是直接蔓延，男性排尿时尿液要经过前列腺，尿中的细菌可直接进入前列腺，从而导致前列腺感染。

4．焦虑、抑郁、恐惧　专家发现，50%的慢性非细菌性前列腺炎患者有焦虑、抑郁、恐惧、悲观等过度紧张的症状。伴有疼痛及神经衰弱的前列腺炎患者常过于夸大躯体的不适感和疼痛感，自觉症状往往大于实际病情，这种情况被称为"紧张型前列腺炎"。心理因素又与年龄有关，年轻患者精神负担明显重于年龄大的患者，这种情况往往直接影响药物治疗的效果。

5．免疫性因素、过敏　研究表明，慢性前列腺炎与自身免疫反应有一定关系。有专家曾在一些关节炎患者身上发现"抗前列腺抗体"的存在。这类患者往往是因先天或后天免疫缺陷而产生抗前列腺抗体，从而导致前列腺组织损伤。如果患者经过检查没有发现细菌、病毒、支原体感染的证据，可考虑免疫性因素的存在。

临床上发现，对某种病毒的过敏反应也可导致炎症，特别是某些机体抵抗力低下的患者，对病毒的敏感性较高，易诱发慢性前列腺炎。

》 四、前列腺疾病的危害

（一）导致男性不育

长期患有前列腺炎容易导致前列腺分泌功能受损，使精子的液化时间受到影响，并导致精子活力下降甚至引起不育。

（二）造成性功能障碍

长期患有前列腺炎容易导致患者阳痿、早泄。患者由于长期受前列腺炎病症折磨，会直接影响性生活的感受与质量。

（三）引起慢性肾炎与尿毒症

前列腺炎久治不愈，尤其是伴有前列腺增生的患者，可引起排尿困难。严重的可引起肾积水、肾功能损伤甚至尿毒症。

（四）引发妇科疾病

男性前列腺炎可能传染给女性伴侣，而引发女性伴侣的一些妇科炎症。

》 五、前列腺疾病的治疗措施

很多人对治疗前列腺炎缺乏信心，认为这种病难以根治。事实上，随着医学的不断发展，许多方法在治疗前列腺炎方面都取得了明显的治疗效果，只要患者树立起战胜疾病的信心，与医生密切配合，前列腺炎是可以被治愈的。前列腺炎治疗有以下几种方法。

（一）抗生素治疗

这是治疗细菌性前列腺炎的常用方法。因为前列腺内的细菌很难消除，所以医生可能会使用 4 ~ 6 周抗生素。若为慢性前列腺感染，抗生素的使用时间可能需要几个月。医生很少对慢性细菌性前列腺炎实施手术治疗，手术只能作为最后的手段——患者不能排解小便或现有病情可能导致肾脏疾病的情况下进行。

非细菌性前列腺炎不适用抗生素治疗，医生通常会建议患者服用非甾体抗炎药，如阿司匹林、布洛芬或萘普生，以减轻炎症和疼痛。同时建议患者温水坐浴、规律运动以及不吃刺激性食物。

（二）中医药治疗

前列腺炎尤其是慢性前列腺炎是一种慢性病症，我国传统中医药在其治疗中发挥着非常大的作用，而且前景乐观。

（三）注射疗法

由于抗生素全身用药在前列腺中不易达到有效浓度而影响疗效，便出现了将抗生素直接注入前列腺的治疗方法。

（四）物理疗法

物理疗法是借助于声、光、电、热、水等各种物理因素，对机体组织器官和致病因子产生作用，以调节机体本身的内因，来恢复正常生理状态的一种治疗措施，如前列腺按摩椅。

》 六、前列腺增生

（一）前列腺增生的症状

前列腺增生是导致男性膀胱颈部梗阻的重要病变之一，临床表现主要为排尿异常。其症状可分为梗阻和刺激两类：梗阻症状为排尿踌躇、间断、终末滴沥、尿线细而无力、排尿不尽等；刺激症状为尿频、夜尿多、尿急、尿痛。这些症状可因寒冷、饮酒及应用抗胆碱药、精神病药物等加重。长期梗阻可导致残余尿量增多、双肾积水、肾功能减退，甚至出现乏力、恶心、呕吐、贫血等尿毒症症状。

（二）前列腺增生的病因

前列腺增生的发生与年龄的增长及睾丸的功能、生活习惯有关。

随着年龄的增长和病程的延长，前列腺增生患者的主观症状和客观指标呈进行性加重的趋势。前列腺增生大多数发生在50岁以上的男性中，50岁以前也可发生，但较为少见。功能性睾丸的存在为前列腺增生发生的必要条件，其发病率随年龄增高而增高。

不良的生活习惯也是导致前列腺增生的一个原因，其中包括酗酒、过度手淫或频繁性生活、常吃刺激性食物等。乙醇对前列腺有很大危害，许多前列腺增生患者有长期的过量饮酒史；过度手淫或性生活过于频繁也会使性器官频繁充血，前列腺组织会因持久淤血而发生增生或膨胀；经常吃辛辣刺激性食物可使前列腺频繁充血淤积，导致增生。

另外，患有前列腺炎并且没有得到及时根治常诱发前列腺增生。

（三）前列腺增生的危害

前列腺增生是一种常见老年性疾病，其危害如下所述。

1．可能导致肾损害甚至尿毒症　这是由于增生的前列腺压迫尿道，膀胱需要用力收缩才能克服阻力将尿液排出体外，久而久之，膀胱肌肉会变得肥厚。如果膀胱的压力长期不能解除，残余在膀胱内尿液逐步增加，膀胱肌肉就会缺血缺氧变得没有张力，膀胱腔扩大，形成膀胱憩室，引起肾积水，严重时会出现尿毒症。

2．与老年人的膀胱结石有关　在尿路通畅的情况下，膀胱内一般不会有结石，即使有结石从输尿管掉入膀胱，也可能随尿液排出。患前列腺增生的老年人因前列腺增生导致尿路梗阻，膀胱存在残余尿液，容易继发感染而形成膀胱结石。

3．可能诱发老年人的（小肠）疝等疾病　有的前列腺增生患者会出现排尿困难症状，需要用力和憋气才能排尿。由于经常用力，小肠就会从腹部薄弱的地方突出来，形成（小肠）疝，有时患者还会出现痔、下肢静脉曲张。

4．引起感染　前列腺增生患者往往有不同程度的尿潴留情况，膀胱内的残余尿液就好像"一潭死水"，一旦细菌繁殖就会引起感染。

5．引起尿潴留和尿失禁　尿潴留可发生在疾病的任何阶段，多由于气候变化、饮酒、劳累使前列腺突然充血、水肿所致。过多的残余尿液可使膀胱失去收缩能力，滞留在膀胱内的尿液会逐渐增加。当膀胱过度膨胀时，尿液会不自觉地从尿道口溢出，这种尿失禁的现象称为充盈性尿失禁，这样的患者必须接受紧急治疗。

（四）前列腺增生的治疗措施

前列腺增生检查应用直肠手指检查可摸到增生的前列腺腺体。诊断不能确定时，可应用超声检查和膀胱镜检查，也可将造影剂注入膀胱后，拍摄 X 线片。

前列腺增生可分急诊处理、非手术治疗和手术治疗。

1．急诊处理　患者常因急性尿潴留来医院就诊，急性尿潴留需要及时解决，以解除患者痛苦而挽救生命。解决方法一般是用导尿管进行临时导尿处理。

2．非手术治疗　采用药物治疗的治疗方法。

3．手术治疗　对于体质尚好、能耐受手术的患者，仍以手术治疗为佳。

此外，还有微波疗法、射频热疗、激光疗法、尿道支架和前列腺扩张器等。

第三节　尿路结石

》》一、尿路结石的症状

凡是发生在人体肾、输尿管、膀胱、尿道部位的结石统称为尿路结石。其中肾结石、输尿管结石被称为上尿路结石；膀胱结石、尿道结石被称为下尿路结石。

尿路结石的症状有：①疼痛；②血尿；③尿频、尿急、发热、寒战。

》》二、尿路结石的病因

尿路结石的成因相当复杂，目前普遍认为尿路结石不是单一原因的疾病，而是由多种因素促成。部分患者有明确原因，如甲状旁腺功能亢进、肾小管酸中毒、海绵肾、痛风、长期卧床以及泌尿道异物、梗阻和感染。

》》三、尿路结石的危害

（1）尿路结石能引起肾、输尿管、膀胱、尿道的梗阻，若梗阻能及时解除，对肾功能影响不大。

（2）若尿路梗阻时间过长，肾组织被严重破坏，则功能难以恢复而导致肾衰竭。

（3）尿路结石对肾功能的影响也可通过梗阻导致严重的尿路感染而引起肾衰竭。

》》四、尿路结石的治疗措施

尿路结石的治疗主要有以下几个方面。

（一）药物治疗

口服溶石药物，如消石素、五淋化石丸等可促进结石排出，但对于 0.5 cm 以上结石，服药往往见效慢，效果不理想，有时还会引起反复疼痛发作。

（二）体外冲击波碎石

该方法能避开药物及手术治疗的缺点，能在监视器下准确击碎结石达到治疗的目的，不用住院，对人体无损伤，不影响工作和生活。

（三）手术治疗

主要有传统开放手术、微创手术，包括腹腔镜取石术、腔内（经皮肾镜、输尿管镜、膀胱镜等）碎石取石术等。

几乎所有的尿路结石均可采用输尿管镜碎石取石术。

第四节 肾 衰 竭

肾衰竭的表现形式有两种：急性肾衰竭和慢性肾衰竭。急性肾衰竭是肾在几天甚至几小时内突然失去功能，常常可以恢复。慢性肾衰竭的进程在多年中不易察觉，甚至可以进入终末期肾衰竭。一旦终末期肾病发生，肾已经受到严重破坏，其功能将不可能恢复。

》一、急性肾衰竭

（一）急性肾衰竭的症状

急性肾衰竭是一种由多种病因引起的临床综合征，是因肾循环衰竭或肾小管变化而引起的一种突发性肾功能急剧降低，因此肾无法排除机体的代谢废物。当肾无法行使正常功能时，会导致毒素、废物和水分在体内堆积。患者出现氮质血症、水电解质紊乱和代谢性酸中毒。

急性肾衰竭的典型症状是患者尿量会显著减少，可能一天少于一杯，由此引起厌食、恶心加重，并出现呕吐。延迟治疗会导致患者出现倦怠、意识错乱、癫痫发作、昏迷甚至死亡。

急性肾衰竭常见的症状有以下几方面。

（1）全身症状：衰弱、贫血、出血、酸中毒、高钾血症、低钠血症、水潴留、感染。

（2）胃肠症状：厌食、恶心、呕吐。

（3）心血管症状：高血压、心律失常、心包炎。

（4）神经系统症状：谵妄、昏迷、抽搐、周围神经炎。

（5）尿量减少、水肿。

（6）低钙血症、挤压伤、肌肉断裂及急性胰腺炎。

（二）急性肾衰竭的病因

引起急性肾衰竭的病因有很多，主要与感染、创伤、烧伤、心力衰竭、中毒、休克、尿路梗阻、肾小管栓塞有关。

从急性肾衰竭的诊断和治疗的角度出发，可将引起急性肾衰竭的病因分为三大类。

1. 肾前性 多由血容量不足、心功能不全、血管收缩、全身血管扩张等因素导致肾供血不足而引起。

2. 肾后性 多因尿路梗阻所致，如肾结石、息肉、血凝块、肿瘤；膀胱颈部的结石、前列腺疾病，尿道部的狭窄，以及盆腔肿瘤、前列腺肿瘤等，如能及时解除尿路梗阻，肾功能即可恢复。

3. 肾实质性 由各种肾实质及肾血管病变引起。这种肾实质性肾衰竭按病变部位又可分为五种——肾小管性（急性肾小管坏死）、肾小球性（急进性肾炎）、肾间质性（急性过敏性间质性肾炎）、肾血管性（肾动脉栓塞或肾微血管炎）以及肾实质广泛病变（急性肾皮质坏死或急性肾乳头坏死）。

肾前性、肾后性急性肾衰竭如能及时去除病因，肾功能多可完全恢复，预后良好。肾实质性急性肾衰竭则因病变性质不同而后果不同，肾皮质坏死或肾乳头坏死的患者后期治疗效果不佳。

（三）急性肾衰竭的危害

1. 造血系统危害 对造血系统的危害很大，其中贫血和出血倾向最为常见。

2. 消化系统危害 对于急性肾衰竭患者来讲，最大的危害就是对消化系统的影响，有尿毒症性口炎、胃炎、结肠炎、食欲减退、恶心、呕吐、腹泻及口中有尿味等。

3. 心血管系统危害 急性肾衰竭对心血管系统会有一定的影响，会出现高血压、心律失常、心力衰竭、心包炎，部分患者可出现心包积液。

4. 呼吸系统危害 急性肾衰竭也会对呼吸系统造成危害，呼气有氨味，呼吸稍快而深，严重时可出现晚期肾衰竭、尿毒症性肺炎。

5. 神经系统危害 神经系统的危害也是急性肾衰竭危害中比较常见的一种。患者易疲乏，记忆力减退，烦躁失眠；晚期可出现嗜睡、谵妄、昏迷及躁狂等，出现抽搐和昏迷后如果抢救不及时，会导致患者死亡。

（四）急性肾衰竭的治疗措施

1. 病因治疗 积极纠正血容量，解除泌尿系统梗阻，改善心力衰竭，控制感染，处理高尿酸血症等。

2．一般治疗　卧床休息，补充足够的营养，维持水、电解质及酸碱平衡。

3．透析治疗　包括血液透析、血液滤过或腹膜透析。

》 二、慢性肾衰竭

（一）慢性肾衰竭的症状

慢性肾衰竭指慢性肾脏疾病或累及肾的疾病所引起的慢性肾功能减退，以及由此而产生的各种临床症状和代谢紊乱所组成的症候群。个别情况下，慢性肾衰竭也可由急性肾衰竭转变而来。慢性肾衰竭最终会进展到终末期肾衰竭，这时必须通过透析或肾移植来维持患者生命。

慢性肾衰竭的症状是逐步表现出来的。一开始是小便的次数比以往减少，这是肾功能不足导致的。白天小便次数会减少，夜间小便次数会增多，并且疲劳感和嗜睡感越来越重。若慢性肾衰竭进一步恶化，将产生终末期肾衰竭的症状。

慢性肾衰竭的症状主要表现在以下几个方面。

1．消化系统　胃肠道症状是最早、最突出的症状，表现为厌食、恶心、呕吐、腹泻及消化道出血，口腔有尿臭味。

2．心血管系统　处于慢性肾衰竭期的患者大多患有高血压，这与水钠潴留和肾素活性增高有关。此外，还有心力衰竭、尿毒症性心包炎、心律失常等症状。

3．呼吸系统　由于酸中毒时呼吸深而长，代谢产物潴留，可引起尿毒症性支气管炎、胸膜炎、肺炎。

4．血液系统　表现为贫血显著，这是慢性肾衰竭晚期患者必有的症状。贫血主要是由于红细胞生成减少和破坏增加所致。肾功能不全使肾产生红细胞生成素减少为主要原因，其次是代谢产物抑制骨髓造血，毒素使红细胞寿命缩短。铁、叶酸等的缺乏均可引起贫血，另外常有出血现象，主要是由于毒素的作用使血小板功能异常及数量减少所致。

5．神经系统　慢性肾衰竭早期常有疲乏、失眠，后逐渐出现精神异常、幻觉、抑郁、淡漠，严重者会昏迷。

6．骨骼系统　可引起肾性骨营养不良症，又称为肾性骨病，可有骨酸痛、行走不便等，易引起自发性骨折；常见表现包括骨性佝偻病、纤维性骨炎、骨质疏松症及骨硬化症。

7. 皮肤　色泽暗沉、皮肤瘙痒。

（二）慢性肾衰竭的病因

1. 肾脏疾病　这是尿毒症发生的最直接和最主要的原因。各类肾病如没有有效控制病情，最终结局都将是引发尿毒症。

2. 其他疾病　糖尿病、高血压、红斑狼疮、过敏性紫癜等随着病程迁延均可发生肾损害，进一步就可恶化为尿毒症。其中，糖尿病肾病和高血压肾病是最常见和最严重的继发性肾病类型。

3. 药物损伤　抗生素、部分抗炎药、医用造影剂、抗肿瘤药物以及部分中药等均属于肾毒性药物，容易对肾造成损伤，由此引发尿毒症。

（三）慢性肾衰竭的危害

1. 男性激素水平改变　研究发现，男性尿毒症患者可发生睾丸萎缩、血液中雄激素水平下降、促性腺激素水平升高，近几年还发现患者血液中的催乳素水平明显升高，这些激素异常均可导致性功能障碍。

2. 神经功能紊乱　尿毒症及血液透析患者常有神经系统功能紊乱，即尿毒症性神经病变、尿毒症性脑病等。

3. 性功能减退　伴发的糖尿病、高血压、结核、系统性红斑狼疮等及并发症（如贫血、钙代谢异常、电解质紊乱）均可造成性功能减退。

4. 心理因素致性功能障碍　尿毒症患者预后较差，患者情绪低落、精神抑郁，即使进行透析、移植肾治疗，也只能维持生命，患者又要受到经济负担的压力等，这些均可加重性功能障碍。

终末期肾衰竭是肾衰竭最严重的形式，通常发生于慢性肾衰竭或急性肾衰竭进展到肾不能再工作的阶段。

（四）慢性肾衰竭的治疗措施

1. 保守治疗　生活方式的改变很重要。有明确的流行病学证据表明，吸烟可以加快多种慢性肾病的进展，因此慢性肾病患者应该戒烟。肥胖者应该减轻体重从而有效减少蛋白尿。

2. 饮食治疗　这是慢性肾衰竭患者保守治疗中重要的措施之一，主要指限制饮食中蛋白质和磷的摄入。

3. 降压治疗　高血压在慢性肾衰竭患者中十分常见。高血压是肾小球硬化和残余肾单位丧失的主要原因之一。高血压不仅可加快肾损伤的进展，而且会损害心、脑和周围血管等靶器官。因此，进行及时、合理的降压治疗，不仅可以减少蛋白尿，延缓慢性肾衰竭的发展，更重要的是可以积极主动地保护心、脑等靶器官，从总体上改善患者的预后。

4．纠正贫血　贫血是慢性肾衰竭患者的常见表现，对非透析慢性肾衰竭患者的严重贫血应予以重视。动物实验和临床研究均证明，应用重组人促红细胞生成素（rhEPO）纠正贫血，可延缓肾功能不全的进展。

5．防治肾性骨病　肾性骨病与钙磷代谢紊乱、活性维生素 D 缺乏、PTH 代谢异常以及铝中毒等多因素有关，是慢性肾衰竭患者的常见并发症。

6．纠正代谢性酸中毒。

7．维持水电解质平衡　慢性肾衰竭如果发展到终末期肾衰竭，治疗方面会比较复杂，必须根据不同患者和不同的需求来进行个体化治疗。因为终末期肾衰竭造成的肾损伤是不可逆的，所以对大部分患者来说，唯一有效的治疗方式是透析治疗或进行肾移植。

第五节　肾炎综合征

》一、肾炎综合征的症状

肾炎综合征是指表现为血尿、蛋白尿、高血压、水肿的一组综合征，有时亦可以见到肌酐升高、少尿等，常见于急性肾小球肾炎、急进型肾小球肾炎等。其主要是以肾小球炎性病变、基底膜及足细胞结构紊乱为特点的一组疾病。肾炎综合征不等于肾病综合征。

肾炎综合征主要有以下几方面症状。

（一）血尿

可有肉眼血尿，或者仅表现为镜下血尿，亦可于尿常规中见到红细胞管型。

（二）蛋白尿

与肾病综合征相比蛋白尿程度轻，蛋白尿每天一般小于 3.5 g。

（三）高血压

除外其他原因导致的高血压。

（四）水肿

主要是外周水肿，也可有胸腔积液、腹水及心包积液。

（五）氮质血症

肾功能检查示尿素氮、肌酐值升高，表现为乏力、恶心、呕吐。

（六）少尿

尿量每天小于 400 ml 或无尿。

》 二、肾炎综合征的病因

急性肾炎综合征的常见病因是链球菌感染后肾小球肾炎（PSGN），因为感染了 A 组 β- 溶血性链球菌的某些致肾炎菌株，如 12 型（伴咽炎）和 49 型（伴脓疱病）。PSGN 在美国和欧洲的发病率正在下降，但在世界其他许多地区仍有流行。5% ~ 10% 的患者伴有咽炎，约 25% 伴有皮肤感染的患者发生 PSGN。PSGN 在 3 岁以上的儿童和年轻人中最常见，但也有 5% 的患者发病时年龄超过 50 岁。从感染至肾小球肾炎发病有 1 ~ 4 周的潜伏期（平均 2 周）。

》 三、肾炎综合征的危害

慢性肾炎综合征持续数年甚至数十年后，肾功能逐渐恶化并出现相应的临床表现（如血压增高、贫血等），最终发展至慢性肾衰竭。病变进展速度个体差异很大，病理类型是决定肾功能恶化进展快慢的重要因素（如系膜毛细血管性肾小球肾炎进展较快，膜性肾病进展较慢），血压控制不良及持续出现大量蛋白尿患者的肾功能恶化较快。当然，积极、合理、有效的治疗也可改善肾炎综合征的预后。

》 四、肾炎综合征的治疗措施

因肾炎综合征病因、病理类型繁多，治疗方案也不尽相同。主要是及时明确诊断，必要时进行肾活检，根据具体疾病及病理类型和血压、肾功能及水电解质和酸碱平衡紊乱问题具体分析。

（刘　磊　孟　朋）

第六节　肾小球疾病

》一、肾小球疾病的症状

肾小球疾病系指一组有相似的临床表现（如血尿、蛋白尿、高血压等），但病因、发病机制、病理改变、病程和预后不尽相同的疾病。病变主要累及双肾肾小球的疾病可分原发性、继发性和遗传性。原发性肾小球疾病常病因不明；继发性肾小球疾病系指全身性疾病（如系统性红斑狼疮、糖尿病等）累及肾小球的损害；遗传性肾小球疾病为遗传变异基因所致的肾小球疾病。

原发性肾小球疾病包括慢性肾小球炎、IgA 肾病等，是目前中国慢性肾衰竭的主要原因。但近年来，以高血压肾病、糖尿病肾病为主的继发性肾病在慢性肾衰竭中所占比重日趋增高。

》二、肾小球疾病的病因

一般认为，免疫机制是肾小球疾病的始发机制，在此基础上炎症介质（如补体、白细胞介素、活性氧等）参与，最后导致肾小球损伤产生临床症状。在慢性进展过程中也有非免疫和非炎症机制参与。

近年来，遗传因素在肾小球肾炎的易感性、疾病的严重性和治疗反应上的重要性已受到关注。此外，自身免疫导致或参与各种肾炎的证据也引起了广泛重视。

继发性肾小球疾病多见于糖尿病肾病、系统性红斑狼疮及过敏性紫癜等。

》三、肾小球疾病的危害

如果肾小球疾病病情迁延，病变缓慢进展，可有不同程度肾功能减退，最终将发展为慢性肾衰竭而需要肾移植治疗。

》 四、肾小球疾病的治疗措施

（一）一般治疗

患者无明显水肿、高血压、血尿以及蛋白尿不严重、无肾功能不全表现，可以自理生活，甚至可以从事轻微劳动时，要防止呼吸道感染，切忌劳累，勿使用对肾有毒性作用的药物。有明显高血压、水肿或短期内有肾功能减退时，应卧床休息，并限制每日食盐的摄入量吗，每日为 2 ～ 3 g。患者尿中丢失蛋白质较多、肾功能尚可时，宜补充生物效价高的动物蛋白质，如鸡蛋、牛奶、鱼肉和瘦肉等。患者已有肾功能减退时（内生肌酐清除率约在 60 ml/min），应适量限制每日蛋白质，每日为 0.5 ～ 0.8 g/kg，必要时加口服适量必需氨基酸或 α- 酮酸。

（二）药物治疗

药物治疗包括激素、免疫抑制剂。

附

常用的利尿剂

常用的利尿剂有氢氯噻嗪片、呋塞米、螺内酯片、注射用布美他尼、氨苯蝶啶片等。

一、氢氯噻嗪片

氢氯噻嗪片用于治疗的疾病包括充血性心力衰竭、肝硬化腹水、肾病综合征、急慢性肾炎水肿、慢性肾衰竭早期、肾上腺皮质激素和雌激素治疗所致的水钠潴留。治疗高血压时可单独使用，也可与其他降压药联合应用，主要用于治疗原发性高血压。氢氯噻嗪片还可用于治疗中枢性或肾性尿崩症。氢氯噻嗪片治疗肾石症时主要用于预防含钙盐成分形成的结石。

氢氯噻嗪片的不良反应大多与剂量和疗程有关。常见不良反应有水电解质紊乱、高糖血症，高尿酸血症和过敏反应。血白细胞减少或缺乏症、血小板减少性紫癜等较少见。其他罕见不良反应有胆囊炎、胰腺炎、性功能减退、光敏感、色觉障碍等。

氢氯噻嗪片能通过胎盘屏障，对高血压综合征无预防作用，故孕妇使用应慎重。哺乳期妇女不宜服用氢氯噻嗪片；有黄疸的婴儿慎用，因本药可使血胆红素升高；老年人应用本药较易发生低血压、电解质紊乱和肾损伤。

二、呋塞米

呋塞米包括注射剂和片剂，可用于治疗多种疾病。

1. 水肿性疾病　包括充血性心力衰竭、肝硬化腹水、肾脏疾病（肾炎及各种原因所致的急慢性肾衰竭），尤其是应用其他利尿剂效果不佳时，应用本药仍可能有效。与其他药物合用治疗急性肺水肿和急性脑水肿等。

2. 高血压　在高血压的阶梯疗法中，呋塞米不作为治疗原发性高血压的首选药物，当噻嗪类药物疗效不佳，尤其是伴有肾功能不全或出现高血压危象时，本药尤为适用。

3. 预防急性肾衰竭　用于各种原因导致的肾血流灌注不足，如失血、休克、中毒、麻醉意外以及循环功能不全等，在纠正血容量不足的同时及时应用，可减少急性肾小管坏死的可能性。

4. 高钾血症及高钙血症。

5. 稀释性低钠血症，尤其是当血钠浓度低于 120 mmol/L 时。

6. 抗利尿激素分泌过多症（SIADH）。

7. 急性药物中毒，如巴比妥类药物中毒等。

呋塞米常见的不良反应与水电解质紊乱有关，尤其是大剂量或长期应用时，如直立性低血压、休克、低钾血症、低氯血症、低氯性碱中毒、低钠血症、低钙血症以及与此有关的口渴、乏力、肌肉酸痛、心律失常等。

少见的不良反应有过敏反应（包括皮疹、间质性肾炎甚至心脏骤停）、视物模糊、黄视症、光敏感、头晕、头痛、食欲缺乏、恶心、呕吐、腹痛、腹泻、胰腺炎、肌强直、骨髓抑制导致粒细胞减少。血小板减少性紫癜和再生障碍性贫血、肝功能损害、指（趾）感觉异常、高糖血症、尿糖阳性、原有糖尿病加重、高尿酸血症。耳鸣、听力障碍多见于大剂量静脉快速注射时（每分钟剂量大于 4 ～ 15 mg），多为暂时性的，少数为不可逆性的，尤其是与其他有耳毒性的药物同时应用时。患者有高钙血症时，可引起肾结石。

本药可通过胎盘屏障，孕妇尤其是妊娠前 3 个月应尽量避免应用。本药对妊娠高血压综合征无预防作用。本药可经乳汁分泌，哺乳期妇女应慎用。

本药在新生儿体内的半衰期明显延长，故新生儿用药间隔应延长。

老年人应用本药时发生低血压、电解质紊乱、血栓形成和肾损伤的可能性增多。

三、螺内酯片

螺内酯片可作为肝硬化腹水、肾病综合征及心力衰竭等水肿的辅助性利尿剂。

不良反应可见高钾血症，尤其实在肾功能不全或补钾时易发生；长期大量应用可出现男性乳房增大、阳痿，女性月经不规则、多毛症，停药后消失；低钠血症较少见；胃肠道反应表现为恶心、呕吐、胃痛、腹泻等；偶见头痛、皮疹。患者高血钾时禁用。

四、注射用布美他尼

注射用布美他尼可用于治疗如下疾病。

1. 水肿性疾病　包括充血性心力衰竭、肝硬化腹水、肾脏疾病（肾炎及各种原因所致的急慢性肾衰竭），尤其是应用其他利尿剂效果不佳时，应用本药仍可能有效。与其他药物合用治疗急性肺水肿和急性脑水肿等。

2. 高血压　在高血压的梯度疗法中，本药不作为治疗原发性高血压的首选药物，当噻嗪类药物疗效不佳，尤其是当伴有肾功能不全或出现高血压危象时，本药尤为适用。

3. 肾病　预防急性肾衰竭，用于各种原因导致的肾血流灌注不足，如失血、休克、中毒、麻醉意外以及循环功能不全等，在纠正血容量不足的同时及时应用，可减少急性肾小管坏死的可能性。

4. 高钾血症及高钙血症。

5. 稀释性低钠血症，尤其是当血钠浓度低于 120 mmol/L 时。

6. 抗利尿激素分泌过多症（SIADH）。

7. 急性药物中毒等的治疗，如巴比妥类药物中毒等。

8. 对某些呋塞米无效的病例仍可能有效。

常见不良反应与水电解质紊乱有关，尤其是大剂量或长期使用时，如直立性低血压、休克、低钾血症、低氯血症、低氯性碱中毒、低钠血症、低钙血症以及与此有关的口渴、乏力、肌肉酸痛、心律失常等。少见的不良反应有过敏反应（包括皮疹甚至心脏骤停）、视物模糊、头晕、头痛、食欲缺乏、恶心、呕吐、腹痛、胰腺炎、肌强直、骨髓抑制导致粒细胞减少、血小板减少性紫癜和再生障碍性贫血、肝功能损害、指（趾）感觉异常、高糖血症、尿糖阳性、原有糖尿病加重、高尿酸血症。耳鸣、听力障碍多见于大剂量静脉快速注射时，多为暂时性的，少数为不可逆性的，尤其是与其他有耳毒性的药物同时应用时。患者有高钙血症时使用本药可引起肾结石。尚有报道本药可加重特发性水肿。偶见未婚男性遗精和阴茎勃起困难。大剂量可引发肌肉酸痛、胸痛。对糖代谢的影响可能小于呋塞米。禁忌证尚不明确。

五、氨苯蝶啶片

氨苯蝶啶片主要用于治疗水肿性疾病，包括充血性心力衰竭、肝硬化腹水、肾病综合征等，以及肾上腺糖皮质激素治疗过程中发生的水钠潴留，主要目的在于纠正上述情况发生时的继发性醛固酮分泌增多，并拮抗其他利尿剂的排钾作用；也可用于治疗特发性水肿。

常见的不良反应主要有高钾血症。少见的不良反应有胃肠道反应，如恶心、呕吐、胃痉挛和腹泻等；低钠血症；头晕、头痛；光敏感。罕见的不良反应有过敏，如皮疹、呼吸困难；血液系统损害，如粒细胞减少症甚至粒细胞缺乏症、血小板减少性紫癜、巨幼红细胞贫血（干扰叶酸代谢）；肾结石，有报道长期服用本药者肾结石的发生率为 1/1500，其机制可能是由于本药及其代谢产物在尿中浓度过饱和，析出结晶并与蛋白基质结合，从而形成肾结石。高钾血症时禁用。

（耿　琳）

第六章 血液系统疾病诊疗策略

第一节 贫血概论

》 一、分类

根据红细胞形态分为大细胞性贫血、正常细胞性贫血和小细胞低色素贫血；根据血红蛋白浓度分为轻度、中度、重度和极重度贫血；根据骨髓红系增生情况分为增生性贫血和增生不良性贫血等。

（一）红细胞生成减少性贫血

红细胞生成主要取决于下列因素：造血细胞、造血调节和造血原料。

1. 造血干细胞异常所致的贫血　①再生障碍性贫血（AA）的发病与原发和继发的造血干细胞缺陷有关，是一种骨髓造血功能衰竭症。②造血系统恶性克隆性疾病，包括骨髓增生异常综合征及各类造血系统肿瘤性疾病，这些疾病由于多能造血干细胞或髓系干细胞发生质的异常，高增生、低分化，甚至造血调节也受影响，从而使正常成熟红细胞减少而发生贫血。

2. 造血调节异常所致的贫血　①骨髓基质细胞受损所致贫血。骨髓坏死、骨髓纤维化、骨髓硬化症、各种髓外肿瘤性疾病的骨髓转移以及各种感染或非感染性骨髓炎，均可因损伤骨髓基质细胞及造血微循环（也可损伤造血细胞）而影响血细胞生成，导致贫血。②淋巴细胞功能亢进所致贫血。③造血调节因子水平异常所致贫血。肾功能不全、垂体或甲状腺功能低下、肝病等均可因产生红细胞生成素（EPO）不足而导致贫血，肿瘤性疾病或某些病毒感染会诱导机体产生较多的肿瘤坏死因子（TNF）、干扰素（INF）、炎症因子等造血负调控因子，故也会抑制造血，导致贫血，慢性病性贫血即属此类。④造血细胞凋亡亢进所致贫血。

（二）红细胞破坏过多性贫血

红细胞破坏过多性贫血即溶血性贫血。

（三）失血性贫血

失血性贫血根据失血速度分为急性和慢性，根据失血量分轻、中、重度。根据失血的病因分为凝血性疾病（如特发性血小板减少性紫癜、血友病和严重肝病）和非出凝血性疾病（如外伤、肿瘤、结核、支气管扩张症、消化性溃疡、肝病、痔疮、泌尿生殖系统疾病等）。慢性失血性贫血往往合并缺铁性贫血。

》 二、临床表现

（一）一般表现

疲乏、困倦、软弱无力是贫血最常见和最早出现的症状。皮肤黏膜苍白是贫血的主要体征。一般以观察甲床、口腔黏膜、睑结膜及舌质较为可靠。

（二）心血管系统表现

活动后心悸、气短最为常见。部分严重贫血患者可以出现心绞痛、心力衰竭。患者可有心率过快，心搏有力、脉压增加。部分患者可有心脏扩大，心尖部或心底部出现轻柔的收缩期杂音，下肢水肿，心电图表现为 ST 段降低，T 波平坦或倒置。在贫血纠正后，这些症状和体征均会消失。

（三）中枢神经系统表现

头痛、头晕、目眩、耳鸣、注意力不集中及嗜睡等都是常见的症状。严重贫血患者可出现晕厥，老年患者可有神志模糊及精神异常的表现。维生素 B 缺乏者可有肢体麻木、感觉障碍。

（四）消化系统表现

食欲缺乏、腹胀、恶心等症状较为常见。舌乳头萎缩见于营养性贫血；黄疸和脾大见于溶血性贫血。

（五）泌尿生殖系统表现

严重贫血患者可有轻度的蛋白尿及尿浓缩功能减退，表现为夜尿增多。性欲改变及女性患者月经失调也较为常见。

（六）其他

皮肤干燥，毛发枯干，创口愈合较慢。眼底苍白及视网膜出血偶见。

第二节　缺铁性贫血

》 一、概述

缺铁性贫血（IDA）是指体内可用来制造血红蛋白的储存铁已被用尽、红细胞生成受到障碍时所发生的贫血。表现为小细胞低色素性贫血。缺铁性贫血是最常见的贫血，患病率最高的人群是婴幼儿，其次是妊娠妇女，尤其是妊娠后 4 个月孕妇的患病率非常高。

（一）病因

1. 需铁量增加而铁摄入不足，则很容易发生缺铁性贫血。

2. 铁的吸收障碍，经胃全切或胃次全切除术的患者；多种原因引起的胃肠道功能紊乱，如长期腹泻、慢性肠炎等同样存在铁吸收不良。

3. 铁丢失过多，慢性失血可造成铁丢失过多。

（二）发病机制

当体内储存铁减少到不足以补偿功能状态的铁时，铁代谢指标发生异常：储存铁指标（铁蛋白、含铁血黄素）减低、血清铁和转铁蛋白饱和度减低，总铁结合力和未结合铁的转铁蛋白升高。组织缺铁，细胞内含铁酶和铁依赖酶的活性降低，进而影响患者的精神、行为、体力、免疫功能及患儿的生长发育和智力。缺铁可引起黏膜组织病变和外胚叶组织营养障碍；红细胞内缺铁，血红素合成障碍，大量原卟啉不能与铁结合成为血红素，以游离原卟啉的形式积累在红细胞内或与锌原子结合成为锌原卟啉，血红蛋白生成减少，红细胞细胞质少、体积小，发生小细胞低色素性贫血；严重时粒细胞、血小板的生成也受影响。

》 二、临床表现

（一）贫血表现

主要表现为面色苍白、倦怠无力、心悸气促以及目眩、耳鸣等。

（二）组织缺铁表现

精神行为异常，兴奋、激动、烦躁、易怒、头痛等，儿童可有注意力不集中，性格改变、嗜异物等症状。口腔炎、舌炎、舌乳头萎缩、口角炎、皮肤毛发干燥无光泽、指（趾）甲变薄、变脆，重者变平或凹下呈勺状（匙状甲）。

（三）缺铁原发病表现

如消化道溃疡、肿瘤或痔疮导致的黑粪、血便或腹部不适，肠道寄生虫感染导致的腹痛或粪便性状改变，妇女月经过多，肿瘤性疾病的消瘦、血管内溶血的血红蛋白尿等。

》 三、治疗

（一）病因治疗

缺铁性贫血是一种症候群，必须找出引起缺铁性贫血的原因并加以去除，只有重视了病因治疗，铁剂治疗才能取到良好效果。

（二）补充铁剂治疗

首选口服铁剂，如硫酸亚铁，或葡萄糖酐铁。进餐时或餐后服用可减少胃肠道刺激症状。应注意进食谷类、乳类和茶等会抑制铁剂的吸收，鱼、肉类、维生素 C 可加强铁剂的吸收。治疗有效最早的血象改变是网织红细胞计数的上升（5 ~ 10 d），血红蛋白常于治疗开始 2 周后才明显上升。血象完全恢复正常约需 2 个月时间，应当注意：在血红蛋白完全恢复正常后，小剂量铁剂治疗仍需继续 3 ~ 6 个月以补足体内应有的铁储存量。若口服铁剂 3 周后无效，应考虑：①诊断是否正确；②患者未按医嘱服药；③仍有出血灶存在；④由于感染、炎症、肿瘤等慢性疾病干扰了骨髓对铁的利用；⑤有腹泻或肠蠕动过速等影响铁剂吸收的因素存在。

若口服铁剂不能耐受或胃肠道正常解剖部位发生改变而影响铁的吸收，可用铁剂肌内注射。常用葡萄糖酐铁，首次给药用 0.5 ml 作为试验剂量，1 h 后无变态反应可给足量治疗，第 1 天 50 mg，以后每日或隔日 100 mg，直至总需量。注射用铁的总需要量（mg）=（需达到的血红蛋白浓度 - 患者的血红蛋白浓度）×0.33× 患者体重（kg）。

》 四、社会因素与缺铁性贫血患病

（一）吸烟与 IDA

目前原因不明，可能与微量元素铁吸收不良有关，其可能的机制在于吸烟使包括孕妇在内的人体内源性抗氧化物质如维生素 C 等生成量减少，而维生素 C 则可以促进铁的吸收。所以，吸烟可以导致人体健康多种危害，吸烟是缺铁性贫血的危险因素之一，有效控烟、禁烟可以降低与吸烟效应相关疾病的发生率。

（二）工作与 IDA

工作与 IDA 之间关联的机制目前还未阐明，主要与工作时间、工作强度、工作满意度等因素密切相关，更多工作与 IDA 生物学机制关联的研究应该被开展。

（三）膳食与 IDA

铁是人体必需微量元素之一，在所有生存的细胞中均存在，参与了合成血红蛋白、运输氧气、电子传递线粒体、合成 DNA 的过程，以及三羧酸循环中的辅酶、酶也含有铁或需要铁的参与等。在常规情况下，膳食是人体所需的外源性铁的主要来源。膳食中铁生物利用率与饮食种类有关，谷类食物、猪肉、牛肉、鱼肉等有很大差异，其中猪肉、鱼肉等铁利用率最高，可达到 20% ～ 25%。

影响铁吸收的因素较多，常见和体内铁储存量、胃肠道分泌物（如胃酸、黏蛋白、胆汁、胰腺分泌的碳酸氢盐和蛋白酶等）、食物的成分和药物的影响。有研究发现，膳食结构失衡导致铁吸收不足是 IDA 的主要原因，由此可以看出膳食结构平衡可以带来合理的铁摄入量，两者关系密切，尤其受膳食种类、成分影响较大。因此，通过合理膳食可以预防或改善 IDA，是合理的保护性因素。

（四）文化程度与 IDA

文化程度的差异直接影响着人们健康知识的多少，间接地导致了对营养物质的摄取的程度。提升人们对健康知识的认知和良好储备却是非常不容易的，这与全社会的风俗习惯、文化传承、舆论导向、道德法制均有相关性，并且一些因素对人们的行为影响历久弥坚。如何从提高人们的营养健康认识到切实调整、完善他们的饮食行为不是一蹴而就的事情，需要动员社会、家庭、卫生预防机构、学校等多方面的力量共同参与。

（五）家庭与 IDA

家庭是社会组织体系中最为基本的完整的单位，家庭系统理论将家庭人员间关系视为紧密型网络体系，并且创见性认为这种关系格局会对家庭成员个体的思维模式、情感体现和行为能力产生影响。家庭支持应该包含对患者给予经济、情感和生活等多个方面的支持和帮助，有了家庭成员的积极支持，作为患者的家庭单独成员可以得到基本的生存的满足，并且可以提高其面对疾病时的信心，使其心理得到满足、经济等得到支持。

（六）其他社会因素与IDA

IDA 在发展中国家表现出特别高的患病率和发病率，并且在工业化高度发达的西方国家也是贫血最常见的原因。通过文献调研，目前不能直接证明年龄、性别、饮酒、婚姻状态、经济情况、社会保障与 IDA 直接关联。部分文献报道，婴幼儿、绝经前妇女或孕妇、老年人患 IDA 的风险特别高。

总之，生活、工作和环境等对人们健康产生影响的因素形成社会因素，而缺铁性贫血是全球性的主要公共卫生问题，IDA 的发生可能与多种社会因素相关。

第三节 巨幼细胞贫血

一、概述

叶酸或维生素 B_{12} 缺乏或某些影响核苷酸代谢的药物导致细胞核脱氧核糖核酸（DNA）合成障碍所致的贫血称巨幼细胞贫血。其特点是骨髓呈现典型的"巨幼变"。

（一）病因

叶酸缺乏，维生素 B_{12} 缺乏。

（二）发病机制

叶酸和维生素 B_{12} 都是 DNA 合成过程中的重要辅酶。这两种物质的缺乏即可导致 DNA 合成障碍。

二、临床表现

（一）血液系统表现

起病缓慢，常有面色苍白、乏力、疲倦、心悸、气促、头晕、耳鸣等一般慢性贫血的症状，贫血可呈进行性加重，部分患者可有轻度黄疸。

（二）消化系统表现

患者可以有食欲缺乏、腹胀、腹泻及舌炎等，其中以舌炎最为突出。表现为舌痛、舌面光滑、舌乳头萎缩，舌质绛红似瘦肉，俗称"牛肉舌"，在恶性贫血时尤为显著。

此外，还可发生口角炎和口腔黏膜小溃疡。体重减轻及消瘦在叶酸缺乏的患者常见。

（三）神经系统表现和精神症状

典型的表现是四肢发麻、软弱无力、感觉障碍、共济失调、行走困难等周围神经炎表现；另外，还可出现亚急性或慢性脊髓后侧索联合变性，可表现为腱反射尤其是膝腱及跟腱反射早期亢进，以后减弱以至消失，Babinski 征和其他锥体系体征阳性。如果脑组织神经有损害，患者可有健忘、嗜睡、易激惹乃至精神失常。应注意单纯叶酸缺乏不会引起上述神经系统症状。

》 三、治疗

（一）病因治疗

应积极去除病因，如婴儿喂养不当，偏食及摄入不足等。

（二）补充治疗

依据缺什么补什么的原则，补充量应包括体内储存量。

1. 补充叶酸　每次 5 mg 口服，3 次 / 日，一般于口服叶酸后第 4 天起网织红细胞计数明显上升，以后逐渐降低，治疗 1 ~ 2 个月时血象和骨髓象可完全恢复正常。如患者有肠道疾病影响叶酸吸收，可采用亚叶酸钙（四氢叶酸钙）5 ~ 10 mg/d，肌内注射，直至贫血被纠正。如同时有维生素 B_{12} 缺乏，不宜单用叶酸治疗，否则会加重神经系统症状。

2. 补充维生素 B_{12}　100 μg 肌内注射，1 次 / 日。直到血红蛋白恢复正常。对恶性贫血及全胃切除术后的患者需终身用维生素 B_{12} 维持治疗（每月注射 1 次）。

第四节　再生障碍性贫血

》 一、概述

再生障碍性贫血（aplastic anemia，AA）是一种骨髓造血功能衰竭综合征，根据其病情程度分为重症 AA 和轻症 AA。重症 AA 又称急性 AA，临床表现为起病急、贫血呈进行性加剧、严重感染伴内脏出血；轻症 AA 又称慢性 AA，相较于重症 AA，其发病缓和，进程缓慢，贫血、感染及出血程度更轻。AA 患者血象中均可检测到典型的"三低一高"现象，即红细胞、白细胞、血小板减少，淋巴细胞增多。

流行病学调查结果显示，AA 的发病率没有显著的性别差异，并且在青少年（10 ～ 25 岁）和老年人（> 60 岁）中发病率更高。根据世界卫生组织统计结果显示，亚洲国家的 AA 发病率是欧美国家 2 ～ 3 倍，且亚洲不同国家之间的发病率也有一定差异。

AA 的致病因素较为广泛，药物、化学毒物、电离辐射、病毒感染、免疫异常、遗传等因素均可引起 AA 的发生。传统学说认为，AA 的发病主要与以下 3 种因素异常有关，即造血干细胞（hematopoietic stem cells，HSCs）、骨髓微环境和免疫因素。HSCs 质量下降，数量减少，直接导致 AA 的发生；骨髓微环境出现负性改变，影响造血干 / 祖细胞正常生长发育，间接诱导 AA 的发生；免疫因素会大量分泌造血负调控因子，加快造血干 / 祖细胞凋亡，致使 AA 的发生。以上 3 种因素共同作用，导致骨髓造血功能衰竭，出现全血细胞减少和相应的临床表现。

目前，临床上治疗 AA 的总体方针分为对症治疗和对因治疗。对症治疗是指通过解决具体 AA 临床症状达到治疗目的，如改善贫血、控制感染、抑制出血倾向等；对因治疗是指针对 AA 发病机制采取治疗措施，例如促进 HSCs 生长、改善骨髓微环境、抑制免疫因素侵袭等，具体治疗手段包括造血干细胞移植（hemopoietic stem cell transplantation，HSCT）和免疫抑制疗法（immunosuppressive therapy，IST）。然而，AA 的致病机制具有较大的个体差异性，且患者复发率很高，因此全面阐明 AA 的致病机制，并以此为基础寻找更加有效的治疗方式是目前亟须解决的问题。

》 二、再生障碍性贫血致病分子机制

（一）造血干 / 祖细胞缺乏

HSCs 具有长期自我更新以及分化形成各类成熟血细胞的功能，而造血祖细胞（hematopoietic progenitor cells，HPCs）是由 HSCs 在特定的微环境因素调节下，增殖分化而成的各类血细胞的祖细胞。病毒、放射性物质以及化疗药物等外部因素，可通过影响 HSCs/HPCs 的体内稳态，使其丧失自我更新和分化能力，从而导致 AA 的发生。

（二）骨髓微环境异常

骨髓微环境由骨内膜、血管及血管周围细胞组成，与造血调控、干细胞动员及归巢效应密切相关，是 HSCs 赖以生存的基础。

骨髓微环境中存在一种多能干细胞，称为间充质干细胞（mesenchymal stem cells，

MSCs），其可分化为成骨细胞、软骨细胞及脂肪细胞。临床上 MSCs 常与 HSCs 联用以提高 HSCT 的成功率，从而加快造血重建。MSCs 可通过直接或旁分泌机制分泌大量影响造血功能的细胞因子和生长因子，如 IL-6、IL-11、IL-12 和 fit-3 配体，从而影响 HSCs 的自我更新及分化能力。不仅如此，MSCs 还可分泌趋化分子 CXCL-12，调控 HSCs 的黏附、扩张、迁移及归巢效应，进而分泌细胞间黏附因子 -1（intercellular celladhesion molecule-1，ICAM-1）等可溶性介质，与 T 细胞相互作用，调节免疫反应。

研究显示，与正常人相比，AA 患者骨髓间充质干细胞（bone marrowed-mesenchymal stemcells，BM-MSCs）的增殖能力明显降低，且呈现出向脂肪细胞分化的趋势，而脂肪细胞数量的增多会影响 HSCs 的增殖及自我更新能力，导致其数量减少并最终引起骨髓衰竭。此外，BM-MSCs 对细胞毒性 T 淋巴细胞的增殖具有抑制作用。多项临床研究表明，将 BM-MSCs 与异基因 HSCs 共移植于 AA 患者体内，可极大地改善 AA 患者的造血功能。

（三）免疫功能障碍

有研究认为，AA 是一种由异常激活的 T 淋巴细胞所介导的自身免疫性骨髓衰竭疾病。Young 等成功构建了免疫介导的骨髓衰竭小鼠模型。与正常小鼠相比，此类小鼠血细胞明显减少，并伴随严重的骨髓发育不良。这提示 AA 的致病机制还可能与免疫功能障碍及其引起的骨髓衰竭相关。

1. T 淋巴细胞及其分泌的细胞因子　研究显示，T 细胞亚群异常及负性细胞调节因子水平的变化在 AA 的发生发展中有重要作用。当骨髓和外周血中 $CD8^+$ 细胞毒性 T 细胞发生异常克隆性增殖时，会使干扰素（interferon y，IFN-y）、肿瘤坏死因子 α（tumor necrosis factor，TNF-α）等促炎性细胞因子的分泌增加，从而激活 Fas/FasL 通路，加快 $CD34^+$ 细胞凋亡，引起 HSCs 的数量降低，最终导致 AA 的发生。

在 AA 的发生发展过程中，T 细胞分泌的促炎因子 IFN-y 发挥着重要作用。IFN-y 可通过干扰素调节因子 1（interferon regulatory factor 1，IRF-1）抑制细胞基因转录和进入细胞周期，具有一定的细胞毒性；同时，IFN-y 也是一氧化氮合酶 NOS- Ⅱ 的有效诱导物，能通过促进一氧化氮（nitric oxide，NO）的合成，进一步加快 $CD34^+$ 细胞凋亡，使 HSCs 的数量降低。Lin 等研究表明，IFN-y 还可诱导 T 淋巴细胞、NK 细胞、巨噬细胞、髓样干细胞及上皮细胞表达程序性死亡受体 - 配体 1（programmed death-ligand1，PD-L1），从而与程序性死亡受体 1（programmed death-protein 1，PD-1）结合导致 HSCs 的凋亡。

此外，$CD4^+$ T 细胞也在 AA 的发生发展中扮演着重要的角色。$CD4^+$ T 细胞分化为 Th1 辅助细胞后可分泌 IFN-γ，激活 Fas/FasL-CD34+ 通路诱导 HSCs 细胞凋亡，进而导致 AA 的发生。CD4+T 细胞还可分化为 Th2 细胞、Th17 细胞以及调节性 T 细胞（regulatory T cells，Tregs），它们的数量在正常人与 AA 患者体内也有所区别。Kordasti 等对 63 例 AA 患者进行检测，发现其体内 Th1 和 Th2 细胞水平显著高于正常人。进一步数据分析结果显示，重症 AA 患者体内 Tregs 细胞数量显著低于正常人和轻症 AA 患者，而 Th17 细胞数量则相反，表明 CD4+T 细胞分化异常可能是 AA 发病的诱因之一。

2. 树突状细胞（dendritic cell，DC）　是人体内功能最强的抗原提呈细胞，成熟的 DC 细胞能够表达高水平的共刺激因子及黏附因子。共刺激因子水平持续升高，可激活细胞免疫，引起骨髓造血功能衰竭。研究显示，与正常人和轻症 AA 患者相比，重症 AA 患者 DC 细胞表面 CD80/b7-1，CD86/b7-2、CD40 等共刺激因子水平更高，提示 DC 细胞共刺激因子表达异常对 AA 的发生发展同样具有重要作用。

此外，病毒感染 HSCs 后，其 DNA 能够在细胞内翻译生成外源性蛋白。研究表明，病毒介导生成的病毒蛋白被 DC 细胞识别并摄取，加工成肽类与主要组织相容性复合体（major histocompatibility complex，MHC）形成复合物呈现于细胞表面，进而呈递给幼稚 T 细胞，激活效应 T 淋巴细胞的扩增，清除机体内感染的 HSCs，致使机体内 HSCs 数量骤降，导致 AA 的发生。

3. 自然杀伤细胞（natural killer cell，NK）　是人体内重要的免疫细胞，在机体抗肿瘤、抗病毒感染和免疫调节过程中发挥着重要作用。研究显示，相比于正常人和轻症 AA 患者，重症 AA 患者体内 NK 细胞比例明显降低，而在使用免疫抑制疗法后恢复到正常值。这提示 NK 细胞在 AA 的发生发展中扮演着重要角色，但其具体作用机制尚未阐明，有待进一步研究。

（四）遗传因素

1. 遗传易感性　人类白细胞抗原（human leukocyte antigen，HLA）基因编码了 MHC。有研究报道，AA 发病与 HLA 等基因缺失有关。Zaimoku 等检测了 74 例 AA 患者 HLA 等位基因，发现 AA 患者 HLA 基因亚型 HLA-DRB1+15 和 HLA-DQB1+06 含量明显高于正常人。此外，研究者对 71 例新诊断及 73 例既往治疗的 AA 患者白细胞进行了 HLA-A 等位基因缺失的检测，发现 18 例新诊断和 25 例既往治疗的 AA 患者出现了 HLA-A 等位基因缺失的现象。

流行病学统计显示，与白种人相比，黄种人的 AA 发病率更高。针对以上现象，Gonzalez-Galarza 等随机检测了 2 类人种 HLA-B*40：02 等位基因，发现黄种人 HLA-B*40：02 等位基因表达水平显著高于白种人。以上研究提示，HLA 等位基因的缺失与

AA 的发生发展密切相关。

2．体细胞突变　阵发性睡眠性血红蛋白尿（paroxysmal nocturnal hemoglobinuria，PNH）是 AA 典型并发症之一。PNH 是由携带 PIG-A 基因的体细胞突变造成的非恶性克隆性疾病。Yoshizato 等对 156 例 AA 患者进行了基因靶向检测，其中 56 例患者的体细胞中出现了 1 ～ 7 个数量不等的多基因突变，以 BCOR、BCORL1、PIG-A、DNMT3A、ASXL1 等基因突变为主。其中发生 BCOR、BCORL1、PIG-A 等基因突变的 AA 患者对免疫抑制疗法的反应较好，无进展生存时间及总生存期显著延长；而发生 DNMT3A、ASXL1、JAK2/JAK3 等基因突变的 AA 患者对免疫抑制疗法的反应较差，总体生存期较低。以上研究表明，体细胞的基因突变在 AA 的发病、诊断及治疗中也扮演着重要的角色。

3．端粒　端粒是一种特殊的核蛋白结构，位于脊椎动物染色体的末端，在染色体定位、复制及调控细胞增殖等方面发挥着重要作用。研究显示，AA 的发生发展与端粒异常及端粒酶缺陷有关。

Sakaguchi 等观察到，由于 CDK6、CDK2、MYB 和 MYC 等细胞周期检查点基因表达降低，导致端粒酶活性降低，因此 AA 患者的端粒长度减少速度要比正常人更快。同时，AA 患者体内端粒酶逆转录酶（telomerase reverse transcriptase，TERT）的突变频率升高，也可使端粒酶活性降低。此外，还有研究者在端粒长度较短的 AA 小鼠中过表达携带 TERT 基因的腺相关病毒载体模型，发现通过对端粒酶的活化可以达到逆转 AA、提高小鼠生存率的目的。以上研究表明，AA 患者的发病可能与端粒酶活性异常有关。

》 三、药物治疗

目前，临床上对重症 AA 和轻型 AA 的治疗策略及治疗药物并不相同。

对于重症 AA，主要采用免疫抑制剂进行干预治疗，其代表药物有抗胸腺细胞球蛋白（lymphocyte immune globulin，ATG）、抗淋巴细胞球蛋白（antilymphocyte globulin，ALG）、环孢素等。ATG 和 ALG 是一类对细胞毒性 T 淋巴细胞具有抑制作用的特异性抗体。研究显示，ALG 可直接抑制细胞毒性 T 淋巴细胞异常克隆性增殖，阻滞 TNF-a、IFN-y 和 IL-2 等促炎因子的产生；ATG 可通过 Fas/FasL 途径介导细胞毒性 T 淋巴细胞的凋亡；环孢素 A 可直接作用于 T 淋巴细胞，抑制其功能。针对极重症 AA 患者，以上 3 种药物可联合应用。

艾曲泊帕为一种血小板生成素受体激动剂。美国国立卫生研究院 Young 教授团队研究发现，艾曲泊帕可用于重症 AA 患者的治疗。研究针对 92 例初发重症 AA 患者，在 ATG/ALG+ 环孢素 A 的基础上，联合应用艾曲泊帕进行治疗。试验结果显示，艾曲泊帕联合使用后能够显著提高疗效。

雄激素为轻症 AA 首选药物，代表药物有司坦唑醇、达那唑、十一酸睾酮等。雄激素在体内可被还原成 5α- 双氧睾酮、5β- 双氧睾酮和本胆烷醇酮。研究显示，5α- 双氧睾酮可促使肾分泌促红细胞生成素（erythropoietin，EPO），EPO 刺激 HSCs 分化形成红细胞；而 5β- 双氧睾酮和苯胆烷醇酮可直接对 HSCs 产生刺激作用，促使其增殖和分化。由于雄激素必须在具有一定量的 HSCs 基础上发挥治疗作用，因此通常对重症 AA 无效。

另有研究显示，人粒细胞 - 巨噬细胞集落刺激因子可直接刺激残存 HSCs 和 HPCs，促进骨髓造血功能的恢复，同时减少患者感染发生率，有助于延缓患者生存期，代表药物有莫拉司亭，主要应用于 AA 轻症患者。

总之，AA 由于致病因素多、致病机制复杂、患者个体化差异较大等特点，导致其诊断及治疗十分困难。因此，阐明 AA 的致病机制对其预防、诊断、治疗及预后工作意义重大。目前，AA 的临床治疗方法以免疫抑制疗法和造血干细胞移植术为首选，并对轻症 AA 及初发患者效果显著，但对重症 AA 患者及复发患者治疗效果不佳，药物治疗有效率仅为 70%，完全缓解率则只有 10% ~ 20%。

2020 年欧洲血液和骨髓移植学会年会（EBMT）报道，可将重症及复发 AA 患者治疗策略由 ATG/ALG+ 环孢素 A 转变为 ATG/ALG+ 环孢素 A+ 艾曲泊帕三药联合应用，从而使药物治疗有效率上升至 94%，完全缓解率也达 58%。目前，艾曲泊帕在美国和日本等国家和地区获批上市，但在中国尚处于临床试验阶段。

第五节 溶血性贫血

≫ 一、概述

不同类型的溶血性贫血发病机制有所不同，但红细胞溶解都必先有膜的完整性遭到破坏，膜的完整性遭到破坏既可因正常的红细胞受到异常的环境因素直接破坏所致

（如各种机械因素所致的溶血），也可因红细胞膜存在缺陷，使膜易受损伤或易被吞噬细胞辨认清除。红细胞膜的缺陷又分原发性和继发性缺陷，原发性膜缺陷又分先天性（如遗传性环形红细胞增多症）和后天获得性（如阵发性睡眠性血红蛋白尿）。继发性膜缺陷的原发病不在膜，而是由于红细胞的酶或血红蛋白等的异常和（或）外在因素异常，最终影响膜的组成、结构或红细胞功能而被破坏或清除。

》 二、遗传性球形细胞增多症

遗传性球形细胞增多症是一种红细胞膜异常的遗传性溶血性贫血（HA）。系常染色体显性遗传，有 8 号染色体短臂缺失。患者红细胞膜骨架蛋白有异常，引起红细胞膜通透性增加，钠盐被动性流入细胞内，凹盘形细胞增厚，表面积减少接近球形，变形能力减退。其膜上 Ca^{2+}-Mg^{2+}-ATP 酶受到抑制，钙沉积在膜上，使膜的柔韧性降低。这类球形细胞通过脾时极易发生溶血。

脾切除对本病有显著疗效。术后球形细胞依然存在，但数天后黄疸及贫血即可改善。所以诊断一旦肯定，年龄在 10 岁以上，无手术禁忌证，即可考虑脾切除。溶血或贫血严重时应加用叶酸，以防叶酸缺乏而加重贫血或诱发再障危象。贫血严重时需输浓缩红细胞。

》 三、葡萄糖 -6- 磷酸脱氢酶缺乏症

葡萄糖 -6- 磷酸脱氢酶（G6PD）缺乏系临床上最多见的是红细胞内戊糖磷酸途径的遗传性缺陷，红细胞 G6PD 缺乏症指因 G6PD 缺乏所致的 HA。

（一）发病机制

突变基因位于 X 染色体（Xq28），呈伴性不完全显性遗传，男多于女。基因呈复杂的多态性，可形成多种 G6PD 缺乏症的变异型。

G6PD 缺乏症患者一旦受到氧化剂的作用，因 G6PD 的酶活性减低，还原型烟酰胺腺嘌呤二核苷酸磷酸（NADPH）和还原型谷胱甘肽（GSH）等抗氧化损伤物质缺乏，导致高铁血红素和变性珠蛋白包含体海因小体生成。后者在光学显微镜下为 $1 \sim 2 \, \mu m$ 大小的折光小体，大多分布于红细胞膜上。含有这种小体的红细胞，极易被脾索阻滞而被单核 - 巨噬细胞所吞噬。

（二）治疗

脱离可能诱发溶血的因素。如停止服用可疑的药物和蚕豆，不要接触樟脑丸，控制感染，注意纠正水、电解质，酸碱失衡和肾功能不全等。输红细胞及使用糖皮质激素可改善病情，慢性患者可使用叶酸。脾切除效果不佳。患本病的新生儿发生 HA 伴核黄疸可采取换血疗法、光疗或苯巴比妥注射。

第六节　白 血 病

》 一、概述

白血病是一类造血干细胞的恶性克隆性疾病。其克隆中的白血病细胞增殖失控、分化障碍、凋亡受阻，而停滞在细胞发育的不同阶段，在骨髓和其他造血组织中白血病细胞大量增殖积聚，并浸润其他器官和组织。其在骨髓中大量增殖的结果，使正常造血受到抑制。

（一）病因和发病机制

1. 病毒　成人 T 细胞白血病、淋巴瘤（ATL）可由人类 T 细胞病毒 - I （HTLV- I）所致。

2. 放射因素　包括 X 线、γ 线、电离辐射等。

3. 化学因素　多种化学物质可诱发白血病。苯致白血病已经肯定。抗癌药中的烷化剂可引起继发性白血病。

4. 遗传因素　某些遗传因素与白血病的发病有关。家族性白血病约占 7/1000。

（二）分类

白血病可分为急性和慢性两大类。急性白血病（AL）其白血病细胞分化停滞在较早阶段，多为异常原始细胞及早期幼稚细胞，病情进展快，自然病程仅有数月；慢性白血病（CL）的细胞分化停滞在较晚阶段，多为较成熟幼稚细胞，病情发展缓慢，自然病程为数年。根据主要受累的细胞系列可将 AL 分为急性淋巴细胞白血病（ALL）和急性非淋巴细胞白血病（ANLL）两大类。CL 则分为慢性粒细胞白血病（CML）、慢性淋巴细胞白血病（CLL）极少见类型的白血病，如毛细胞白血病、浆细胞白血病、幼淋巴细胞白血病等。

》 二、急性白血病

急性白血病（AL）是造血干细胞的恶性克隆性疾病，发病时骨髓中异常的原始细胞及幼稚细胞（白血病细胞）大量增殖并广泛浸润肝、脾、淋巴结等各种脏器，抑制正常造血，主要表现为贫血、感染、出血和浸润等征象。

（一）临床表现

1. 贫血 发病初始即有不同程度的贫血，部分患者因病程短，可无贫血。

2. 感染 主要表现为发热，是本病的主要症状之一，体温常高达 39 ~ 40℃。最常见的感染是口腔炎、咽峡炎、支气管肺炎、尿路感染、肠炎、肛周炎，严重感染时表现为败血症。

3. 出血 也是本病最常见的症状，主要表现为皮肤瘀点或瘀斑、牙龈出血、鼻出血，结合膜和眼底也可出血，有时影响视力。重症患者可发生颅内出血，引起头痛，瞳孔不等大、偏瘫等；血小板严重减少引起的颅内弥散性出血早期表现为烦躁不安，如不及时补充足够的血小板，会逐渐进入昏迷以致死亡。出血的原因多与血小板减少有关，但急性早幼粒细胞白血病的出血原因是弥散性血管内凝血（DIC）所导致的血小板消耗性减少和纤溶亢进。

（二）诊断

1. 辅助检查

（1）血象：大多数患者白细胞增多，也有白细胞计数正常或减少。血涂片分类检查可见数量不等的原始和（或）幼稚细胞。患者可有不同程度的贫血。约半数患者血小板低于 50×10^9/L。

（2）骨髓象：是诊断 AL 的主要依据和必做检查。骨髓增生活跃或极度活跃，也有少数患者增生低下，粒红比例增高，原始细胞占全部骨髓有核细胞 ≥ 30% 为 AL 的诊断标准。

（3）细胞化学：主要用于协助形态学鉴别各类白血病。

（4）免疫学检查：根据白血病细胞表达的系列相关抗原，确定其系列来源，不仅可将 ALL 与 AML 区别；还可将 T 细胞和 B 细胞 ALL 加以区别；单克隆抗体还将 ALL 分为若干亚型。

（5）染色体和基因改变：约 90% 的 ALL 和 97% 的 AML 有非随机的染色体畸变。某些特异性染色体重排与某些白血病相关，而成为诊断分型、预后判断、检测微量残留病变的有用指标。

（6）血液生化改变：血清尿酸浓度增高，特别在化疗期间。患者发生 DIC 时可出现凝血异常。M_5 和 M_4 血清和尿溶菌酶活性增高。出现中枢神经系统白血病时脑脊液压力升高，白细胞数增加，蛋白质增多，而糖定量减少。涂片中可找到白血病细胞。

2．诊断要点　因白血病细胞类型、染色体改变、免疫表型和融合基因的不同，治疗方案及预后亦随之改变，因此初诊时应对患者做 MICM 检查分析，以获得宝贵的原始资料。并应注意排除下述疾病：骨髓增生异常综合征、某些感染引起的白细胞异常、巨幼细胞贫血、急性粒细胞缺乏症恢复期。

3．鉴别诊断

（1）类白血病反应：某些严重感染如中毒性肺炎，可引起白细胞明显升高，可达 $(50 \sim 100) \times 10^9/L$，分类中出现少量幼稚细胞。但类白血病反应时，血象中红细胞、血红蛋白、血小板无明显变化，中性粒细胞胞质内有中毒性改变，NAP 积分显著升高，骨髓检查除粒细胞核左移及中毒性改变外，其他各系细胞无明显异常。

（2）传染性单核细胞增多症：临床表现有发热，咽峡痛，肝、脾、淋巴结肿大，外周血白细胞增多，可达 $30 \times 10^9/L$ 以上，并可出现形态异常的淋巴细胞。但本病病程经过良性，外周血红细胞及血小板基本正常，嗜异性抗体效价升高，骨髓检查无原始淋巴细胞及幼稚淋巴细胞。

（3）病毒性脑炎：患者有发热、头痛、呕吐，血象中白细胞可以升高或正常，CSF压力稍升高，蛋白轻度增加，糖正常或稍高，白细胞增至数十到数百，以淋巴细胞为主，但外周血红细胞及血小板正常，骨髓涂片基本正常。

（三）治疗

白血病患者常伴有粒细胞减少，要行保护性隔离。当 HGB < 60 g/L 时，输注浓缩红细胞。如外周血 BPC < $(10 \sim 20) \times 10^9/L$ 时，应及时输注血小板悬液。高白细胞性白血病在化疗前及化疗过程中，往往会出现高尿酸血症而易致急性肾功能不全，因此于化疗前应用别嘌呤醇 100 ~ 200 mg，3 次 / 日，并补充一定量的碱性液碱化尿液以防尿酸性肾病的发生。

》 三、慢性粒细胞白血病

慢性粒细胞白血病（简称为慢粒，CML）是造血干细胞克隆恶性增生性疾病，粒系、红系、巨核系、B 细胞系（有时 T 细胞系）均可受累。累及的细胞系均可找到 Ph染色体。病程发展缓慢，脾大，主要涉及髓系，周围血粒细胞显著增多并不成熟，大多数患者因急变而死亡。慢粒占所有白血病的 20% 左右，发病年龄多在 20 ~ 60 岁，男性略多于女性。

(一) 病因和发病机制

电离辐射是慢粒较肯定的原因。

(二) 临床表现

起病缓慢，早期可无任何症状，部分患者由于脾大或白细胞增多在定期体格检查时被确诊。CML 的整个病程可分为 3 期：慢性期 (CP)、加速期 (AP) 和急变期 (BP/BC)。主要表现为易疲劳，乏力，低热、食欲缺乏，多汗及体重减轻。部分患者因脾大而产生上腹部不适及饭后腹胀。就诊时约有 90% 的患者出现脾大，并且常非常显著，可在肋缘下数厘米至平脐，质坚无压痛，少数患者可因脾梗死而出现显著腹痛及局部压痛，有的出现摩擦音。脾破裂罕见。肝也可大，但程度较轻。淋巴结肿大较少见，如发生往往是急变的首发表现。CP 一般持续 1 ~ 4 年。有的患者有胸骨压痛，多在胸骨体部。当白细胞超过 100×10^9/L 时可出现白细胞淤滞，从而导致高黏稠综合征，表现为耳鸣、头晕，甚至中枢神经系统出血或呼吸窘迫综合征。嗜碱性粒细胞如明显增多，可发生高组胺血症。

(三) 治疗

1. 白细胞淤滞症的紧急处理

(1) 白细胞单采：用血细胞分离机分离去除白细胞，1 次单采可降低外周血液循环白细胞数的 1/3 ~ 1/2，每日可分离 1 ~ 2 次至症状改善。

(2) 并用羟基脲，为防止大量白血病细胞溶解引起的心、肾并发症，注意水化和碱化尿液，并保证每日尿量大于 2000 ml。

2. 化学治疗

(1) 羟基脲 (HU)：适用于慢性期、加速期及准备做骨髓移植的患者，目前已作为慢粒治疗的首选药物。

(2) 白消安 (BUS，马利兰)：常规剂量能选择性抑制早期祖细胞。长期应用可引起皮肤色素沉着，肺间质纤维化、停经和睾丸萎缩等不良反应。

(3) 其他药物：二溴甘露醇、巯嘌呤 (6- 巯基嘌呤)、环磷酰胺、靛玉红及异靛甲等，但疗效都不及白消安及羟基脲，可以作为二线药物。

3. α- 干扰素 (INF-α) 该药通过直接抑制 DNA 多聚酶活性和干扰素调节因子 (IRF) 的基因表达，从而影响自杀因子 (Fas) 介导的凋亡；还可增加 Ph 阳性细胞 HLA 分子的表达量，有利于抗原提呈细胞和 T 细胞更有效地识别。

4．伊马替尼　为 2- 苯胺嘧啶衍生物，能特异性阻断 ATP 在 abl 激酶上的结合位置，使酪氨酸残基不能磷酸化，从而抑制 bcr-abl 阳性细胞的增殖。

5．异基因造血干细胞移植（Allo-SCT）　是目前治愈慢粒最有希望的方法。

6．CML 晚期的治疗　晚期患者对药物耐受性差，缓解率低且缓解期很短。

第七节　骨髓增生异常综合征

》一、概述

骨髓增生异常综合征（MDS）是一组异质性疾病，起源于造血干细胞，以病态造血高风险向急性白血病转化为特征，表现为难治性一系或多系细胞减少的血液病。任何年龄男、女均可发病，约 80% 患者大于 60 岁。

原发性 MDS 的病因尚不明确，继发性 MDS 见于烷化剂、放射线、有机毒物等密切接触者。

通过 G6PD 同工酶、限制性片段长度多态性分析等克隆分析技术研究发现，MDS 是起源于造血干细胞的克隆性疾病。异常克隆细胞在骨髓中分化、成熟障碍，出现病态造血，在骨髓原位或释放入血后不久被破坏，导致无效造血。部分 MDS 患者可发现有原癌基因突变（如 N-ras 基因突变）或染色体异常（如 +8、-7），这些基因的异常可能也参与 MDS 的发生和发展。MDS 终末细胞的功能，如中性粒细胞超氧阴离子水平、碱性磷酸酶也较正常低下。

》二、临床表现

几乎所有的 MDS 患者有贫血症状，如乏力、疲倦。约 60% 的 MDS 患者有中性粒细胞减少，由于同时存在中性粒细胞功能低下，使 MDS 患者容易发生感染，约有 20% 的 MDS 死于感染。40% ～ 60% 的 MDS 患者有血小板减少，随着疾病进展可出现进行性血小板减少。

RA 和 RAS 患者多以贫血为主，临床进展缓慢，中位生存期为 3 ～ 6 年，白血病转化率为 5% ～ 15%。RAEB 和 RAEB-t 多以全血细胞减少为主，贫血、出血及感染易见，可伴有脾大，病情进展快，中位生存时间分别为 12 个月、5 个月，白血病转化率高达 CMML 以贫血为主，可有感染和出血，脾大常见，中位生存期为 20 个月，约 30% 转变为 AML。

》 三、诊断

（一）辅助检查

1. 血象和骨髓象　50% ～ 70% 的患者为全血细胞减少。一系减少的少见，多为红细胞减少。骨髓增生度多在活跃以上，1/3 ～ 1/2 达明显活跃以上，少部分呈增生减低。

2. 细胞遗传学改变　40% ～ 70% 的 MDS 有克隆性染色体核型异常，多为缺失性改变，以 +8、-5/5q-7/7q、20q 最为常见。

3. 病理检查　正常人原粒和早幼粒细胞沿骨小梁内膜分布，MDS 患者在骨小梁旁区和间区出现 3 ～ 5 个或更多的呈簇状分布的原粒和早幼粒细胞，称为不成熟前体细胞异常定位（ALIP）。

4. 造血祖细胞体外集落培养　MDS 患者的体外集落培养常出现集落"流产"，形成的集落少或不能形成集落。粒 - 单核祖细胞培养常出现集落减少而集簇增多，集簇 / 集落比值增高。

（二）诊断要点

根据患者血细胞减少和相应的症状，以及病态造血、细胞遗传学异常、病理学改变、体外造血祖细胞集落培养的结果，MDS 的诊断不难确立。虽然病态造血是 MDS 的特征，但有病态造血不等于就是 MDS。MDS 的诊断尚无"金标准"，是一个除外性诊断。

》 四、低风险骨髓增生异常综合征的治疗

低风险 MDS 的特征是低骨髓原始细胞百分比、较轻细胞减少症以及相对较好的核型和分子学异常。根据 IPSS-R 预后分层，低于 3.5 分的患者属于低风险 MDS。主要治疗包括成分输血及祛铁、促造血、免疫抑制及免疫调节和去甲基化药物等。

（一）成分输血及祛铁治疗

当造血功能不全导致外周血细胞大量减少时，需予血细胞输注。贫血是低风险 MDS 最常见的症状，在 90% 的病例中都存在。因此，改善贫血对整体健康和生活质量

至关重要。此外，出血对血小板数量减少和血小板质量下降的 MDS 患者是致命的。慢性铁超负荷和输血反应是长期输血依赖的主要并发症。当铁螯合的水平大于结合血清转铁蛋白的效果时，血液中的游离铁会增加，多余的铁会集聚在心脏、肝和骨髓等组织中，导致进行性器官损伤。因此，对于临床上需长期输血的患者，监测器官功能显得尤为重要。铁螯合剂可以改善器官功能，尤其是肝功能，少数患者也可改善血细胞计数并减少输血需求。也有研究表明，铁螯合剂可为 MDS 患者提供生存益处，但仍缺乏前瞻性随机临床试验的数据。尽管在出现输血依赖之前开始应用祛铁治疗可能改善总体预后，但对于治疗干预的最佳时机方面仍缺乏可靠数据。

（二）促造血治疗

造血生长因子治疗有助于改善 MDS 患者的输血依赖，减少出血风险。2018 年 Fenaux 等发表了 1 项Ⅲ期临床试验的结果，评估促红细胞生成素（erythropoietin，EPO）与安慰剂的对比，发现 EPO 明显减轻了红细胞输血依赖，且两组间血栓栓塞事件没有明显差异。Platzbecker 等发表了一项非常类似的随机、安慰剂对照Ⅲ期临床试验，也证实了 EPO 显著减少了输血依赖并增加了红系反应率。该研究为欧盟批准 EPO 用于低风险 MDS 患者的治疗提供了基础。然而，一项对 1696 例使用 EPO 治疗的 MDS 患者数据分析结果显示，EPO 对患者的生存并无改善。同时，一项随机Ⅲ期临床试验的数据表明，发现 EPO 单药治疗与 EPO 联合粒细胞集落刺激因子（granulocyte-colony stimulating factor，G-CSF）治疗之间没有差异。尽管有必要注意心血管不良事件的可能性，但 EPO 仍是低风险 MDS 患者的一个重要治疗选择。

（三）免疫抑制和免疫调节治疗

一项荟萃分析显示，免疫抑制治疗仅适用于少数 MDS 患者，特别是低风险 MDS 患者。抗胸腺细胞球蛋白（antithymocyte globulins，ATG）和环孢素 A（cyclosporin A，CSA）联合使用对减少输血依赖的反应更为持久。第 1 种用于 MDS 试验的免疫调节物是沙利度胺，其不仅能改善 MDS 患者的血液学状况，还能缓解缺失（5q）患者的细胞遗传学症状。然而，输血依赖的低风险 MDS 和染色体 5q 缺失患者现在可以使用来那度胺治疗，约 2/3 的患者实现了输血独立。与沙利度胺相比，来那度胺有较明显抑制造血的不良反应。免疫抑制治疗最佳治疗时间尚未确定，但即使在因非医疗原因停止治疗后，也有患者出现了长期缓解。研究认为，对 EPO 无反应的患者应考虑用来那度胺治疗。特别强调的是，TP53 突变者应用来那度胺治疗较少获得完全细胞遗传学缓解，并且因高风险向白血病转化，导致疾病进展。

（四）去甲基化药物

去甲基化药物主要是包括阿扎胞苷（Azacyti-dine，AZA）和地西他滨（Dicitabine，DAC），尽管支持去甲基化药物用于低风险 MDS 的数据很少，但在美国却被批准用于低风险 MDS 的患者。通常这些药物用于全血细胞减少症患者。

（五）其他药物

转化生长因子 β（transforming growth factor-β，TGF-β）抑制剂通过减轻 TGF-β 对红细胞生成的抑制作用而诱导良好的红细胞反应。Luspatercept 与修饰的激活素受体型 Ⅱ B 连接到人免疫球蛋白（immunoglobulin G1，IgG1）的 Fc 片段，是一种重组融合蛋白。该化合物结合并因此中和了 TGF-β 的配体，并支持晚期红细胞成熟。一项 Ⅱ 期研究显示，TGF-β 抑制剂使 2/3 低输血负担及约 1/3 高输血负担 MDS 患者的红细胞状况得到明显改善。

托拉利单抗（Tomaralimab）是一种阻断 Toll 样受体（Toll-like receptors，TLR）的人源化抗体，目前正在测试用于 HMA 失败后的 MDS 治疗。在 MDS 患者的 CD34+ 骨髓细胞中 TLR 信号过度活跃，部分原因是 TLR 过表达，这导致细胞核因子 κB（nuclear factor of kappa B，NF-κB）和结构域蛋白 3（jumonji domain-containing 3，JMJD3）的激活，并导致几种抑制造血分化细胞因子的释放。研究表明，以 TLR2 为中心的信号传导在 MDS 中失调，并且其靶向治疗可能具有潜在益处。

一项 Ⅰ 期试验使用剪接体抑制剂 H3B-880O 治疗 MDS 和慢性粒 - 单核细胞白血病（chronic myelomonocytic leukemia，CMML）患者，这些患者的剪接体基因中有一个突变，如 SF3B1，USAF1、SRSF2 或 ZRSR2，研究表明，这些剪接体抑制剂具有治疗 MDS 剪接因子突变的潜力。

》 五、高风险骨髓增生异常综合征的治疗

在将去甲基化药物应用到高风险 MDS 治疗之前，已对急性髓系白血病（acute myeloid leukemia，AML）诱导化疗与 HSCT 治疗进行了广泛的研究。临床试验表明，与支持治疗、低剂量阿糖胞苷或强化化疗相比，去甲基化药物治疗能显著提高高风险 MDS 患者生存期。对于高风险 MDS 患者，去甲基化药物、去甲基化药物联合化疗或 HSCT 等高强度治疗可作为其首选治疗方式。治疗目的在于消灭恶性克隆细胞，延长患者生存期。

（一）造血干细胞移植

通常对于准备骨髓移植而原始细胞增多的患者，可以考虑先使用化疗方案或去甲基化药物进行清髓处理，但应尽早进行骨髓移植。对于低风险患者，延迟移植具有较好的生存优势；而对于高风险患者，早期移植可获得较好生存优势。然而，当低风险患者出现显著血细胞减少，高危遗传学异常或疾病进展等情况时，应积极准备移植。高风险患者常伴有多种器质性病变，感染、移植物抗宿主病和疾病复发等风险较高，宜尽早进行移植。

（二）化疗

高风险 MDS 患者由于年龄及基础疾病问题，化疗风险太大，不建议使用常规化疗。同时，由于费用、合适供者以及移植后复发的问题，仅少数患者能接受移植。因此，对于大部分高风险 MDS 患者则推荐去甲基化药物或临床试验药物治疗，也可以根据患者体能状况选择预激方案化疗。预激方案有望延长高风险 MDS 患者的生存期，但也需要更多前瞻性研究来明确效果。

（三）去甲基化药物

去甲基化药物是当前研究的热点，目前临床上应用普遍。去甲基化药物也可用于桥接 HSCT 以及 HSCT 治疗失败的患者。在一项随机 III 期临床试验中，明确提出使用 AZA 治疗的患者生存期优于常规治疗方案。DAC 和葡萄糖酸氯己定（chlorhexidine gluconate，CHG）方案和低剂量阿糖胞苷和高三尖杉酯碱加 G-CSF 方案对高风险 MDS 均有效，且没有交叉耐药性。对于核型较差的患者，DAC 可能是更好的选择。MDS 表现出肿瘤抑制基因高甲基化，而 DNA 甲基化通过基因表达失活促进了癌症的发生和发展。AZA 和 DAC 的作用机制为诱导去甲基化，这可能会诱导细胞分化、肿瘤抑制基因地再表达，并重新激活肿瘤抑制基因。去甲基化药物可显著提高肿瘤抑制基因反应率，降低白血病转化风险，提高生存率。同时，由于去甲基化药物在高低剂量时完全不同的效果，治疗的合适剂量仍在研究中。

1. 阿扎胞苷（AZA）　在美国，AZA 被推荐为高风险 MDS 的一线治疗方法。AZA 合成于 1963 年，最早用于 AML 的治疗，后来的研究表明，高风险 MDS 采用 AZA 治疗能够达到 60% 的总反应率，明显高于对照组的 5% 总反应率 1 例。在一项随机、多中心试验中，比较了试验组皮下注射 AZA 与对照组单独支持治疗的疗效，结果显示试验组的总反应率显著高于对照组。因此，美国国立综合癌症网络指南将 AZA 作为高风险 MDS 治疗的首选药物。AZA 可减少输血需求、延迟向 AML 的转化时间，明显改善患者生存质量。

2. 地西他滨（DAC） DAC 于 2009 年在我国开始上市应用。Kantarjian 等的一项研究显示，DAC 方案总反应率为 30%，完全缓解率为 9%。多项研究表明，DAC 治疗 MDS 可行且有效，为亚洲 MDS 患者的治疗提供了更为重要的指导意义。但是需指出的是，DAC 治疗的总有效率和缓解率差强人意，复发等问题仍是高风险 MDS 治疗中不可避免的难关。

（四）其他药物

Guadecitabine（SGI-110）作为新一代去甲基化药物，可通过延长肿瘤细胞接触 DAC 的时间，明显降低体内甲基化水平，目前仍在临床试验中。

多激酶抑制剂 Rigosertib（ON-01910）被认为是去甲基化药物治疗失败的晚期 MDS 一种有效治疗方法。Rigosertib 可与 RAF、Pl3K 的 Rasbinding 域结合，从而抑制 PI3K 和 PLK 控制的细胞信号通路。去甲基化药物治疗失败的患者可能受益于 Rigosertib。

BCL-2 抑制剂维奈克拉（venetoclax，VEN）目前已用于 MDS 患者。VEN 在不存在 ASXL1、RUNX1、TP53 或 EZH2 等不良突变的高风险 MDS 患首中有效诱导细胞凋亡。早期的体外研究表明，VEN 与治疗 MDS 常用药物，特别是去甲基化药物具有协同作用。一项 Ib 期研究发现，在不符合强化化疗条件的老年患者中，VEN 联合去甲基化药物效果良好。

综上所述，MDS 临床诊治和预后异质性仍是需要深入探究的问题。目前治疗选择有限，未来 MDS 的治疗趋势在于多种药物联合，包括 TGFbeta 配体捕获剂和 Imetelstat 联合应用、组蛋白去乙酰化酶抑制剂（histone deacetylases inhibitor，HDACl）及利妥昔单抗（CD33 单抗）等联合治疗。新药的开发包括口服和长效去甲基化药物、FLT3 抑制剂，新的靶向药物如多种激酶抑制剂、异柠檬酸脱氢酶 1/2 抑制剂和强化化疗的新选择也已经进入研究，这些治疗都将给患者带来希望。去甲基化药物作为联合疗法的一部分，仍是 MDS 一线治疗的首选。总而言之，MDS 的治疗仍有较大的研究空间，前景值得期待。

第八节 淋 巴 瘤

淋巴瘤是一种来源于淋巴组织恶性增生的实体瘤。大多数病例病变最初起源于一组淋巴结或结外某一器官，而后累及其他淋巴结和（或）结外器官，部分病例发病时即呈多中心恶性增生，疾病累及全身。

一、病因和发病机制

目前对淋巴瘤的病因和发病机制尚未完全阐明。资料表明病毒感染是其主要原因。

二、临床表现

淋巴瘤细胞增生引起淋巴结肿大和压迫症状，侵犯器官组织引起各系统症状是霍奇金淋巴瘤（HL）和非霍奇金淋巴瘤（NHL）的共同表现。但两者的病理组织学变化不同也形成了各自的临床特点。

（一）霍奇金淋巴瘤

多见于青年，儿童少见。浅表性淋巴结肿大为首发症状（占60%~70%），以颈部最多见，左侧多于右侧，其次为锁骨上淋巴结肿大。早期肿大淋巴结无痛，活动，与皮肤不粘连，有弹性或象皮样感觉，后期肿大的淋巴结可相互粘连、融合成块，如迅速增大或侵犯神经可引起疼痛。

（二）非霍奇金淋巴瘤

相对于HL而言，NHL有以下特点：①随年龄增长而发病增加（国内发病中位数在40岁左右），男性多于女性（1.5∶1）；②NHL有远处扩散和结外侵犯倾向，对各器官的侵犯较HL多见；③常以高热或各系统症状发病，无痛性颈或锁骨上淋巴结肿大为首发表现者较HL少；④除惰性淋巴瘤外，一般发展迅速。

三、诊断

随着对淋巴瘤发生机制和生物学行为的认识不断深入，淋巴瘤的诊断已经步入了精准时代，越来越多的新技术被应用于病理诊断过程中，并进而用于指导治疗。

一项研究勾画了DLBCL相关的免疫图谱，分析淋巴瘤内环境的改变对免疫微环境的影响。该研究对900例患者基因组数据集的转录组进行了基因集变异分析，通过免疫相关基因集的差异表达评分进行定义，最终得到"ABC热""ABC冷""GCB热"和"GCB冷"四个不同的免疫簇。结果显示PD-L1基因扩增与"T细胞炎症"肿瘤微环境相关，且富集在"ABC 热"簇中。在可进行 RNA 测序（RNAseq）和 FFPE 组织可用的 90 例 DLBCL 患者中，多光谱组织成像技术分析显示"热肿瘤"与"冷肿瘤"相比，CD_8*T 细胞与肿瘤细胞比值显著升高。"ABC 热"中 CD_4 T 细胞与肿瘤细胞比值也显著升高。TMEM30A 和 MYD88 的功能缺失（loss-of-function，LOF）突变主要发生在"ABC 冷"簇中，ATM 和 lFOXOI 的 LOF 突变主要发生在"GCB 冷"簇中。SOCSl 和 B2M 的 LOF 突变主要发生在"GCB 热"簇中。

》 四、预后

除病理类型和治疗模式外，还有多种因素会影响淋巴瘤患者的生存预后，包括基线的疾病特征以及不同的基因突变情况。

国内多中心研究探讨建立结外 NK/T 细胞淋巴瘤的 NRI 预后模型。该研究以 Nomogram 研究中的 1383 例患者作为建模队列，以 2008—2016 年非蒽环类化疗或单纯放疗为一线治疗的 1582 例患者作为验证队列，纳入年龄、Ann Arbor 分期、ECOG 评分、乳酸脱氢酶和原发肿瘤侵犯 5 个危险因素，低危、中低危、中高危、高危和很高危组患者的 5 年 OS 率分别为 85.4%、78.7%、68.4%、52.5% 和 33.2%。

一项研究通过靶向测序和转录组测序的方法探索了 DLBCL 患者中 PIMI 突变的情况，纳入 1163 例患者，发现 PIMI 突变频率为 28.4%，突变患者具有较差的 PFS 和 OS；PIMI 与 SETDIB 和 CD79B 的突变共同发生，与 SPEN 突变互斥；基于差异表达基因构建的风险模型可以更好地对 DLBCL 的预后进行分层。

为了推动淋巴瘤的规范化诊断和治疗，国家卫生健康委员会能力建设和继续教育中心于 2021 年 4 月 24 日正式启动淋巴瘤专科建设项目，建立淋巴瘤病理、临床和全程管理三个小组。回望过去，淋巴瘤的诊疗依然在规范化治疗的道路上奋力前行；展望未来，淋巴瘤的治疗领域里面依然会有更多的创新和突破，期待临床医生能有更多的强有力的武器，从而使更多的患者获益。

》 五、治疗

以化疗为主的化、放疗结合的综合治疗是淋巴瘤的基本治疗策略。

（一）霍奇金淋巴瘤

根据病理类型及病期和其他影响预后的因素，采取不同的综合治疗措施才能取得满意疗效。

1. ⅠA、ⅡA 给予扩大照射。

2. 化疗　①MOPP 方案；②ABVD 方案。如 ABVD 方案失败，可考虑大剂量化疗或自体造血干细胞移植。

（二）非霍奇金淋巴瘤

治疗策略以化疗为主。

1. 惰性淋巴瘤　惰性淋巴瘤发展缓慢，化、放疗有效，但不易缓解。

2. 侵袭性淋巴瘤　不论分期均以化疗为主，对化疗残留肿块、局部巨大肿块或中枢神经系统累及者，可行局部放疗扩大照射（25 Gy）作为化疗的补充。

（三）生物治疗

单克隆抗体，干扰素。胃黏膜相关性淋巴结样组织淋巴瘤可使用抗幽门螺杆菌的药物杀灭幽门螺杆菌，经抗感染治疗后部分患者症状改善，淋巴瘤消失。

（四）骨髓或造血干细胞移植

55 岁以下、重要脏器功能正常、如属缓解期短、难治易复发的侵袭性淋巴瘤、4 个 CHOP 方案使淋巴结缩小超过 3/4 者，可考虑全淋巴结放疗（即斗篷式合并倒"Y"字式扩大照射），以及大剂量联合化疗后进行异基因或自体骨髓（或外周血造血干细胞）移植，以期最大限度地杀灭肿瘤细胞，取得较长期缓解和无病生存。

（五）脾切除术

合并脾功能亢进者，如有脾切除指征，可行脾切除术，以提高血象，为以后化疗创造有利条件。

第九节　多发性骨髓瘤

》一、病因和发病机制

本病的病因尚未完全阐明。有学者认为人类 8 型疱疹病毒参与了骨髓瘤的发生。

》》二、临床表现

（一）骨骼破坏

约 60% 的患者以骨痛为主要首发症状，常见于腰背部，其次为胸肋骨，四肢长骨和关节痛较少见。瘤细胞浸润可形成骨骼局部肿物。疼痛常为进行性，突然加重可能发生病理性骨折。

（二）髓外浸润

70% 的患者有髓外骨髓瘤细胞浸润。淋巴结及肾等受累肿大；神经浸润，临床上以胸、腰椎破坏压缩以及压迫脊髓所致的截瘫易见，其次为神经根损害等；孤立性病变仅见于软组织者，如口腔及呼吸道等，称之为髓外骨髓瘤；多发性骨髓瘤也可发展为浆细胞白血病，大多属 IgA 型，症状同其他急性白血病，外周血浆细胞大于 $2.0 \times 10^9/L$。

（三）反复感染

由于正常免疫球蛋白合成受抑或加速分解、体液免疫缺陷，患者易发生细菌性肺炎和尿路感染，甚至败血症。病毒性感染以带状疱疹为多见。

（四）高黏滞综合征

由于大量 M 蛋白而使血液的黏滞性增加，造成血液循环不良。患者有头晕、视物障碍、手足麻木，严重者出现意识障碍甚至昏迷。同样病变也可见于心、脑、肾及其他组织器官。

（五）贫血及出血倾向

由于骨髓瘤细胞浸润骨髓，以及 M 蛋白引起高黏血症，肾衰竭和出血，几乎所有的患者都有不同程度的贫血。由于血小板减少，M 蛋白覆盖于血小板及凝血因子表面，影响止血和凝血功能，以及血液黏滞性增加、毛细血管受损而发生皮肤与黏膜的出血及渗血。

（六）淀粉样变性

少数患者可发生淀粉样变性，主要见于舌、心脏、骨骼肌、韧带、胃肠道、皮肤、外周神经及其他脏器。50% 以上患者肝大。

（七）高钙血症和高尿酸血症

由于广泛的溶骨性病变，M 蛋白与钙结合而导致血钙和尿钙增多，高钙血症可引起头痛、嗜睡、呕吐、烦躁多怒、多尿和便秘。由于多发性骨髓瘤细胞的破坏，致使血中尿酸升高，严重者可并发尿路结石，影响肾功能。

（八）肾功能损害

由于 M 蛋白在肾组织内沉积，大量轻链从肾小球滤过后被肾小管重吸收，造成肾小管损害。高血钙、高尿酸血症、高黏滞综合征、骨髓瘤细胞浸润都可引起肾损害。50% 的患者在起病时由于肾损害而有蛋白尿、尿浓缩及酸化功能障碍，20% 的患者出现肾衰竭，但不表现为高血压。

》三、治疗

（一）骨质破坏的治疗

二膦酸盐有抑制破骨细胞的作用，常用帕米膦酸二钠每个月 60 ～ 90 mg，静脉滴注，可减少疼痛，部分患者出现骨质修复。

（二）造血干细胞移植

造血干细胞移植是一种可以减少肿瘤负荷、延长生存的治疗方法。如果能加强其移植物抗肿瘤的作用，减轻移植物抗宿主病的发生，则疗效可能会更好。

（三）沙利度胺（反应停）

沙利度胺有抑制新生血管生长的作用。用法：50 ～ 600 mg/d，分 2 ～ 3 次口服，部分患者有效。

（四）生物治疗

干扰素 α（IFN-α）300 万～ 500 万 U/d，肌内或皮下注射，每周 3 次，疗程至少 3 个月，与化疗合用可提高疗效。

（五）对症治疗

1. 止痛　患者多处病理性骨折，疼痛是一个突出症状。

（1）氯磷酸盐（骨膦）：3 ～ 5 mg/kg + 生理盐水 500 ml 静脉滴注，3 ～ 4 h 滴完，连用 3 ～ 5 d，改为 800 mg 口服，每天 3 次，饭前 1 ～ 2 h 服用。或帕米磷酸盐（博宁）15 ～ 45 mg/d + 生理盐水 500 ml 静脉滴注，共 6 d。

（2）止痛剂：如尼美舒利、布洛芬（芬必得）等。

（3）放射治疗：如上述治疗仍不能缓解患者疼痛，可给予局部单次或分次照射治疗，总剂量为 8 ～ 10 Gy。

2. 高钙血症　患者血钙达 4.0 μmol/L，应予处理，包括：

（1）加大补液量：每天至少 2000 ml 以增加钙排泄。

（2）利尿剂：呋塞米 80 mg，静脉注射，每天 1 次。

（3）降钙素（密盖息）：4 U/kg，肌内注射，每天 2 次。

3．贫血

（1）输少浆血或浓缩红细胞。

（2）雄性激素：十一酸睾酮（安雄）40 mg，口服，每天 2 ~ 3 次。

（3）EPO：6000 ~ 10 000 U，肌内注射，每周 2 次。

4．抗感染治疗　患者长期卧床，肺底可闻及湿啰音，提示有肺部感染可能，可给予青霉素 640 万 U/d 静脉滴注，再加头孢噻肟钠 4.0 g/d 静脉滴注。

（赵艳秋）

第七章　内分泌系统和代谢性疾病诊疗策略

第一节　腺垂体功能减退症

》一、定义

腺垂体功能减退症（HP）是指各种病因损伤下丘脑、下丘脑-垂体通路、垂体而引起的单一的、多种的或全部垂体激素分泌不足的疾病。由垂体本身病变引起的称为原发性腺垂体功能减退症，由下丘脑神经病变或垂体门脉系统发生障碍引起的称为继发性腺垂体功能减退症。

》二、临床表现

HP往往起病隐匿，临床表现差异较大，与性别、年龄、病因及激素缺乏的类型和程度有关。多数HP患者表现为多种激素分泌不足，由垂体瘤或放疗导致的垂体功能减退通常首先出现先天激素（GH）和FSH/LH缺乏，其次为TSH和ACTH缺乏。GH缺乏的患者常出现躯干型肥胖、肌肉量减少、活动耐力下降、骨量减少、易骨折及胰岛素抵抗等。FSH和LH缺乏在成年男性中常表现为性功能减退、睾丸缩小、阳痿及不育等；在成年女性中则表现为月经稀少或闭经、乳房萎缩、不育及阴道干燥等。TSH缺乏时患者常出现怕冷、便秘、乏力等甲状腺功能减退的表现，但一般较原发性甲状腺功能减退的症状轻。ACTH缺乏时，患者以乏力、头晕、恶心、呕吐、低血压等非特异性表现为主，实验室检查常出现低钠血症、低血糖，在临床诊疗过程中常与消化系统疾病相混淆，尤其是在老年患者中易误诊为消化系统疾病。当垂体后叶受累，即合并中枢性尿崩症时，患者会出现多饮、多尿等ADH缺乏的临床表现。

HP患者处于感染、创伤、手术等应激状态时，若激素补充不足，可使患者对应激的反应能力下降，易诱发垂体危象，出现低血糖、低血压、低钠血症、昏迷等表现，属于内科的急症之一，如不及时救治甚至可能危及生命！该疾病的诊断主要依靠相关病史（产后大出血、蝶鞍区手术及放疗史等）、激素缺乏的临床表现、内分泌功能检查及垂体影像学检查，部分患者可同时伴有肿瘤压迫症状（如头痛、视野缺损等）。

》三、HP 对糖、脂质等营养物质代谢的影响

HP 常伴有糖脂代谢紊乱，具体表现为低血糖、胰岛素抵抗、血脂异常等，代谢综合征和 MAFLD 的患病率较普通人群升高。目前的临床研究多集中于 GH 缺乏及其替代治疗对糖脂代谢的影响，即研究对象多为 GH 缺乏的 HP 患者。研究发现生长激素缺乏（GHD）患者常具有代谢综合征的特征，且 GH 替代治疗有助于改善身体成分、血脂谱等，因此 GH 缺乏与糖脂代谢的关系是近年来的研究热点。

（一）糖代谢

HP 患者可伴有低血糖、胰岛素抵抗、高血糖等糖代谢异常。低血糖的发生可能与 ACTH 和 GH 缺乏所致的皮质醇水平降低有关。GHD 儿童有胰岛素敏感的倾向，并可由于肝葡萄糖生成减少而发展为自发性空腹低血糖，但没有接受 GH 替代治疗的 GHD 成人常表现为胰岛素抵抗。HP 患者高血糖可能与功能性垂体瘤（如垂体 GH 瘤所致的肢端肥大症、ACTH 瘤所致的垂体性库欣综合征）、鞍区手术损伤下丘脑（如颅咽管瘤术后患者常出现下丘脑肥胖）、激素替代治疗剂量不当等因素有关。

（二）脂质代谢

研究发现，HP 患者常出现血脂异常、内脏脂肪增加、非酒精性脂肪性肝病（NAFLD）等脂代谢紊乱。李俊等对 260 例 HP 患者进行分析，发现血脂异常的比例为 32.9%。Mandal 等对 38 名希恩综合征的患者进行分析，发现有 81.5% 的患者合并血脂异常，以 HDL-C 偏低较为常见。Nyenwe 等的研究中，与年龄、性别、种族和 BMI 匹配的对照组相比，HP 患者高甘油三酯血症患病率更高（80% 比 70%），低高密度脂蛋白胆固醇血症的患病率也更高（84% 比 70%）。Adams 等的研究中，21 名下丘脑 - 垂体功能减退的患者在诊断时平均 TG 和 TC 水平升高，且随病程的延长呈逐渐升高的趋势。

NAFLD 已经被认为是全球慢性肝病最常见的病因，包括非酒精性脂肪肝和非酒精性脂肪性肝炎（nonalcoholic steatohepatitis，NASH），可进展为肝硬化和肝癌。多数情况下，NAFLD 的发生是基于代谢综合征、肥胖、2 型糖尿病、高脂血症等危险因素的

存在，而 HP 患者常具有上述特征。另外，脂肪肝的严重程度被证明与垂体功能减退患者的 GH 水平有关。在非 GH 缺乏的人群中，GH、IGF-1、IGF 结合蛋白 3 与 NAFLD 的肝纤维化和脂肪变性有关，血清 IGF-1 水平的降低与 NAFLD 患者肝炎的严重程度、肝细胞球囊化和纤维化相关，这表明 GH 及 IGF-1 可能在生理状态下对肝起重要作用。总之，不断有证据表明，成人 GH 缺乏状态与肝纤维化的发展密切相关。其他垂体激素缺乏对 NAFLD 的贡献仍有待研究。此外，有研究发现 HP 患者肝纤维化程度发展迅速的原因可能与血浆渗透压、BMI、糖尿病和瘦素水平有关。

多项回顾性研究发现，与普通人群相比，垂体功能低下患者代谢综合征的患病率增加了 20% ~ 50%。HP 往往涉及多种垂体及其靶腺激素缺乏，几乎所有激素都对糖脂代谢有一定作用，其不同表型对糖脂代谢的影响有待进一步研究，可能有助于 HP 患者的精细化管理。

》 四、HP 激素替代治疗对糖、脂等营养物质代谢的作用

激素替代治疗为 HP 的主要治疗策略。由于各垂体 - 靶腺激素对糖脂代谢的作用不同，替代治疗对糖脂代谢的作用涉及多种激素共同影响，机制复杂。目前研究结论较为确切的是 GH 替代治疗对糖脂代谢的影响，即研究对象多为单独 GH 缺乏或伴其他激素缺乏的 HP 患者。

研究发现，GH 替代治疗能够有效减少 GHD 患者的内脏脂肪含量，改善血脂谱，其对血脂的作用主要表现为降低 TC 和 LDL-C 水平，升高 HDL-C 水平，而其对高三酰甘油血症的改善作用似乎并不明显。Newman 等的一项涉及 1000 多名受试者的 meta 分析报告，GH 替代治疗降低了 TC 和 LDL-C 水平，其中 LDL-C 水平下降了 11.3%，而 HDL-C 和 TG 水平无显著变化。

一般认为，GH 替代治疗对糖代谢的影响可能分为两个阶段：第一个阶段是在替代治疗之初，由于 GH 的脂解作用、FFA 释放和外周葡萄糖利用的下降，使糖代谢紊乱加重；第二个阶段是在长期低剂量 GH 替代治疗时，由于内脏脂肪量减少、IGF-1 作用增强，使胰岛素敏感性增强。因此，有糖尿病危险因素的成人在进行生长激素替代治疗时，尤其是替代治疗之初，应密切监测血糖状况。另外，有研究发现，GH 替代治疗有助于改善合并 NAFLD 和 NASH 患者的肝酶水平和肝纤维化程度。

肾上腺皮质轴受累时最常用的替代治疗药物是短效糖皮质激素——氢化可的松（hydrocortisone，HC），GC 替代过量或非生理剂量替代与胰岛素抵抗、内脏脂肪增加、

糖耐量受损、糖尿病、血脂异常相关。由于 GC 分泌具有个体差异性，且缺乏可靠的生物标志物来监测糖皮质激素替代效果，其最佳替代治疗量和替代方案一直存在争议。Hammar strand 等对 392 例继发性肾上腺皮质功能减退患者进行回顾性分析发现，每日 HC 替代剂量超过 20 mg 的患者死亡率增加，而每日剂量 ≤ 20 mg 的替代剂量不会导致死亡增加。目前已经有更加符合生理皮质醇分泌曲线的替代治疗药物研发出来，似乎可以改善 HP 患者的心血管危险因素、糖代谢和生活质量。

左甲状腺素（levothyroxine，L-T4）是 HP 患者甲状腺轴受累时的一线替代治疗药物。不同于原发性甲状腺功能减退，TSH 不能作为继发性甲状腺功能减退替代效果的评价指标，一般需依靠血清游离甲状腺素（free thyroxine，FT4）水平。众所周知，原发性甲状腺功能减退会导致体重增加、血脂异常等代谢紊乱，左甲状腺素替代治疗对血脂有较好的改善作用。相比而言，HP 继发的甲状腺功能减退（即中枢性甲减）研究较少，可能是由于中枢性甲减患者的糖脂代谢易受其他激素和疾病影响。

睾酮替代治疗可以改善代谢相关指标，包括空腹血糖水平、胰岛素抵抗、血脂、腰围等。未被诊断和治疗的性激素缺乏被认为可能是 HP 患者死亡率增加的主要原因之一。目前不同研究之间得出的结果存在差异，可能与年龄、种族、给药方式、剂量等的不同有关，多数睾酮替代治疗的患者中可观察到对糖脂代谢的改善作用，值得注意的是，睾酮替代治疗可能会降低 HDL-C 水平，并且在一些老年人中替代治疗可能对糖脂代谢作用不大，仍需要更大样本的研究证实。

雌孕激素替代治疗对血脂和脂蛋白的影响已被认识多年，其对脂质代谢的作用于替代方案和剂量有关。研究表明，未经治疗的促性腺激素缺乏是影响 HP 患者死亡率的独立因素，性激素替代治疗与标准死亡率显著降低相关。Host 等的研究发现年轻 HP 女性短期停用雌激素替代治疗后肝酶升高，而胰岛素敏感性和血脂水平无显著变化，提示雌激素可能对肝代谢具有益处。

综上所述，低剂量 GH 长期替代长期治疗被认为是相对安全的，有利于改善垂体功能低下患者的脂质代谢水平。另外，≤ 20 mg/d 的 HC 替代，充足的甲状腺激素替代，恰当的性激素替代治疗对糖脂代谢平衡可能也有重要的积极意义。到目前为止，较少有研究关注糖皮质激素、甲状腺素和性激素替代方案对垂体功能低下患者糖脂代谢特征的影响。各种激素的替代方案如何平衡对糖脂代谢更有利仍需要更多的研究来阐明。

五、治疗

（一）病因治疗

腺垂体功能减退症可由多种原因引起，治疗应针对病因治疗，尤其是肿瘤患者可采用手术、放疗和化疗等措施。对于鞍区占位性病变，首先必须解除压迫，减轻和缓解颅内高压症状，提高生活质量。对于出血、休克而引起的缺血性垂体坏死，关键在于预防，加强产妇围生期的监护，及时纠正产科病理状态。

（二）靶腺激素替代治疗

腺垂体功能减退症采用相应靶腺激素替代治疗，能取得满意的效果，如改善精神和体力活动，改善全身代谢及性功能，防治骨质疏松，但需要长期甚至终身维持治疗。应激情况下需要适当增加糖皮质激素剂量。所有替代治疗宜经口服给药。一般情况下给予左甲状腺素 50 ~ 150 μg/d，泼尼松 5 ~ 7.5 mg/d，应急时剂量应增加。中年以上妇女可不用或小剂量使用性激素，年龄较轻者，可做人工月经。

治疗过程中应先补充糖皮质激素，然后再补充甲状腺激素，以防肾上腺危象的发生。对于老年人、冠心病、骨密度低的患者，甲状腺激素宜从小剂量开始，并以缓慢递增剂量为原则，一般不必补充盐皮质激素。

（三）垂体危象处理

首先给予静脉推注 50% 葡萄糖注射液 40 ~ 60 ml 以抢救低血糖，继而补充 10% 葡萄糖盐水，每 500 ~ 1000 ml 中加入氢化可的松 50 ~ 100 mg 静脉滴注，以解除急性肾上腺功能减退危象。有循环衰竭者按休克原则治疗，有感染败血症者应积极抗感染治疗，有水中毒者主要应加强利尿，可给予泼尼松或氢化可的松。低温与甲状腺功能减退有关，可给予小剂量甲状腺激素，并用保暖毯逐渐加温。禁用或慎用麻醉剂、镇静药、催眠药或降糖药等。

第二节 尿 崩 症

一、病因和发病机制

中枢性尿崩症是由于多种原因影响了 AVP 的合成、转运、储存及释放所致，可分为继发性、特发性和遗传性尿崩症。

》 二、临床表现

尿崩症的主要临床表现为多尿、烦渴与多饮，起病常较急，一般起病日期明确。24 h
尿量可多达 5 ~ 10 L，一般最多不超过 18 L，但也有报道达 40 L/d 者。尿比重常在 1.005
以下，尿渗透压常为 50 ~ 200 mOsm/L，尿色淡如清水。部分患者症状较轻，24 h 尿量
仅为 2.5 ~ 5 L，如限制饮水，尿比重可超过 1.010，尿渗透压可超过血浆渗透压，可达
290 ~ 600 mOsm/L，称为部分性尿崩症。

》 三、治疗

（一）病因治疗

继发性尿崩症尽量治疗其原发病。

（二）替代疗法

1. 去氨加压素（1- 脱氨 -8- 右旋精氨酸加压素，DDAVP）　人工合成的加压素类
似物，抗利尿作用强，无加压作用，不良反应少，为目前治疗尿崩症的首选药物。

2. 鞣酸加压素油剂　每次 0.1 ~ 0.3 ml 肌内注射，以了解药物疗效程度及作用持
续时间，从而调整剂量及间隔时间，一般注射 0.2 ~ 0.5 ml，效果可维持 3 ~ 4 天，具
体剂量因人而异，用时应摇匀。长期应用 2 年左右因产生抗体而导致效果降低。慎防
用量过大引起水中毒。

3. 垂体后叶素水剂　仅能维持 3 ~ 6 h，每日须多次注射，长期应用不便，主要
用于脑损伤或手术时出现的尿崩症，每次 5 ~ 10 U，皮下注射。

（三）利尿药物

1. 氢氯噻嗪　每次 25 mg，每日 2 ~ 3 次，可使尿量减少一半。其作用机制可能
是尿中排钠增加，体内缺钠，肾近曲小管重吸收增加，使到达远曲小管的原尿减少，
因而尿量减少。氢氯噻嗪对肾性尿崩症也有效。长期服用氢氯噻嗪可能引起低钾、高
尿酸血症等，因此应适当补充钾盐。

2. 卡马西平　能刺激 AVP 分泌，使尿量减少，每次 0.2 g，每日 2 ~ 3 次。其作
用不及氯磺丙脲。

3. 氯磺丙脲　刺激 AVP 释放并增强 AVP 对肾小管的作用。服药后可使尿量减

少，尿渗透压增高，每日剂量不超过 0.2 g，早晨一次口服。本药可引起严重低血糖，也可引起水中毒，应注意。

第三节 单纯性甲状腺肿

》一、病因和发病机制

（一）病因

1. 缺碘 缺碘是地方性甲状腺肿的主要病因，世界卫生组织（WHO）推荐的成年人每日碘摄入量为 150 μg。补充碘剂后，甲状腺肿的患病率显著下降。碘需要增加的情况下可出现甲状腺肿，如妊娠期、哺乳期、青春期等。

2. 高碘 碘与甲状腺肿的患病率呈现一条"U"形曲线：碘缺乏时，甲状腺肿的患病率增加，称为"低碘性甲状腺肿"，随着摄碘量的增加，甲状腺肿的患病率逐渐下降，达到 5% 以下（即 U 的底端）；如果碘摄入量再继续增加，甲状腺肿的患病率则回升，部分学者称这类甲状腺肿为"高碘性甲状腺肿"。

3. 致甲状腺肿物质 某些物质可阻碍甲状腺激素合成，从而导致甲状腺代偿性肿大，包括硫脲类药物、硫氰酸盐和保泰松等。卷心菜、核桃和木薯中的氰基苷在肠道内分解出硫氰酸盐，从而抑制甲状腺摄碘。

4. 先天性甲状腺激素合成障碍 是儿童期少见的一种病因。先天性甲状腺激素合成障碍包括碘化酪氨酸偶联障碍、异常甲状腺球蛋白形成、甲状腺球蛋白水解障碍等。

（二）发病机制

目前单纯性甲状腺肿发病机制不明，可能由各种病因损害甲状腺的合成和分泌功能，使垂体 TSH 分泌增加，导致甲状腺组织增生，腺体肿大所致。但是，单纯性甲状腺肿 TSH 浓度大多正常，故可能还有其他机制参与该过程。

》二、病理

甲状腺呈弥漫性或结节性肿大，切面可见结节、纤维化、出血和钙化。病变初期，整个腺体滤泡增生，血管丰富；随着病变进展，滤泡的面积发生变化，一部分滤泡退化，另外一部分滤泡增大并且富含胶质，这些滤泡之间被纤维组织间隔。

》三、治疗

（一）病因治疗

地方性甲状腺肿可使用碘盐治疗，多食海带、海产品；高碘引起的甲状腺肿可低碘饮食，由于致甲状腺肿物质引起者停用食物或者药物。

（二）甲状腺肿的治疗

一般不需要治疗。对甲状腺肿大明显者可以试用左甲状腺素（L-T$_4$），但是治疗效果不显著。L-T$_4$ 治疗中必须监测血清 TSH 水平，血清 TSH 降低或者处于正常下限时不能应用；甲状腺核素扫描证实有自主功能区域存在者，也不能应用 L-T$_4$ 治疗；给予 L-T$_4$ 时应当从小剂量开始，以避免诱发和加重冠心病。对甲状腺肿明显、有压迫症状者应采取手术治疗。

第四节　甲状腺功能亢进症

》一、病因分类

甲状腺功能亢进症（简称为甲亢）的病因分类如下。

（一）甲状腺性甲亢

包括：①弥漫性毒性甲状腺肿（Graves 病）；②多结节性毒性甲状腺肿；③甲状腺自主高功能腺瘤（Plummer 病）；④碘致甲状腺功能亢进症（碘甲亢，IIH）；⑤桥本甲状腺毒症；⑥新生儿甲状腺功能亢进症；⑦滤泡状甲状腺癌。

（二）垂体性甲亢

包括：①垂体 TSH 瘤或 TSH 细胞增生性甲亢；②垂体性甲状腺激素不敏感综合征。

（三）一过性甲亢

包括：①亚急性甲状腺炎；②桥本甲状腺炎（包括萎缩性甲状腺炎）。

（四）其他类型甲亢

包括：①外源甲状腺激素替代；②异位甲状腺激素产生。

》 二、临床表现

（一）甲状腺毒症表现

1. 高代谢综合征 甲状腺激素分泌增多导致交感神经兴奋性增高和新陈代谢加速，患者常有疲乏无力、怕热多汗、皮肤潮湿、多食善饥、体重显著下降等。

2. 精神神经系统 多言好动、紧张焦虑、焦躁易怒、失眠不安、思想不集中、记忆力减退，手和眼睑震颤。

3. 心血管系统 轻者心悸、气短、心动过速，重者出现心动过速、心律失常、心脏增大和心力衰竭。

4. 消化系统 常有食欲亢进，多食消瘦。排便次数增多，大便一般呈糊状。重者可有肝大及肝功能损害，偶有黄疸。

5. 肌肉骨骼系统 主要是甲状腺毒症性周期性瘫痪，20～40岁亚洲男性好发，发病诱因包括剧烈运动、高糖饮食、注射胰岛素等，病变主要累及下肢，有低钾血症。病程呈自限性，甲亢控制后可以自愈。少数患者发生甲亢性肌病，肌无力多累及近心端的肩胛和骨盆带肌群。

6. 造血系统 循环血淋巴细胞比例增加，单核细胞增加，但是白细胞总数减少。可以伴发血小板减少性紫癜。

7. 生殖系统 女性月经减少或闭经。男性阳痿，偶有乳腺增生。

（二）甲状腺肿大

大多数患者有程度不等的甲状腺肿大。甲状腺肿为弥漫性、对称性，质地不等，无压痛。甲状腺上下极可触及震颤，闻及血管杂音。少数病例甲状腺可以不肿大。

（三）眼征

甲状腺功能亢进症的眼部表现分为单纯性突眼和浸润性突眼两种类型。

1. 单纯性突眼 病因与甲状腺毒症所致的交感神经兴奋性增高有关。常有下列眼征：①眼球轻度突出。②Stellwag征：瞬目减少，炯炯发亮。③上睑挛缩，睑裂增宽。④Von Graefe征：双眼向下看时，由于上眼睑不能随眼球下落，显现白色巩膜。⑤Joffroy征：眼球向上看时，前额皮肤不能皱起。

2. 浸润性突眼 也称Graves眼病（简称GO），病因与眶周组织的自身免疫炎症反应有关。除了上述眼征外，患者有畏光、流泪、眼部胀痛、刺痛、异物感，甚至有复视、视野缩小、视力减退。突眼度超过正常上限 4 mm。由于眼球高度突出，眼睑不能闭合，结膜和角膜经常暴露，易受外界刺激而发生结膜充血、水肿、角膜炎、角膜溃疡等，严重者会导致失明。

》 三、治疗

（一）抗甲状腺药物

1．适应证　①病情轻、中度患者；②甲状腺轻、中度肿大；③年龄小于 20 岁；④孕妇、高龄或由于其他严重疾病不适宜手术者；⑤手术前和 ^{131}I 治疗前的准备；⑥手术后复发且不适宜 ^{131}I 治疗者。

2．剂量与疗程　以 PTU 为例，如用 MMI 则剂量为 PTU 的 1/10。①初治期：300 ～ 450 mg/d，分 3 次口服，持续 6 ～ 8 周，每 4 周复查血清甲状腺激素水平 1 次。由于药物的血浆半衰期在 1 周左右，加之甲状腺内储存的甲状腺激素释放约需要 2 周时间，所以 ATD 开始发挥作用多在 4 周以上。临床症状缓解后开始减药。临床症状的缓解可能要滞后于激素水平的改善。②减量期：每 2 ～ 4 周减量 1 次，每次减量 50 ～ 100 mg/d，3 ～ 4 个月减至维持量。③维持期：50 ～ 100 mg/d，维持治疗 1 ～ 1.5 年。近年来提倡 MMI 小量服用法，即 MMI 15 ～ 30 mg/d，治疗效果与 40 mg/d 相同。在治疗过程中出现甲状腺功能低下或甲状腺明显增大时可酌情加用左甲状腺素（L-T$_4$），同时减少 ATD 的剂量。

3．不良反应　①粒细胞减少：ATD 可以引起白细胞减少，发生率约为 5%，严重者可发生粒细胞缺乏症。主要发生在治疗开始后的 2 ～ 3 个月内，外周血白细胞低于 3×10^9/L 或中性粒细胞低于 1.5×10^9/L 时应当停药。由于甲亢本身也可以引起白细胞减少，所以要区分是甲亢所致还是 ATD 所致。治疗前和治疗后定期检查白细胞是必须的，发现有白细胞减少时，应当先使用促进白细胞增生药。②皮疹：发生率为 2% ～ 3%。可先试用抗组胺药，皮疹严重时应及时停药，以免发生剥脱性皮炎。③中毒性肝病：发生率为 0.1% ～ 0.2%，多在用药后 3 周发生，表现为变态反应性肝炎，血清转氨酶显著升高，肝穿刺可见片状肝细胞坏死，死亡率达 25% ～ 30%。PTU 还可以引起 20% ～ 30% 的患者血清转氨酶升高，可达正常值的 1.1 ～ 1.6 倍。另外，甲亢本身也有血清转氨酶增高，所以在用药前需要检查肝功能，以区别是否是药物的副作用。

4．停药指标　主要依据临床症状和体征。目前认为 ATD 维持治疗 18 ～ 24 个月可以停药。下述指标预示甲亢可能治愈：①甲状腺肿明显缩小；②TSAb（或 TRAb）转为阴性。

（二）^{131}I 治疗

1．适应证　①成人 Graves 甲亢伴甲状腺肿大Ⅱ度以上；②ATD 治疗失败或过敏；③甲亢手术后复发；④甲状腺毒症心脏病或甲亢伴其他病因的心脏病；⑤甲亢合并白细胞和（或）血小板减少或全血细胞减少；⑥老年甲亢；甲亢合并糖尿病；⑦毒性多结节性甲状腺肿；⑧自主功能性甲状腺结节合并甲亢。相对适应证：青少年和儿童甲亢，用 ATD 治疗失败、拒绝手术或有手术禁忌证。

2．禁忌证　妊娠和哺乳期妇女。

3．并发症　^{131}I 治疗甲亢后的主要并发症是甲状腺功能减退（甲减）。国外报告甲减的发生率每年增加 5%，5 年达到 30%，10 年达到 40% ~ 70%。国内报告早期甲减发生率约为 10%，晚期达 59.8%。核医学和内分泌学专家一致认为，甲减是 ^{131}I 治疗甲亢难以避免的结果，选择 ^{131}I 治疗主要是要权衡甲亢与甲减后果的利弊关系。

（三）手术治疗

1．适应证　①中、重度甲亢，长期服药无效，或停药复发，或不能坚持服药者；②甲状腺肿大显著，有压迫症状；③胸骨后甲状腺肿；④多结节性甲状腺肿伴甲亢。手术治疗的治愈率 95% 左右，复发率为 0.6% ~ 9.8%。

2．禁忌证　①伴严重 Graves 眼病；②合并较重心脏、肝、肾疾病，不能耐受手术；③妊娠初 3 个月和第 6 个月以后。

3．手术方式　通常为甲状腺次全切除术，两侧各留下 2 ~ 3 g 甲状腺组织。主要并发症是手术损伤导致甲状旁腺功能减退症和喉返神经损伤，有经验的医师操作时发生率为 2%，普通医院条件下的发生率达到 10% 左右。

（四）其他治疗

1．碘剂　应用碘剂治疗 1 ~ 2 h 即可抑制 T_3、T_4 的释放，减少碘摄入量是甲亢的基础治疗之一，过量碘的摄入会加重和延长病程，增加复发的可能性。复方碘化钠溶液仅在手术前和甲状腺危象时使用。

2．β 受体阻滞剂　作用机制：①阻断甲状腺激素对心脏的兴奋作用；②阻断外周组织 T_4 向 T_3 的转化。主要在 ATD 初治期使用，可较快控制甲亢的临床症状。通常应用普萘洛尔，每次 10 ~ 40 mg，每天 3 ~ 4 次。对于有支气管疾病者，可选用 β 受体阻滞剂，如阿替洛尔、美托洛尔等。

第五节　甲状腺功能减退症

》一、病因和发病机制

（一）自身免疫损伤

最常见的原因是自身免疫性甲状腺炎，包括桥本甲状腺炎、萎缩性甲状腺炎、产后甲状腺炎等。

（二）甲状腺破坏

包括手术、^{131}I 治疗。甲状腺次全切除、^{131}I 治疗 Graves 病，10 年的甲减累积发生率分别为 40%、40% ~ 70%。

（三）碘过量

碘过量可引起具有潜在性甲状腺疾病者发生甲减，也可诱发和加重自身免疫性甲状腺炎。

含碘药物胺碘酮诱发甲减的发生率为 5% ~ 22%。

（四）抗甲状腺药物

如锂盐、硫脲类、咪唑类等。

》二、临床表现

（一）一般表现

易疲劳、畏冷、体重增加、记忆力减退、反应迟钝、嗜睡、精神抑郁、便秘、肌肉痉挛等。体检可见表情淡漠，面色苍白，皮肤干燥发凉、粗糙脱屑，颜面、眼睑和手皮肤水肿，声音嘶哑，毛发稀疏、眉毛外 1/3 脱落。由于高胡萝卜素血症，手脚皮肤呈姜黄色。

（二）心血管系统

心肌黏液性水肿导致心肌收缩力损伤、心动过缓、心排血量下降。由于心肌间质水肿、非特异性心肌纤维肿胀，左心室扩张和心包积液导致心脏增大，有学者称之为甲减性心脏病。久病者可出现冠心病，并伴有高血压。

（三）消化系统

厌食、腹胀、便秘，严重者出现麻痹性肠梗阻或黏液水肿性巨结肠。

（四）血液系统

由于甲状腺激素缺乏引起血红蛋白合成障碍、肠道吸收铁障碍引起铁缺乏、肠道吸收叶酸障碍引起叶酸缺乏可导致中度贫血。恶性贫血是与自身免疫性甲状腺炎伴发的器官特异性自身免疫病。

（五）内分泌系统

女性常有月经过多或闭经，长期严重的病例可导致垂体增生、蝶鞍增大。部分患者血清催乳素（PRL）水平增高，发生溢乳。原发性甲减伴特发性肾上腺皮质功能减退和 1 型糖尿病者，属多发性自身免疫性内分泌腺体综合征的一种，称为 Schmidt 综合征。

（六）肌肉与关节

肌肉乏力，暂时性肌强直、痉挛、疼痛，嚼肌、胸锁乳突肌、股四头肌和手部肌肉可有进行性肌萎缩。腱反射的弛缓期特征性延长，跟腱反射的半弛缓时间明显延长。

（七）黏液性水肿昏迷

见于病情严重的患者，多在冬季寒冷时发病，诱因为严重的全身性疾病、甲状腺激素替代治疗中断、寒冷、手术、麻醉和使用镇静药等。临床表现为嗜睡、低体温、呼吸徐缓、心动过缓、血压下降、四肢肌肉松弛、反射减弱或消失，甚至昏迷、休克、肾功能不全而危及生命。

》 三、治疗

（一）替代治疗

这是本病的主要治疗方法，首选左甲状腺素（L-T_4）。治疗的目标是将血清 TSH 和甲状腺激素水平恢复到正常范围内，需要终身服药。治疗的剂量取决于患者的病情、年龄、体重和个体差异。成年患者 L-T_4 替代剂量 50 ~ 200 μg/d，平均 125 μg/d。L-T_4 的半衰期是 7 天，所以可以每天早晨服药 1 次。一般从 25 ~ 50 μg/d 开始，每 1 ~ 2 周增加 25 μg，直到达到治疗目标。甲状腺片是动物甲状腺的干制剂，因它的甲状腺激素含量不稳定和 T_4 含量过高已很少使用。

（二）亚临床甲减的处理

近年来受到关注。因为亚临床甲减引起的血脂异常可以促进动脉粥样硬化的发生、发展。部分亚临床甲减可发展为临床甲减。目前认为亚临床甲减有高胆固醇血症、血清 TSH ＞ 10 mU/L 需要给予治疗。

（三）黏液水肿性昏迷的治疗

1. 补充甲状腺激素　首选 L-T_3 静脉注射，10 μg/4 h，直至患者症状改善，清醒后改为口服；或 L-T_4 首次静脉注射 300 μg，以后 50 μg/d，至患者清醒后改为口服。如无注射剂可给予片剂鼻饲。

2. 糖皮质激素　氢化可的松 200 ～ 300 mg/d 持续静脉滴注，患者清醒后逐渐减量。

3. 控制感染　治疗原发疾病。

4. 对症支持治疗　保温、供氧、保持呼吸道通畅，必要时行气管切开、机械通气等。根据需要补液，但是入水量不宜过多。

（刘　彬　买吾拉尼江·依孜布拉）

第六节　甲状腺炎

》 一、亚急性甲状腺炎

亚急性甲状腺炎（subacute thyroiditis）又称为肉芽肿性甲状腺炎、巨细胞性甲状腺炎和 de Quervain 甲状腺炎，是一种与病毒感染有关的自限性甲状腺炎，一般不遗留甲状腺功能减退症。本病约占甲状腺疾病的 5%，多见于 40 ～ 50 岁的女性。

（一）病因和发病机制

本病病因与病毒感染有关，如流感病毒、柯萨奇病毒、腺病毒和腮腺炎病毒等，可以在患者甲状腺组织发现这些病毒，或在患者血清发现这些病毒抗体。10% ～ 20% 的病例在疾病的亚急性期发现甲状腺自身抗体，疾病缓解后这些抗体消失，推测其可能继发于甲状腺组织破坏。

（二）临床表现

起病前 1 ～ 3 周常有病毒性咽炎、腮腺炎、麻疹或其他病毒感染的症状。甲状腺区发生明显疼痛，可放射至耳部，吞咽时疼痛加重。可有全身不适、食欲减退、肌肉疼痛、发热、心动过速、多汗等。体格检查发现甲状腺轻至中度肿大，有时单侧肿大明显，甲状腺质地较硬，显著触痛，少数患者有颈部淋巴结肿大。

（三）治疗

本病为自限性病程，预后良好。轻型患者仅需应用非甾体抗炎药，如阿司匹林、布洛芬、吲哚美辛等；中、重型患者可给予泼尼松，每日 20 ~ 40 mg，可分 3 次口服，能明显缓解甲状腺疼痛，8 ~ 10 天后逐渐减量，维持 4 周。少数患者有复发，复发后泼尼松治疗仍然有效。针对甲状腺毒症表现可给予普萘洛尔；针对一过性甲减者，可适当给予 L-T$_4$。发生永久性甲减者罕见。

》二、自身免疫性甲状腺炎

（一）病因和发病机制

桥本甲状腺炎是公认的器官特异性自身免疫病，具有一定的遗传倾向，本病的特征是存在高滴度的甲状腺过氧化物酶抗体（TPOAb）和甲状腺球蛋白抗体（TGAb）。TPOAb 具有抗体依赖介导的细胞毒作用和补体介导的细胞毒作用。细胞毒性 T 细胞和 Th1 型细胞因子也参与了炎症损伤的过程。TSH 受体刺激阻断性抗体（TSBAb）占据 TSH 受体，促进了甲状腺的萎缩和功能低下。碘摄入量是影响本病发生发展的重要环境因素，随碘的摄入量增加本病的发病率显著增加。特别是碘摄入量增加可以促进隐性患者发展为临床甲减。

（二）临床表现

本病多见于中年妇女，女性发病率是男性的 3 ~ 5 倍，各年龄段均可发病，以 30 ~ 50 岁多见。我国报告其患病率为 0.69%。临床发病缓慢，最早表现是乏力，常在无意中发现甲状腺肿，两侧可不对称，体积为正常的 2 ~ 3 倍，表面基本光滑，质地坚韧，也可呈结节状，但明显结节则少见。甲状腺局部一般无疼痛，个别患者因甲状腺肿大较快，可出现局部疼痛与压痛，与周围无粘连，少数患者出现局部压迫症状，易与甲状腺癌相混淆。

本病早期仅表现为 TPOAb 阳性，没有临床症状。病程晚期出现甲状腺功能减退的表现。多数病例以甲状腺肿或甲减症状首次就诊。

（三）治疗

本病尚无针对病因的治疗措施。限制碘摄入量，可能有助于阻止甲状腺自身免疫破坏进展。仅有甲状腺肿、无甲减者一般不需要治疗。左甲状腺素（L-T$_4$）治疗可以减轻甲状腺肿，但是尚无证据有阻止病情进展的作用。临床甲减或亚临床甲减主要给予 L-T$_4$ 替代治疗。甲状腺迅速肿大、伴局部疼痛或压迫症状时，可给予糖皮质激素治疗（泼尼松 30 mg/d，分 3 次口服，症状缓解后减量）。压迫症状明显、药物治疗后不缓解者，可考虑手术治疗。但是手术治疗发生术后甲减的概率甚高。

第七节　慢性肾上腺皮质功能减退症

》一、病因和发病机制

（一）自身免疫

为当前本病的最常见原因。主要证据有两侧肾上腺皮质病理改变呈自身免疫性炎症，肾上腺髓质一般不受破坏。大多数患者血中可检出抗肾上腺的自身抗体。近半数患者伴其他器官特异性自身免疫病，如自身免疫性甲状腺病（如慢性淋巴细胞性甲状腺炎、甲状腺功能减退症、Graves 病等）、1 型糖尿病、卵巢功能早衰、恶性贫血、白斑病等。

（二）结核

20 世纪 60 年代肾上腺结核为常见病因，随着结核病被控制，由此引起本病也开始下降。肾上腺结核是血行传播所致，常先有或同时有其他部位结核病灶如肺、肾、肠等，肾上腺被上皮样肉芽肿及干酪样坏死病变所替代，继而出现纤维化病变，肾上腺钙化常见。

（三）其他较少见病因

恶性肿瘤转移、淋巴瘤、白血病浸润、淀粉样变性、双侧肾上腺切除、放射治疗破坏、肾上腺酶系抑制药如美替拉酮、氨鲁米特、酮康唑或细胞毒药物如米托坦的长期应用、血管栓塞等均可导致肾上腺皮质功能减退。

》二、临床表现

（一）最具特征性的表现

全身皮肤色素加深，暴露处、摩擦处、乳晕、瘢痕等处尤为明显，黏膜色素沉着见于齿龈、舌部、颊黏膜等处。这是由于垂体 ACTH、黑素细胞刺激素、促脂素分泌增多所致。垂体功能减退所致继发性肾上腺皮质功能减退者，皮肤色素变淡，可资鉴别。

（二）其他表现

1．神经精神　乏力、淡漠、疲劳，重者嗜睡、意识模糊，可出现精神失常。

2．胃肠道　食欲减退，嗜咸食，胃酸过少，消化不良；有恶心、呕吐、腹泻者，提示病情加重。

3．心血管　血压降低、心脏缩小、心音低钝；可有头晕、目眩、直立性晕厥。

4．代谢障碍　糖异生作用减弱，肝糖原耗损，可发生低血糖症状。

5．肾　排泄水负荷的能力减弱，在大量饮水后可出现稀释性低钠血症；糖皮质激素缺乏及血容量不足时，抗利尿激素的释放增多，也是造成低血钠的原因。

6．生殖系统　女性阴毛、腋毛减少或脱落、稀疏，月经失调或闭经，但病情轻者仍可生育；男性常有性功能减退。

7．其他　对感染、外伤等各种应激的抵抗力减弱，在发生这些情况时，可出现肾上腺危象。如病因为结核且病灶活跃或伴有其他脏器活动性结核者，常有低热、盗汗等症状，体质虚弱，消瘦更严重。本病与其他自身免疫病并存时，则伴有相应疾病的临床表现。

（三）肾上腺危象

危象为本病急骤加重的表现。常发生于感染、创伤、手术、分娩、过劳、大量出汗、呕吐、腹泻、失水或突然中断肾上腺皮质激素治疗等应激情况下。表现为恶心、呕吐、腹痛或腹泻、严重脱水、血压降低、心率快、脉细弱、精神失常，常有高热、低血糖症、低钠血症，血钾可低可高。如不及时抢救，可发展至休克、昏迷甚至死亡。

》 三、治疗

（一）一般治疗

合理安排生活，避免精神刺激和应激状态；宜给予高糖、高蛋白质及富含维生素食物；食盐的摄入量应充足，至少 8 ~ 10g/d。

（二）激素替代治疗

1．糖皮质激素　根据身高、体重、性别、年龄、体力劳动强度等，确定合适的基础量。一般模仿激素分泌周期在清晨睡醒时服全天量的2/3，下午4时服余下1/3。一般成人每天剂量开始时氢化可的松 20 ~ 30 mg 或可的松 25 ~ 37.5 mg，以后可逐渐减量，氢化可的松 15 ～ 20 mg 或相应量的可的松。

2. 盐皮质激素　经糖皮质激素治疗和补充食盐后仍感头晕、乏力，血压偏低，则需加用盐皮质激素。如 9α- 氟氢可的松 0.05 ～ 0.1 mg，每天上午 8 时一次性口服；不能口服者，可用醋酸去氧皮质酮油剂 1 ～ 2 mg，每天或隔天 1 次，肌内注射。

（三）肾上腺危象抢救

1. 补充糖皮质激素　立即静脉注射氢化可的松或琥珀酸氢化可的松 100 mg，以后每 6 h 加入补液中静脉滴注 100 mg，最初 24 h 总量应达 400 mg，第 2、3 天可减至 300 mg，分次静滴。如病情好转，继续减至 200 mg/d，继而达到 100 mg/d。呕吐停止，且可进食者，可改为口服。当口服剂量减至 50 ～ 60 mg/d 时，应加用 9α- 氟氢可的松。

2. 纠正水、电解质紊乱　一般初治的第 1、2 日内应迅速补充生理盐水，每日 2000 ～ 3000 ml。对以糖皮质激素缺乏为主、脱水不甚严重者补充生理盐水的量适当减少。补充葡萄糖以避免低血糖，以 5% 葡萄糖盐水为宜。

3. 积极治疗病因和诱因　防止感染。如有活动性结核者，应积极进行抗结核治疗。补充替代剂量的肾上腺皮质激素并不影响对结核病的控制。如病因为自身免疫病者，则应检查是否有其他腺体功能减退，如存在，则需做相应治疗。

（刘　磊）

第八节　糖　尿　病

》一、病因和发病机制

（一）1 型糖尿病

绝大多数 1 型糖尿病（TIDM）是自身免疫病，遗传因素和环境因素共同参与其发病过程。某些外界因素作用于有遗传易感性的个体，激活 T 淋巴细胞介导的一系列自身免疫反应，引起选择性胰岛 β 细胞破坏和功能衰竭，体内胰岛素分泌不足进行性加重，导致糖尿病。

1. 多基因遗传因素　TIDM 存在着遗传异质性，遗传背景不同的亚型，其病因及临床表现不尽相同。

2．环境因素

（1）病毒感染：与 T1DM 有关的病毒包括风疹病毒、腮腺炎病毒、柯萨奇病毒、心肌炎病毒和巨细胞病毒等。病毒感染可直接损伤胰岛 β 细胞，使细胞发生微细变化，其数量逐渐减少。病毒感染还可损伤胰岛 β 细胞而暴露其抗原成分，启动自身免疫反应，这是病毒感染导致胰岛 β 细胞损伤的主要机制。

（2）化学毒质和饮食因素：链脲佐菌素和四氧嘧啶均可破坏胰岛 β 细胞。母乳喂养期短或缺乏母乳喂养的儿童 1 型糖尿病发病率增高，认为血清中存在的与牛乳制品有关的抗体可能参与 β 细胞破坏过程。

（3）自身免疫：许多证据提示 1 型糖尿病为自身免疫病：①遗传易感性与 HLA 区域密切相关，而 HLA 区域与免疫调节以及自身免疫病的发生有密切关系；②常伴发其他自身免疫病，如桥本甲状腺炎等；③早期病理改变为胰岛炎，表现为淋巴细胞浸润；④许多新诊断患者存在各种胰岛细胞抗体；⑤免疫抑制治疗可预防小剂量链脲佐菌素所致动物糖尿病；⑥同卵双生子中有糖尿病的一方从无糖尿病一方接受胰腺移植后迅速发生胰岛炎和 β 细胞破坏。在遗传的基础上，病毒感染或其他环境因素启动了自身免疫过程，造成胰岛 β 细胞破坏和 1 型糖尿病的发生。

（二）2 型糖尿病

1．遗传因素与环境因素　2 型糖尿病（T2DM）是由多个基因及环境因素综合引起的复杂病，其遗传特点如下：①参与发病的基因很多，分别影响糖代谢有关过程中的某个中间环节，而对血糖无直接影响；②每个基因参与发病的程度不等，大多数为次效基因，可能有个别为主效基因；③每个基因只是赋予个体某种程度的易感性，并不足以致病，也不一定是致病所必需；④多基因异常的总效应形成遗传易感性。

环境因素包括人口老龄化、现代生活方式、营养过剩、体力活动不足、子宫内环境以及应激、化学毒物等。在遗传因素和上述环境因素共同作用下所引起的肥胖，特别是中心性肥胖，与胰岛素抵抗和 2 型糖尿病的发生有密切关系。

2．胰岛素抵抗和 β 细胞功能缺陷　在存在胰岛素抵抗的情况下，如果 β 细胞能代偿性地增加胰岛素分泌，则可维持血糖正常；当 β 细胞功能有缺陷、对胰岛素抵抗无法代偿时，就会发生 2 型糖尿病。胰岛素抵抗和胰岛素分泌缺陷是 2 型糖尿病发病机制的两个要素，不同患者其胰岛素抵抗和胰岛素分泌缺陷所具有的重要性不同，同一患者在疾病进展过程中两者的相对重要性也可能发生变化。

3．葡萄糖毒性和脂毒性　在糖尿病发生发展过程中所出现的高血糖和脂代谢紊乱可进一步降低胰岛素敏感性和损伤胰岛 β 细胞功能，分别称为"葡萄糖毒性"和"脂毒性"，是糖尿病发病机制中最重要的获得性因素。

二、临床表现

（一）基本临床表现

1. 多尿　因血糖过高，经肾小球滤过不能被肾小管完全重吸收，导致渗透性利尿。故血糖越高，尿糖越多，尿量也越多，每日尿量大多为 3～5 L，甚至可达 10 L 以上。

2. 多饮　为多尿所致。尿量越多，口渴越甚。

3. 多食　因葡萄糖不能充分利用，使机体处于半饥饿状态，故患者有强烈饥饿感。

4. 消瘦　进食虽多，因糖不能充分被利用，大量脂肪和蛋白质分解，消耗过多，使身体逐渐消瘦。

5. 其他　软弱无力、头晕、嗜睡或失眠、肢酸腰痛、皮肤干燥和瘙痒，月经不调或阳痿等，也可有腹泻或便秘等胃肠功能失调表现。

（二）常见类型的临床特点

1. 1 型糖尿病　幼年或青年起病，起病较急，症状明显，体重迅速下降，易伴发酮症酸中毒。血浆胰岛素水平显著降低，常需要胰岛素治疗，并对胰岛素治疗敏感，血糖波动范围大而不稳定。主要是自身免疫等原因导致胰岛 β 细胞严重破坏所致。

2. 2 型糖尿病　常在 40 岁以后起病；多数发病缓慢，症状相对较轻，半数以上无任何症状；不少患者因慢性并发症、伴发病或仅于健康检查时发现。酮症酸中毒少见，血糖波动范围小，很少出现低血糖反应，但心血管病变常见，且较严重。通常可用饮食控制和口服降糖药治疗，而不需要胰岛素治疗。血浆中胰岛素水平可正常或接近正常，常有家族史。临床上肥胖症、血脂异常、脂肪肝、高血压、冠心病、糖耐量降低（IGT）或 2 型糖尿病等疾病常同时或先后发生，并伴有高胰岛素血症，目前认为这些均与胰岛素抵抗有关，称为代谢综合征。

（三）并发症

1. 急性并发症　糖尿病酮症酸中毒常见，其次为糖尿病高渗性昏迷，乳酸性中毒少见。

2. 感染　糖尿病患者常发生疖、痈等皮肤化脓性感染，可反复发生，有时可引起败血症或脓毒血症。皮肤真菌感染如足癣、体癣也常见。真菌性阴道炎和巴氏腺炎是女性患者常见并发症，多为白色念珠菌感染所致。糖尿病合并肺结核的发生率较非糖尿病者高，病灶多呈渗出干酪性，易扩展播散，形成空洞。肾盂肾炎和膀胱炎多见于女性患者，反复发作可转为慢性。

3．慢性并发症　糖尿病的慢性并发症可遍及全身各重要器官，发病机制极其复杂，目前尚未完全阐明，认为与遗传易感性、胰岛素抵抗、高血糖、氧化、应激等多方面因素的相互影响有关。

》 三、治疗

（一）饮食治疗

饮食治疗是另一项重要的基础治疗措施，应长期严格执行。对 1 型糖尿病患者来说，在合适的总热量、食物成分、规则的餐次安排等措施基础上，配合胰岛素治疗有利于控制高血糖和防止低血糖。对于 2 型糖尿病患者，尤其是肥胖或超重者，饮食治疗有利于减轻体重，改善糖、脂代谢紊乱和高血压以及减少降糖药物剂量。

（二）体育锻炼

应进行有规律的合适运动。根据年龄、性别、体力、病情及有无并发症等不同条件，循序渐进和长期坚持。1 型糖尿病患者接受胰岛素治疗时，常可能处于胰岛素相对不足和胰岛素过多之间。在胰岛素相对不足时进行运动可使肝葡萄糖输出增加、血糖升高；在胰岛素相对过多时运动使肌肉摄取和利用葡萄糖增加，有可能诱发低血糖反应。故对 1 型糖尿病患者，体育锻炼宜在餐后进行，运动量不宜过大，持续时间不宜过长。对 2 型糖尿病患者（尤其是肥胖患者），适当运动有利于减轻体重、提高胰岛素敏感性，若有心、脑血管疾病或严重微血管病变者，亦应按具体情况作出妥善安排。

（三）药物治疗

1．口服降血糖药物

（1）磺脲类（su）：第一代磺脲类药物如甲苯磺丁脲、氯磺丙脲等已很少应用。第二代磺脲类药物有格列本脲、格列吡嗪、格列齐特和格列喹酮等。

（2）双胍类：目前广泛应用的是二甲双胍，250 ～ 500 mg 口服，2 ～ 3 次 / 天。主要作用机制为抑制肝葡萄糖输出，也可改善外周组织对胰岛素的敏感性、增加对葡萄糖的摄取和利用。单独用药极少引起低血糖，与磺脲类或胰岛素合用则有可能出现低血糖。二甲双胍治疗 2 型糖尿病尚伴有体重减轻、血脂谱改善、纤溶系统活性增加、血小板聚集性降低、动脉壁平滑肌细胞和成纤维细胞生长受抑制等，被认为可能有助于延缓或改善糖尿病血管并发症。

（3）格列奈类：此类药物也作用在胰岛 β 细胞膜上的钾通道中，但结合位点与磺脲类不同，是一类快速作用的胰岛素促分泌剂，可改善早相胰岛素分泌。降血糖作用快而短，主要用于控制餐后高血糖。低血糖症发生率低、程度较轻而且限于餐后期间。较适合于 T2DM 早期餐后高血糖阶段或以餐后高血糖为主的老年患者。可单独或与二甲双胍、胰岛素增敏剂等联合使用。禁忌证和与磺脲类相同。于餐前或进餐时口服。①瑞格列奈：苯甲酸衍生物，常用剂量为每次 0.5 ~ 1.5 mg，口服，3 次 / 天。②那格列奈：D- 苯丙氨酸衍生物，常用剂量为每次 30 ~ 90 mg，口服，3 次 / 天。

（4）α- 葡萄糖苷酶抑制剂：主要作用是抑制餐后肠道对葡萄糖的吸收。作为 T2DM 第一线药物，尤其适用于空腹血糖正常（或不太高）而餐后血糖明显升高者。常见副作用为消化道反应，忌用于胃肠功能障碍者，也不宜用于孕妇、哺乳期妇女和 18 岁以下人群。可单独使用，也可与磺脲类药、双胍类药或胰岛素合用。单用本药不引起低血糖，但如果与磺脲类或胰岛素合用，仍可发生低血糖，且一旦发生，应直接给予葡萄糖口服或静脉注射，进食双糖或淀粉类食物无效。

（5）噻唑烷二酮类：可增加胰岛素在外周组织的敏感性，减轻胰岛素抵抗，为胰岛素增敏剂。可单独或与其他降糖药物合用治疗 T2DM 患者，尤其是肥胖、胰岛素抵抗明显者。常用药物：罗格列酮，4 mg 口服，1 ~ 2 次 / 天；吡格列酮，15 ~ 30 mg 口服，1 次 / 天等。本类药物的主要不良反应为水肿，有心力衰竭倾向或肝病患者不用或慎用。单独应用不引起低血糖，但如果与磺脲类或胰岛素合用，仍可发生低血糖。

2. 胰岛素治疗

（1）适应证：① T1DM；②糖尿病酮症酸中毒、高血糖高渗状态和乳酸性酸中毒伴高血糖；③各种严重的糖尿病急性或慢性并发症；④糖尿病面临手术、妊娠和分娩；⑤ T2DMβ 细胞功能明显减退者；⑥某些特殊类型糖尿病。

（2）胰岛素制剂：按作用起效快慢和维持时间，胰岛素制剂可分为短（速）效、中效和长（慢）效三类。根据来源，目前胰岛素制剂有基因重组人胰岛素和猪胰岛素。人胰岛素比动物来源的胰岛素更少引起免疫反应。胰岛素类似物是指氨基酸序列与人胰岛素不同，但仍能与胰岛素受体结合，功能及作用与人胰岛素相似的分子。目前已有多种不同氨基酸序列及作用特性的胰岛素类似物可提供更符合临床需要的速效及长效制剂。

（叶　敏）

第九节　痛　风

》一、病因和发病机制

（一）原发性痛风

发病因素主要有以下两个方面。

1. 尿酸排泄减少　尿酸排泄障碍是引起高尿酸血症的重要因素，包括肾小球尿酸滤过减少、肾小管重吸收增多、肾小管尿酸分泌减少以及尿酸盐结晶在泌尿系统沉积。痛风患者中 80%～90% 的个体具有尿酸排泄障碍，而且上述异常都不同程度地存在，但以肾小管尿酸的分泌减少最为重要；而尿酸的生成大多数正常。大多数原发性痛风患者有阳性家族史，属多基因遗传缺陷，但确切的发病机制未明。

2. 尿酸生成增多　限制嘌呤饮食 5 天后，如每日尿酸排出超过 3.57 mmol/L（600 mg），可认为是尿酸生成过多。痛风患者中以尿酸生成增多者不足 10%。酶的缺陷是导致尿酸生成增多的原因。酶缺陷已证实可引起临床痛风，经家系调查表明为性连锁遗传。

（二）继发性痛风

由于肾的疾病导致尿酸排泄减少；骨髓增生性疾病致尿酸生成增多；某些药物抑制尿酸的排泄等多种原因导致的高尿酸血症所致，在某些原发性痛风中也存在继发性因素。此外，还有一种原因不明的高尿酸血症，称为特发性高尿酸血症。

》二、痛风的临床与基础研究

（一）痛风治疗依从性现状

痛风这一慢性疾病过去一直被认为是"富贵病""少见病"，近年来却以迅猛的势头跻身慢性病排行榜的前列，与痛风息息相关的高尿酸血症（HUA）的患病率更为惊人。很多人被认为痛风是急性情况，而非慢性疾病。实际上痛风除了带来急性疼痛外，还会产生诸多问题。长期的尿酸盐在关节的沉积会导致关节的毁损甚至致残，在肾沉积可出现肾结石。尿酸本身还会对肾间质产生影响，出现慢性肾损伤，最终发展为慢性肾衰竭。近年来流行病的研究还发现，与痛风密切相关的 HUA 是高血压、糖尿病、慢性肾病等多种疾病的独立危险因素。因此，痛风和 HUA 的长程管理十分重要。

虽然痛风的治疗涉及多个环节，但是由于其发生与 sUA 的升高相关，故间歇期对 sUA 的长程管理非常关键。多国指南都强调在间歇期的治疗中患者教育、生活方式干预是治疗的基石，而为了更有效地降低 sUA、溶解晶体、预防并发症，部分患者应该长期接受 ULT。从指南的演变可以发现对痛风本身而言 ULT 的指征几乎是一致的，但是近年来随着对合并症的关注，ULT 的指征有扩大的趋势。在整个治疗过程中目标管理也很重要。为了控制急性发作，减少痛风石的发生，ACR 提出了 sUA 达标的概念，推荐将患者 sUA 水平长期控制在 0.36 mmol/L（6 mg/dl）以下甚至更低。

用药选择，国内最常用的降尿酸药物包括减少尿酸生成药物——别嘌醇和新药非布司他，促尿酸排泄药物苯溴马隆。虽然在一些 RCT 研究中传统老药如别嘌醇和苯溴马隆的 sUA 达标率不够理想，但与 RCT 通常时间较短，药物剂量固定，无法根据 sUA 进行滴定有关。而真实世界研究显示，别嘌醇治疗达标率为 58%～100%，苯溴马隆达标率为 100%，而且随着治疗时间的延长达标率越高。综上所述，现有治疗方案以及药物都是行之有效的，痛风可以说是可防可治之病。

慢性疾病管理，治疗依从性是必须考虑的问题。依从性不仅是衡量疾病控制的重要指标，它还对患者的治疗产生深远的影响。在相关回顾性研究中发现，患者的依从性却仍不乐观。痛风患者饮食依从性好的比例仅为 44.2%。用药依从性好的比例更低，仅为 21.9%，且在用药依从性差的患者中，大部分患者用药比例均在 20% 以下。我国人口众多，患病人群庞大，且医疗资源分配不均，痛风治疗依从性不良导致疾病不能得到有效管理，更会极大增加整个社会的负担。为了改善这一现状，全面分析了解影响痛风患者治疗依从性的因素对未来该病防控策略的制定是十分必要的。

（二）影响饮食依从性的因素

通过对患者饮食依从性的结果进一步分析，痛风患者对海鲜、内脏、啤酒这类众所周知的高危食物控制较好，但对白酒、红肉控制较差。Harrold LR 等对 240 名痛风患者进行的疾病知识调查结果显示，认为海鲜、牛肉、猪肉和啤酒是诱发因素的患者分别仅占 23%、22%、7% 和 43%。导致痛风患者饮食依从性差的原因可能是多样的，研究中患者对高危食物控制较好，这可能与门诊以及平时接受的健康教育相关，同时可能与人口饮食习惯相关。该结果提示在门诊教育中除了对海鲜、内脏等食物的指导外，还应对白酒和红肉这些大众不熟知的高危食物进行更多的宣教。同时，也应该通过各种健康教育途径普及相关知识。

通过多因素回归分析发现，老年、合并痛风石、sUA 高的患者饮食依从性更好，在单因素分析中也发现一些合并症例如高血压、脑血管病、慢性肾功能不全可能是提高饮食依从性的因素。这一结果提示年龄小、病情轻、无合并症的患者可能饮食控制较差，在进行患者教育中，应该更加关注这部分患者，以便更有效地综合管理这部分患者，控制并延缓其疾病的进展。另外，这一结果也让我们反思，之所以合并痛风石、sUA 高以及有合并症的患者依从性更好，可能是因为他们的生活质量和健康状况已经明显受损，他们在病情相对轻、合并症相对少的时候也许恰恰是依从性差的患者，如果当时就能够加强教育，规律治疗，可能就不会发展到后来严重的情况。

（三）影响用药依从性的因素

通过多因素回归分析发现，合并痛风石、慢性肾功能不全、观察时间短的患者用药依从性更好。此外，单因素分析还发现年龄、疾病控制指标（病程、首诊年发作次数、累计受累关节数目）、部分合并症（尿路结石）可能也对用药的依从性产生影响。值得注意的是，在研究中痛风石、慢性肾功能不全对用药依从性影响很大，这提示医生和患者可能对出现痛风石和慢性肾功能不全比较重视。在进行患者教育时，强调痛风这两方面的危害可能有助于提高患者的依从性。另外，研究还发现随访距首次就诊的时间 1 年以内的患者用药依从性明显好于 1 年以后的患者。以上研究结果提示通过减少随访的间隔，例如改为 3 个月或 6 个月 1 次，可能有助于提高依从性。

除了对基线资料进行回归分析外，研究还对用药依从性不良的患者进行了访谈，对其不能坚持用药的原因进行了整理。发现有 35% 的患者是因为痛风急性发作控制良好（无发作或发作明显减少）而不能坚持用药的。其实，ULT 的指征以及 ULT 的疗程一直备受争议。在治疗指征上欧美的指南相对保守，而中国和日本的指南为了预防痛风的发生甚至提出应该将 ULT 的指征提前到无症状高尿酸血症的阶段。单从关节的角度考虑，可能疾病较轻的患者并不一定需要早期使用降尿酸治疗。但要注意定期随访 sUA 和合并症情况。

》 三、痛风患者依从性研究的意义

在既往对高血压等慢病的研究过程中发现治疗依从性的好坏直接影响预后。在荷兰 77 193 名高血压患者的调查中，患者 2 年停用降压药的比例为 55%，停药患者发生急性心肌梗死和脑卒中的风险比坚持用药患者的风险分别增加 15% 和 28%。在对缺血性心脏病和糖尿病患者的研究中，Ho PM 等发现使用血管紧张素酶抑制剂、血管紧张素 II 受体拮抗剂和 / 或受体阻滞剂的患者，如果用药依从性好，其全因死亡的风险要比用药依从性差的患者低 48%，而依从性差和完全不用药的患者全因死亡的风险无显著差别。

在痛风依从性研究中，Halpern.R. 等对 2438 名使用别嘌醇的患者进行了研究，发现患者 12 个月内用药依从性好的比例为 45.5%。依从性越好的患者中 sUA 达标率为 49.3% ~ 56.8%，显著高于依从性差的患者（22.5% ~ 27.8%），证明用药依从性对 sUA 有重要影响，但是 sUA 仅仅是痛风疾病控制诸多结局指标中的一个，而对于长程管理来说，急性发作、痛风石的变化、生活质量等也是更重要的指标。目前已有的痛风依从性研究均未探讨依从性对这些指标的影响。

在回顾性队列研究中，患者用药依从性好的患者的 sUA 下降幅度、痛风发作频率减少以及无新关节受累的比例均显著高于用药依从性差的患者，对于首诊时存在痛风石的患者，用药依从性好所对应的痛风石变小的比例更高，而饮食依从性对以上疾病控制指标均无统计学差异。这一结果初步表明使用 ULT 可有效控制 sUA，从而控制或改善病情。这也说明了依从性在痛风的控制中扮演着重要的角色，需要得到重视。

》 四、饮食与用药依从性对疾病影响的比较

OMERACT 对慢性痛风的结局指标进行了讨论和投票，共确定了 7 项指标用于疾病评估，包括 sUA、急性发作、痛风石、健康相关生活质量、活动受限、疼痛和患者整体状况。sUA 是其中最重要的指标。sUA 越低，痛风石减小的速度越快。

研究采用电话随访、患者自发报告的方式对痛风结局进行评估，由于时间和空间上的受限，研究仅选取了 sUA、急性发作、关节受累情况和痛风石作为评估指标，而未对生活质量等更整体的患者情况进行评价。在研究中可以观察到用药依从性对 sUA 的影响十分显著。而且饮食依从性好的患者其他的结局指标（例如痛风发作、关节受累和痛风石）都有显著的改善。

实际上 ULT 对 sUA 的作用是众所周知的。尽管在别嘌醇等降尿酸药物的 RCT 研究显示 sUA 达标率低于 50%，但这可能与 RCT 时间短，药物剂量固定，无法根据 sUA 进行滴定有关。而真实世界的研究显示别嘌醇治疗后 sUA 的达标率可以到 58% ~ 100%，苯溴马隆治疗后这一比例更高，可达 100%，而且随着治疗时间的延长，达标率越高。以上结果提示我们在痛风的整个治疗过程中应该不断评估患者用药依从性，对依从性差的患者应该早期给予干预。

在对饮食依从性进行分析中，虽然单因素分析时饮食依从性也对 sUA 起一定作用，

但和用药依从性同时分析时，则不再能观察到统计学的差异。这可能与饮食依从性的作用太弱有关。虽然流行病学研究发现海鲜、内脏、乙醇、红肉以及富含果糖类食物增加痛风或痛风发作的风险，但没有很好的干预性研究评估减少这些食物的摄入对痛风控制的影响。当我们仅给予患者生活方式干预时，应定期评估患者疾病的改善情况，对控制不佳的患者应该尽早使用 ULT。此外，在痛风患者中代谢综合征的患病率高，对于有这些合并症的患者，饮食的控制是十分明确的。未来需要有更多前瞻性或干预性研究来探讨饮食及饮食依从性对疾病控制的影响。

》 五、治疗

原发性高尿酸血症与痛风的治疗目的：控制高尿酸血症，预防尿酸盐沉积；防止急性关节炎的发作；防止尿酸结石形成和肾功能损害。

（一）一般治疗

调节饮食，控制总热量摄入，限制高嘌呤食物，如心、肝、肾、脑、鱼虾类，海蟹等海味、肉类、豆制品、酵母等；严禁饮酒；适当运动可减轻胰岛素抵抗、防止超重和肥胖；增加尿酸的排泄，多饮水，每天在 2000 ml 以上；不使用抑制尿酸排泄的药物，如噻嗪类利尿药等；避免诱发因素和积极治疗相关疾病等。

（二）急性痛风性关节炎期的治疗

绝对卧床休息，抬高患肢，避免受累关节负重。迅速给予秋水仙碱治疗，越早用药疗效越好，如延误用药，疗效可随时间的推移而下降。

1. 秋水仙碱　治疗急性痛风性关节炎的特效药物。一般于服药后 6～12 h 症状减轻，24～48 h 内得到缓解。初始口服剂量为 1 mg，随后每小时 0.5 mg 或每 2 h 1 mg，直到症状缓解或出现恶心、呕吐、腹泻等胃肠道副作用，当达到最大剂量（6 mg）而病情无改善时，应停用。口服秋水仙碱的不良反应一般以消化道症状为主，如恶心、呕吐、厌食、腹胀和水样腹泻等，发生率高（40%～75%）。此外，该药还可以引起白细胞减少、血小板减少等骨髓抑制表现以及脱发。如果开始口服秋水仙碱即出现严重的胃肠道反应，可考虑静脉用药，剂量为 2 mg，以生理盐水 10 ml 稀释，注射时间不少于 5 min，如病情需要，每隔 6 h 后可再给予 1 mg 注射，总剂量不超过 4 mg。静脉注射药液漏出血管外可引起组织坏死，应注意预防。目前以口服法使用最为广泛，90% 的患者口服秋水仙碱后 48 h 内疼痛缓解。

2. 非甾体抗炎药　包括吲哚美辛、布洛芬、双氯芬酸、萘普生等，可选择其中任何一种，禁止同时服用两种或多种非甾体抗炎药，否则疗效不增加而不良反应增加。一旦症状缓解渐减量，5～7天后停用。应用非甾体抗炎药时注意活动性消化性溃疡、消化道出血等禁忌证。

3．糖皮质激素 该类药物的特点是起效快、缓解率高，但停药后易复发，故只在秋水仙碱和非甾体抗炎药治疗无效或禁忌时采用。糖皮质激素一般采用短程治疗，如泼尼松起始剂量为 0.5～1 mg/（kg·d），3～7天后迅速减量或停用，疗程不超过2周。

（三）间歇期和慢性关节炎期的处理

治疗目的是使血尿酸维持正常水平。

1．抑制尿酸生成药物 主要有别嘌醇，其作用机制是通过抑制黄嘌呤氧化酶使尿酸的生成减少，与促进尿酸排泄的药物合用效果更好，可使血尿酸迅速下降，并动用沉积在组织中的尿酸盐，使痛风石溶解。常用剂量为 100 mg，每日2～4次（最大剂量可至 600 mg/d），待血尿酸降至 360 μmol/L 以下，则可减量至能维持此水平的最适宜剂量。不良反应有胃肠道刺激、皮疹、发热、肝损害、骨髓抑制等，多发生在老年和肾功能不全者，故此时剂量应减半应用。

2．促进尿酸排泄的药物 此类药物主要通过抑制肾小管对尿酸的重吸收，增加尿尿酸排泄而降低血尿酸水平，适用于肾功能正常、每日尿尿酸排泄不多的患者。用药剂量宜小，用药期间应鼓励患者多饮水，保持每日尿量在 2000 ml 以上，同时应每日口服碳酸氢钠 3～6 g 以碱化尿液。常用药物有苯溴马隆（每次 25～100 mg，1 次/天）、丙磺舒、磺吡酮等。尿酸盐结石已形成或 24 h 尿尿酸排泄大于 3.75 mmol 以上者不宜使用。

3．其他 高尿酸血症和痛风常与代谢综合征伴发，应积极行降压、降脂、减重及改善胰岛素抵抗等综合治疗。关节活动障碍者可进行理疗和体疗。痛风石较大或经皮溃破，可手术将痛风石剔除。

（叶 敏）

第八章 神经系统疾病诊疗策略

第一节 头 痛

》 一、诊断路径

（一）头痛及面痛的病理生理

1. 痛觉敏感结构　头痛是由头或颈部痛觉敏感结构受牵拉、移位、炎症、血管痉挛或膨胀引起的。颅骨、大部分硬脑膜或大部分脑实质区的孤立性受累不产生疼痛。

（1）颅内的痛敏结构：这些结构包括静脉窦（如矢状窦）、脑膜前动脉及中动脉、颅底的硬脑膜、三叉神经（Ⅴ）、舌咽（Ⅸ）和迷走神经（Ⅹ），颈内动脉近端部分及邻近 Willis 环的分支，脑干中脑导水管周围灰质和丘脑感觉核等。

（2）颅外的痛敏结构：这些结构包括颅骨骨膜、皮肤、皮下组织、肌肉，以及动脉，颈部肌肉，第 2（C2）及 3（C3）对颈神经，眼、耳、牙齿、鼻窦、口咽部和鼻腔黏膜等。

2. 疼痛的放射或投射

（1）三叉神经（Ⅴ）传导来自前颅窝及中颅窝（小脑幕以上）的颅内结构的感觉。在这些部位的分散的颅内病变可产生在三叉神经分布区放射性疼痛。

（2）舌咽（Ⅸ）和迷走神经（Ⅹ）传导来自后颅窝的一部分感觉，起源于这一区域的疼痛也涉及耳或咽部，如同舌咽神经痛的表现。

（3）上位颈神经（C2 ~ C3）传导起自幕下和颈部结构的刺激，因此起自后颅窝病变的疼痛经常投射到颈 2、颈 3 神经的皮节。

（二）体检检查

全身的体格检查是必不可少的，因为头痛是许多系统性疾病的一种非特异性伴发症。如果可能的话，在一次头痛或面痛的发作期间应对患者进行观察。

1．生命体征

（1）体温：尽管发热提示病毒综合征、脑膜炎、脑炎或脑脓肿，但这些原因所致的头痛也可以不伴有发热。此外，头痛可能与许多全身性感染一起发生。

（2）脉搏：心动过速可能出现于处于紧张、焦虑的紧张性头痛患者，或者与任何的剧烈疼痛并存。突发性头痛伴心动过速及出汗是嗜铬细胞瘤的特征。

（3）血压：高血压本身极少引起头痛，除非血压急骤增高，正如同嗜铬细胞瘤的情况；或者血压非常之高，正如在高血压脑病早期。然而，长期高血压是脑卒中的主要危险因素，卒中可能伴发急性头痛。蛛网膜下腔出血常发生于明显的急性血压升高之后。

（4）呼吸：由任何原因的呼吸功能不全所致的高碳酸血症（hypercapnia）可能使颅内压升高并导致头痛。

2．全身性体格检查

（1）体重减轻：在头痛患者的体重减轻或恶病质提示癌症或慢性感染。风湿性多发性肌痛和巨细胞动脉炎也可能伴发体重减轻。

（2）皮肤：面部或在颅骨之上的局灶性炎症［蜂窝织炎（cellulitis）］指示局部性感染，其可能为颅内脓肿的来源或引起静脉窦血栓形成。在其他部位皮肤的异常可提示血管炎（包括源于脑膜炎球菌血症的）、心内膜炎或癌症。神经纤维瘤病的神经纤维瘤或牛奶咖啡斑可能伴发良性或恶性颅内肿瘤，并可能引起头痛。皮肤血管瘤有时伴随中枢神经系统的动静脉畸形（AVMs）发生，它也可能伴发慢性头痛，或者在出血时可能出现急性头痛。累及面部和头部的带状疱疹经常涉及眼部和围绕眶周组织的皮肤，引起面部疼痛。

（3）头皮、面部和头部：头皮压痛是偏头痛、硬膜下血肿、巨细胞动脉炎和带状疱疹后神经痛的特征。受累动脉上的结节、红斑或压痛提示巨细胞动脉炎。颞浅动脉的局部压痛也发生在急性偏头痛中。最近的头部外伤或占位性病变可导致局部区域压痛。创伤会导致特征性瘀斑。

佩吉特病（Paget disease）、骨髓瘤或颅骨转移癌可能产生钻孔性的头痛，并伴有颅骨触痛。在 Paget 病，颅骨内动静脉分流可能使头皮触之感觉温暖。

眼睛、耳朵或牙齿的疾病会导致头痛。敲击牙齿可能会发现牙周脓肿，鼻窦压痛可能表明鼻窦炎。眼眶或颅骨杂音提示颅内动静脉畸形、颈动脉海绵体瘘、动脉瘤或脑膜瘤。咬舌头表明癫痫发作后头痛的可能性。在丛集性头痛中，会出现同侧结膜充血、流泪、荷马综合征和鼻漏。

（4）颈部：颈部的肌肉痉挛出现在紧张性头痛及偏头痛、颈椎损伤、颈关节炎或脑膜炎。颈动脉杂音可能伴发脑血管疾病。

脑膜刺激征必须详细检查，特别是新近发生的头痛。脑膜刺激征引起主要在前后方向的颈强直（nuchal rigidity），而颈椎病使所有的方向的活动受限。在颈部屈曲时的不适感或髋与膝部屈曲（Brudz-inski 征）提示脑膜刺激。在亚急性（如结核性）脑膜炎早期、在蛛网膜下腔出血后最初数小时和在昏迷的患者，脑膜刺激征可能缺如或难以确定。

（5）心脏和肺：脑脓肿可能伴发于先天性心脏病，其凭借心脏杂音或发绀可能被证明。肺脓肿也可以是脑脓肿的来源。

（三）神经系统检查

1．精神状态检查　在精神状态检查过程中，急性头痛患者可能是意识模糊的，如常见于蛛网膜下腔出血和脑膜炎。头痛伴有痴呆可能提示颅内肿瘤，特别是在额叶的肿瘤或越过胼胝体浸润的肿瘤。

2．脑神经检查　颅神经异常可能表明和定位颅内肿瘤或其他占位性病变。视盘水肿（视乳头水肿）作为颅内压升高的金标准可见于占位性颅内病变、颈动脉海绵状瘘、脑假瘤或高血压脑病。浅表性视网膜出血（玻璃体下出血）是成人蛛网膜下腔出血的特征。缺血性视网膜病变可见于血管炎患者。进行性动眼神经（Ⅲ）神经麻痹，尤其是在引起瞳孔扩张时，可能表明存在扩张的后交通动脉瘤，换句话说，可能反映颅内压升高和初期疝。在视神经炎症中，瞳孔对光反射减弱。外眼肌麻痹发生在 Tolosa-Hunt 综合征中，突出提示眶内占位性病变或颈动脉海绵状瘘管。

3．运动检查　在具有亚急性头痛病史的患者出现运动功能不对称或步态共济失调，要求进行全面的评估以除外颅内占位性病变。

4．感觉检查　局灶性或节段性感觉损害或角膜感觉（角膜反射）迟钝是不支持疼痛的良性病因的有力证据。

》 二、急性头痛

（一）蛛网膜下腔出血

1．病理　大脑中的大动脉瘤通常是先天性的，是由血管壁发育不良引起的，尤其是在分叉处。动脉瘤通常起源于大脑底部 Willis 环周围的颅内动脉，约 20% 的病例为多发性动脉瘤。其他先天性异常如多囊肾病和主动脉缩窄，可能伴有浆果动脉瘤。

偶尔，感染性心内膜炎等全身性感染会扩散到脑动脉，导致动脉瘤形成，这些真菌性动脉瘤占破裂动脉瘤的 2% ～ 3%。真菌性动脉瘤通常比浆果动脉瘤更远离大脑动脉。

动静脉畸形（AVM）由异常的血管通信组成，使动脉血不通过毛细血管床直接进入静脉系统。AVMs 最常见于大脑中动脉的分布。

2．病理生理学　颅内动脉破裂使颅内压升高和使痛觉敏感结构变形而产生头痛。颅内压可能达到全身灌注压，并使脑血流急剧降低；与动脉破裂的震荡效应一起，这被认为是出现于约 50% 的患者发病时引起意识丧失的原因。颅内压的迅速增高也可能产生玻璃体下视网膜出血。

3．临床表现　蛛网膜下腔出血（SAH）的典型（但并非一成不变）表现是突然发作的非常严重的全身性头痛，通常被描述为患者经历过的最严重的头痛。没有头痛基本上排除了诊断，1/3 的患者只有头痛症状。在其余患者中，开始时意识丧失很常见，以及呕吐和颈部僵硬。症状可以在一天中的任何时间开始，也可以在休息或劳累时出现。

头痛最显著的症状是新发。在急性事件发生前的几周内可能会出现较轻微但其他相似的头痛（前哨头痛），这很可能是由于少量前驱出血或动脉瘤牵拉所致。

SAH 引起的头痛并不总是很严重，尤其是当蛛网膜下腔出血是由动静脉畸形破裂而非动脉瘤破裂引起时。尽管出血的持续时间很短，但头痛的强度可能会持续数天，并且可能仅在约 2 周的时间内缓慢消退，头痛复发通常意味着再出血。

4．治疗

（1）内科治疗：药物治疗的目的是防止动脉或颅内压升高，从而使动脉瘤或 AVM 再次破裂。典型措施包括绝对卧床休息、床头抬高 15° ～ 20°、轻度镇静和头痛镇痛药（应避免使用抗血小板药物）。由于高血压患者入院时死亡风险增加，因此将血压降至约 160/100 mmHg 是合理的，但在这方面卧床休息和轻度镇静通常就足够了。

应避免低血压以确保足够的脑灌注，但静脉输液应为等渗（盐水）且应谨慎给药，因为过多的液体可能会加重脑水肿。低钠血症很常见，应该通过口服 NaCl 或静脉输注 3% 生理盐水而不是限制液体来治疗。

钙通道拮抗剂尼莫地平 60 mg 口服（或经鼻胃管）每 4 h 1 次，持续 21 天，可减轻动脉瘤破裂患者脑血管痉挛的缺血后遗症。血管痉挛的治疗方法是给予去氧肾上腺素或多巴胺以诱导血压升高，理想情况下是在对确定的动脉瘤进行手术治疗后。硫酸镁和内皮素 ETA 受体拮抗剂也正在研究用于治疗血管痉挛。

虽然动脉瘤破裂后的癫痫发作并不常见，但癫痫发作的高血压会增加动脉瘤破裂的风险，建议使用常用的预防性抗惊厥药（如苯妥英钠 300 mg/d）。

（2）手术治疗

1）动脉瘤：破裂的动脉瘤（ruptured aneurysm）最终的手术治疗包括钳夹动脉瘤颈或血管内放置种弹簧圈诱发凝血。尽管有关手术的最佳时机仍有某些争议，目前的证据支持在出血后 2 天之内早期干预。这一方法缩短处于再出血的风险期，并允许用扩容及药物升高血压等积极治疗血管痉挛。

未破裂的动脉瘤（unruptured aneurysm）的治疗应该个体化。手术适宜于年轻人、既往动脉瘤破裂，动脉瘤破裂的家族史、观察到动脉瘤增大以及手术风险低的患者。预期寿命缩短的和无症状的小动脉瘤（直径＜ 7 mm）患者适于保守治疗。

2）动静脉畸形（AVM）：外科可切除的 AVMs 可以被整块地切除或结扎供血动脉，或者通过采用局部的动脉内导管栓塞术。由于 AVMs 早期第二次出血的风险远低于动脉瘤，手术治疗可以在出血发作后方便的时间择期进行。

（二）其他脑血管疾病

1．脑出血（intracerebral hemorrhage）　常表现为头痛、呕吐、意识改变及局灶性神经功能缺失。在此情况下的头痛由痛觉敏感结构被血肿压迫所致。非外伤性脑出血最常见的病因是高血压，但是 AVMs 和肿瘤内出血也表现为这种方式。CT 扫描显示的血肿通常是位于基底节、丘脑、小脑、脑桥或皮质下白质。

2．脑缺血　头痛可能伴发卒中，或者罕见地可能是卒中出现的症状。头痛的频率在动脉性血栓形成最高，栓塞次之，而腔隙性梗死最低。

与缺血性卒中（ischemic stroke）有关的头痛通常为轻至中度的强度，在受累的半球的同侧，特征为非搏动性。疼痛的定位是由受累动脉的疼痛投射部位所决定：颈动脉病变通常产生额部（三叉神经分布区）疼痛，而后颅窝卒中通常出现枕部头痛。短暂性缺血发作（transient ischemic attacks）在多达 50% 的病例也伴有头痛，其中约 1/3 的患者头痛为首发症状。

头痛伴发视网膜动脉栓塞（retinal artery embolism）或大脑后动脉痉挛或闭塞（posterior cerebral artery spasm or occlusion），由于伴发视觉损害可能被错误地诊断为偏头痛。

头痛也可能作为颈动脉内膜切除术（carotid endarterectomy）后脑过度灌注综合征的部分表现发生，并可能伴发高血压、局灶性感觉或运动体征、癫痫发作以及意识改变等。这一综合征出现于术后的第 2 或第 3 天，且典型地产生在手术侧的强烈的搏动性前部头痛，经常伴有恶心。头痛原因被认为是脑血流的自动调节受损。

》三、亚急性头痛

(一) 巨细胞动脉炎

巨细胞动脉炎 (giant cell arteritis) 亦称为颞动脉炎 (temporal arteritis)，是一种影响中等口径和大动脉的系统性血管炎，特别是颈外动脉的分支。它是以亚急性肉芽肿性炎症为病理特征 (包括淋巴细胞、中性粒细胞和巨细胞)。痛觉敏感性动脉壁的炎症产生头痛，而动脉狭窄引起缺血。

女性发病常为男性的 2 倍，但在 50 岁以前是不常见的。由于关节周围的炎症，它常常伴有周身乏力、肌痛、体重下降、关节痛及发热 [风湿性多肌痛 (polymyalgia rheumatica) 复合征]。头痛可能为一侧或双侧的，且经常是相当严重和钻痛性。它以局限于头皮，特别是在颞动脉上方为特征。当躺下头放在枕头上或在梳头时，头皮的触痛可能特别明显。咀嚼时下颌的疼痛或僵硬 [下颌跛行 (jaw claudication)] 高度提示巨细胞动脉炎，且是由于咀嚼肌的动脉缺血所致。

眼动脉 (ophthalmic artery) 受累在 50% 的未治疗的患者引起永久性失明，其中的半数患者失明为双侧性。视力丧失最常为突然发病。尽管短暂的前驱性失明发作曾有报道，但失明作为一种首发症状是不常见的。然而，它经常出现在发生症状后的 1 个月内。

红细胞沉降率 (ESR) 几乎是必定地增高。韦斯特格伦 (Westergren) 法的平均 ESR 在巨细胞动脉炎 (范围 29 ~ 144 mm/h) 及风湿性多肌痛 (范围 58 ~ 160 mm/h) 约为 100 mm/h；在老年患者报道 Westergren 法 ESR 的正常上限是高达 40 mm/h。ESR 增高、C 反应蛋白水平 > 2.45 mg/dl，以及血小板增多 (> 400 000/μl) 之每一项都使诊断更为可能。

(二) 颅内占位

在中年或晚年新发的头痛应始终关注占位性病变，如脑肿瘤 (brain tumor)、硬膜下血肿 (subdural hematoma) 或脑脓肿 (brain abscess)，虽然这些疾病可能引起或不引起头痛，取决于病变是否压迫或扭曲颅内的痛觉敏感结构。仅约一半的颅内肿瘤患者主诉头痛，尽管症状在某种程度上因肿瘤类型而不同。

与脑肿瘤相关的头痛通常是非特异性的、轻度至中度的、迟钝的、持续或间歇性的。疼痛典型位于双前额，在同侧更严重，并且因改变位置或增加颅内压的动作而加剧，例如咳嗽、打喷嚏和用力排便。典型的头痛是早上醒来后最明显，并伴有恶心和呕吐。硬膜下血肿由于体积大而经常出现明显的头痛，这增加了撞击疼痛敏感区域的可能性。

一种提示脑肿瘤的不常见的头痛类型是以突发的剧烈疼痛，在数秒钟内到达最大强度，持续数分钟至数小时后头痛迅速消退为特征。这种类型可能与意识改变或"猝倒发作"有关。尽管经典地伴发于第三脑室胶样囊肿（third ventricular colloid cysts），但这些阵发性头痛可能由于在颅内的许多不同部位的肿瘤引起。

（三）特发性颅内压增高

特发性颅内压增高（idiopathic intracranial hypertension）[脑假瘤（pseudotumor cerebri，PTC）]是一种弥漫性颅内压增高，它可能引起头痛、视盘水肿、搏动性耳鸣、视力丧失和复视（由于展神经麻痹）。脑脊液吸收障碍可能是发病机制。颅内压增高也可能是许多疾病的症状性表现，但是这没有特发性类型常见。

女性比男性更容易受到影响，发病率最高的是 20～30 岁。大多数患者肥胖。弥漫性头痛几乎总是一种症状。在大多数情况下，还会出现短暂的（持续几秒钟）视物模糊。大多数患者在就诊时视力正常，但几乎所有患者都可见中度至重度视盘水肿。颅内压升高可能导致视力丧失，这会导致视神经萎缩（Ⅱ）。与青光眼引起的视力丧失一样，特发性颅内高压引起的视力丧失的特征是视野逐渐变窄，并伴有中心视力的晚期丧失。

（四）三叉神经痛

三叉神经痛（trigeminal neuralgia）[痛性痉挛（tic douloureux）]是一种在中老年发病的面瘫综合征，在女性中要比男性较常见。在许多病例中，三叉神经根与血管结构毗邻，而微血管压迫后神经脱髓鞘被认为是本病的原因。

疼痛是单侧性的，典型地局限于三叉神经的第 2 和第 3 支分布区。在不足 5% 的患者中出现第 1 支受累或双侧的疾病。疼痛的发生如同闪电样瞬间的（1～120 s）剧烈的戳刺样疼痛，可自行缓解，而发作在特定的患者呈刻板样。在睡眠期间发生极少见。无痛间期可持续数分钟至数周，但长期自发的缓解是罕见的。在面颊、鼻或嘴周围的扳机区刺激，如因碰触、寒冷、风吹、谈话或咀嚼等可诱发疼痛。体格检查未发现异常，三叉神经感觉缺失或异常的三叉神经反射（角膜或下颌反射）可排除该诊断。罕见地，类似疼痛可能出现于多发性硬化或脑干肿瘤，这在年轻的患者和检查时发现神经系统异常或出现双侧症状的所有患者都应考虑。

CT 扫描、常规的 MRI 和动脉造影是正常的，虽然高分辨率 MRI 技术可能显示微血管性神经受压。

》 四、慢性头痛

(一) 偏头痛

慢性偏头痛 (chronic migraine, CM) 是一种具有高致残率和高社会负担的偏头痛并发症, 慢性偏头痛对患者经济和生活质量的影响远远超过发作性偏头痛 (episodic migreine, EM), 以偏头痛残疾评定量表为依据 (MIDAS), 发作性偏头痛患者患有与严重头痛相关的残疾的概率约为 3%, 而慢性偏头痛患者这一概率可高达 25%。修订版国际头痛分类和诊断标 Ⅱ (ICHD-2R) 中慢性偏头痛的诊断要点为: 每月头痛大于 15 天, 至少持续 3 个月, 其中每个月至少 8 天要符合偏头痛诊断标准, 或服用偏头痛特异性药物有效, 且必须排除药物滥用性头痛。CM 与 EM 相比, 其对药物的反应性更差, 更易存在心理问题或其他躯体疾病, 如抑郁、焦虑、消化道症状、前列腺疾病、胃肠道反应、癫痫、慢性鼻窦炎等, 给患者及其家庭带来更为严重的经济和社会负担。

1. 遗传学 偏头痛的易感性受遗传的显著影响。在大多数病例中至少有一名一级亲属有偏头痛的家族史, 而双生子研究证实遗传与环境因素均有参与。常染色体显性遗传的偏头痛出现于几种公认的综合征, 包括家族性偏瘫型偏头痛以及常染色体显性遗传脑动脉病伴皮质下梗死。

2. 发病机制 颅内的血管收缩与颅外的血管扩张长期被认为分别是偏头痛先兆与头痛期的病因。这一理论得到了来自血管收缩药麦角生物碱 (如麦角胺) 在终止急性偏头痛发作, 以及血管扩张药诸如亚硝酸异戊酯 (amyl nitrite) 在消除偏头痛先兆中作用的支持。研究发现一种较复杂的表现, 并提示中枢神经元活动的原发性障碍可能是先兆期及头痛期的原因。

导致偏头痛发作的相关因素有很多, 如皮质扩散性抑制药物、基因遗传多态性、性激素、微栓子、脑静脉血流动力学异常、卵圆孔未闭、镁缺乏、降钙素基因相关钛等。

3. 临床表现 偏头痛是一种由神经血管功能紊乱所致的原发性头痛, 其头痛特点是头痛具有单侧性、搏动感、中重度疼痛, 日常活动可加重等, 多伴随着恶心、呕吐、畏声与畏光等表现。

4. 治疗 急性偏头痛发作经常对单纯的止痛剂有效, 如果止痛剂无效, 对 5-羟色胺受体激动剂 (曲普坦类) 或麦角生物碱 (如二氢麦角胺) 有效。一类新型的抗偏头痛药物, 降钙素基因相关肽受体拮抗剂 [如替卡吉泮 (telcagepant)、奥塞吉泮 (olcegepant)] 也可能证明对止痛是有用的。治疗急性偏侧头痛的药物必须在症状开始时立即服用以得到最大的疗效。快速吸收的非口服剂型优于口服制剂。恶心是偏头痛的一种突出的表现，也是某些抗偏头痛药物常见的不良反应，以致应用其他的而非口服途径或合用止吐剂可能是必要的。麦角生物碱和曲普坦类在高血压病或其他心血管疾病患者是禁忌的。

（1）西医治疗进展：西医对慢性偏头痛的治疗目前以药物治疗为主，目标为缓解慢性偏头痛急性发作，常用的急性期治疗药物有非甾体抗炎药、阿片类、曲坦类等。常用的预防性药物有抗癫痫药（丙戊酸钠、卡马西平）、β受体阻滞剂（普萘洛尔）、抗抑郁药（阿米替林、氟西汀）、钙通道阻滞剂（尼莫地平）等。近年来随着研究的不断深入，兼具高效、安全、特异性强的药物不断涌现，主要包括5-羟色胺1F受体激动剂、CGRP受体拮抗剂、抗CGRP单克隆抗体等。偏头痛的预防治疗得到广泛关注，给临床治疗带来新的思路。

多项研究证实，治疗偏头痛急性发作的药物中，曲坦类的疗效和耐受性皆明显胜于其他药物，优势是起效迅速、持续时间久而且副作用少，起效机制是通过收缩血管、与此同时改善血管周围无菌性炎症、降低三叉神经系统传出性痛性物质释放，由此缓解疼痛。普遍认为是作用于血管壁，对患者头中扩张和水肿的血管起着收缩功能，除了以上两点还作用于三叉神经末梢，降低降钙素基因相关肽等神经肽的释放，由此产生治疗偏头痛功能。

（2）中医治疗进展：中医学认为，偏头痛属于"头风"的范畴，中医学说中有关偏头痛的阐述，认为偏头痛的病因为风邪夹湿热上犯巅顶，引起头部及头脉经络疼痛，严重者则疼痛难忍，属于肝阳上亢型占多数。还有一些患者在发病后常表现出气血亏虚的症状，因气血不足而失于濡养脑髓，由此导致头痛。有研究者归纳总结古籍中针对本病的记载，分析得出本病病因证机多分为两大类别，一是外感，二是内伤。前者多见为外感六淫之邪侵袭人体而后上犯于头部，导致邪毒侵入脑髓头脉，引起头痛；后者则主要是由于瘀血、气血两虚、气机郁滞等因素，导致脑髓失养，从而出现剧烈头痛症状。"不通则痛"是头痛发作的主要原因，出现偏头痛的原因也是如此，瘀血造成头痛较为常见，再加之头痛迁延日久，血瘀不化，阻滞经络，头痛反复发作，即转为慢性偏头痛，另有文献分析表明，最常见的证型为气虚血瘀、肝阳上亢、肝风挟瘀以及血瘀证，其次还有痰瘀互阻、痰浊上扰、血虚肝旺、肝郁脾虚、寒凝血瘀等证型。

临床上，中医治疗偏头痛通常以活血化瘀为主要治法，兼以祛风通络、行气止痛等，获得较好的临床疗效，改善临床症状的作用较为显著。因此，从瘀论治的偏头痛是现代临床中医学者较为关注的治疗方式之一。临床多表现为痛似针刺，疼痛位置固定，夜间明显，可有青筋暴露，舌紫暗或舌下络脉怒张、增粗、青紫，脉细涩，治疗原则是活血祛瘀、散风止痛。

偏头痛的中医药物治疗，主要以川芎茶调散、川芎定痛饮、散偏汤、血府逐瘀汤、通窍活血汤等经典方剂为主，中成药常见养血清脑颗粒、正天丸、通天口服液、头痛宁胶囊等。

另外，针灸推拿方法具有疏经通络、调和阴阳、理气行血、祛瘀活络等功能，由于其方便、有效且无创之优势，可以明显减少慢性偏头痛患者疼痛持续时间，同时还具有一定预防功能。

（3）偏头痛与脑血管疾病：研究认为，偏头痛和其相关的血管性事件及血管性因素间具有一定程度的联系，一是偏头痛患者内皮功能和线粒体功能障碍引起氧化应激，内皮功能受损将继发血小板激活，存在继发性高凝状态；二是偏头痛患者较无偏头痛患者的心、脑血管和周围血管疾病以及动脉夹层风险升高。有先兆的偏头痛可导致缺血性脑卒中风险增加，其可能的相关机制有皮质扩散性抑制学说、卵圆孔未闭（PFO）、颈动脉夹层、凝血指数与血小板水平变化、遗传因素、内皮功能异常、血管痉挛等。内皮功能障碍和凝血异常是偏头痛的发病机制之一，且与脑血管疾病密切相关，其具体的机制可能为，偏头痛发作期与间歇期相比，内皮功能障碍标志物增加，释放血管炎性物质，这些物质可通过血管内皮损伤、组织坏死、血小板聚集等途径增加偏头痛患者发生缺血性脑卒中的风险。

目前偏头痛已经成为脑血管疾病特别是缺血性脑卒中的危险因素，将来需要增强关于偏头痛尤其是先兆性偏头痛的关注，再进一步减少缺血性脑卒中的发病风险。

（二）药物使用过度的头痛

用于治疗偏头痛或其他类型头痛的过度使用的药物治疗可能导致慢性每日头痛综合征。大多数患者有偏头痛作为基础性疾病，并曾过度使用单纯的止痛剂或曲普坦类，但是其他类型头痛的患者以及应用其他种类药物也是易发病的。大多数患者为女性。头痛特征性地每月至少出现15天，至少有3个月。治疗包括要迅速停用致病的药物，除非是麻醉性止痛剂或镇痛药。皮质激素对治疗戒断性头痛可能是有用的。

（三）丛集性头痛

丛集性头痛（cluster headache）的表现如一串短暂的非常剧烈的单侧的持续不断的非搏动性头痛，持续15分钟至3小时。与偏头痛不同，丛集性头痛总是单侧的，且在任何特定的患者通常都在同侧再发。头痛常在夜间发作，使患者从睡眠中痛醒，且每日再发，经常在每天几乎同一时间发作（昼夜节律的周期性），一个丛集期长达数周至数月。在发作期间患者可能不安地踱步。在丛集性发作之间，患者可能数月或数年没有头痛。病因尚不清楚，但在发作期间功能性 MRI 已发现下丘脑的激活。

丛集性头痛发生在男性要比女性更常见，且典型地是比偏头痛晚一些的年龄开始（平均起病年龄 25 岁）。有家族史者罕见。

头痛可能以一种鼻侧面烧灼感或如眼后部压迫感开始。伴随发作常有同侧的结膜充血、流泪、鼻塞和 Horner 综合征等。发作可能被饮酒或应用血管扩张药所促发，特别是在丛集性发作期间。

（四）紧张性头痛

紧张性头痛是用于描述无明显病因的慢性复发性头痛的术语，其缺乏偏头痛或其他头痛综合征特征。基本的病理生理机制尚不清楚，而"紧张"不太可能是主要的原因。曾被提出是它的病因的颈部和头皮的肌肉收缩，很可能是一种继发的现象。

紧张性头痛是在 20 岁以后开始发病的一种慢性疾病。它是以非搏动性的双侧枕部的头痛发作为特征，不伴恶心、呕吐或前驱性视觉障碍。头痛的持续时间从数小时到数日。

（五）凿冰样疼痛

位于三叉神经分布区以外头皮的非常短暂的锐利的剧痛被称为凿冰样疼痛（ice pick like pain）。疼痛的发作是单次的、反复的或丛集性发生，在头皮的一个单一的点或散在地分布。出现的疼痛如同一种电击样，在不到 1 s 达到最大的强度，迅速地缓解，并严重到足以引起不自主地退缩。凿冰样疼痛在偏头痛和丛集性头痛患者中是较常见的，但可能出现在无头痛的个体。由于剧烈的疼痛，患者常找医生就诊。如果疼痛反复发作，应予治疗。该综合征对吲哚美辛（25 ~ 50 mg，3 次 / 日）有效，加巴喷丁（400 mg，2 次 / 日）和褪黑素（3 ~ 12 mg，睡前服）也曾报道是有效的。

（六）颈椎病

累及上颈部的外伤或变性疾病可产生枕部或眶部的疼痛，颈 2（C2）神经根受刺激是不适感最重要的来源。累及下位颈椎的间盘疾病或关节突异常使疼痛涉及同侧的手臂或肩部而非头部，但可出现颈肌痉挛。颈源性急性疼痛治疗采取颈部制动（如用一个软领）以及止痛药或抗炎药等。

（七）鼻窦炎

急性鼻窦炎可引起局限于受累的额窦或上颌窦的疼痛和触痛。筛窦或蝶窦的炎症产生鼻后的深部中线的疼痛。鼻窦炎疼痛因向前俯身和因咳嗽或喷嚏而加重。叩诊额部或上颌区产生触痛和疼痛增强。

鼻窦炎用血管收缩性滴鼻剂治疗（如 0.25% 去氧肾上腺素，每 2～3 小时滴 1 次），抗组胺药及抗生素。在难治性病例手术鼻窦引流可能是必要的。

主诉慢性"鼻窦"头痛的患者罕有复发性鼻窦炎症，他们更可能罹患偏头痛或紧张性头痛。

（八）牙病

颞下颌关节功能障碍（temporomandibular joint dysfunction）是一类难以定义的综合征，以耳前部面痛、下颌活动受限、咀嚼肌触痛及活动下颌时"咔哒"声等为特征。症状经常伴有错位咬合、夜间磨牙或牙关紧闭，并可能由咀嚼肌痉挛所致。一些患者由局部热疗、下颌训练、夜间应用牙合垫或非甾体抗炎药等获益。

拔牙部位感染（infected tooth extraction sites）也可能引起疼痛，其特征是持续的一侧性，以及疼痛性或烧灼性。尽管放射线检查可能是正常的，在拔牙部位注射局部麻醉药可缓解症状。治疗可进行下颌骨刮除术及使用抗生素。

第二节　脑血管病

》 一、概述

（一）脑部血液供应及其特征

1. 颈动脉系统（前循环）　颈动脉系统包括颈总动脉、颈外动脉和颈内动脉及其分支。

颈总动脉左右各 1 根，分别提供一侧颅脑的供血。右侧的颈总动脉起自头臂干动脉，左侧的颈总动脉直接起自主动脉弓。双侧颈总动脉在气管两侧向上走行，在甲状软骨略上水平分为颈内动脉和颈外动脉，在颈部可以触摸到颈总动脉及其分叉部。

颈外动脉在其经过途中发出 9 个分支。向前 3 支：甲状腺上动脉、舌动脉和面动脉。向后 3 支：胸锁乳突肌动脉、枕动脉和耳后动脉。向内 1 支：咽升动脉。向上 2 支：上颌动脉与颞浅动脉。颈外动脉分支供应头皮、颅骨、硬膜及颌面部器官，颈内动脉则向上走行穿颅骨进入颅内，分支供应垂体、眼球及大脑等。

2. 椎 - 基底动脉系统（后循环）　椎 - 基底动脉系统的主要来源血管为椎动脉，左右各一。

右侧椎动脉发自头臂干动脉，左侧椎动脉发自左锁骨下动脉。椎动脉逐节穿过颈椎横突孔向上走行，至颅骨和第一颈椎之间进入颅内。两侧的椎动脉入颅后汇合形成基底动脉。椎动脉主要分支有脊髓前、后动脉和小脑后下动脉。小脑后下动脉供应小脑下面后部。

基底动脉在脑干的前方向上走行，至大脑半球的底部分叉为双侧的大脑后动脉。主要分支有：①小脑下前动脉：供应小脑下部的前部。②内听动脉：供应内耳迷路。③脑桥动脉：供应脑桥基底部。④小脑上动脉：供应小脑上部。

（二）脑血管病的分类

临床常见的急性脑血管病主要是动脉血管的病变，分为两大类：缺血性脑血管病和出血性脑血管病。前者依据发作形式和病变程度分为脑梗死和短暂性脑缺血发作；后者根据出血部位不同，主要分为脑出血和蛛网膜下腔出血。静脉血管的病变以静脉窦血栓形成较常见。

（三）脑血管病的诊断

脑血管病的诊断依赖于准确的病史采集、临床及辅助检查。但脑血管病的诊断与其他疾病存在一些差异。

1. 病史采集　根据临床是否需要对脑血管病患者紧急处理，可以采取有针对性的病史采集策略。

（1）系统化的病史采集：系统的病史采集对判断脑血管病的病因、发病机制以及采取个体化的诊断和治疗是必不可少的。在脑血管病的病史采集中，应着重下列几点。

1）询问第一次癫痫发作的时间：患者在发病时是处于平静状态还是处于活跃或紧张状态；发病是急性的还是渐进的；是否有脑血管疾病的先兆——短暂性脑缺血发作；患者有多少次癫痫发作，例如多次癫痫发作，询问第一次癫痫发作的详细信息，以及最近和最严重的癫痫发作，包括意识丧失、智力和记忆变化、说话和阅读或写作困难、运动和感觉障碍、视觉症状、听力障碍、平衡障碍以及头痛、恶心和呕吐等症状。

2）询问前驱症状和近期事件：在脑血管疾病发展过程中，脑血液循环常由代偿期转变为失代偿期，而代偿期的改变是疾病的临床前驱症状。如果能仔细发现这些前驱症状，就能找到症状的诱发因素和病因线索，并给予适当的治疗，有时可以预防或延缓完全性脑卒中的发生，或减缓疾病的进展。

3）伴随疾病：患者是否有高血压、糖尿病、心脏病、高脂血症、吸烟饮酒、贫血等。

4）用药状况：向有脑血管病史的患者询问用药情况。某些药物可诱发低血压和短暂性脑缺血发作，如抗高血压药和吩噻嗪衍生物；一些药物可并发脑出血，如抗凝剂；有时高血压危象和脑血管疾病可能很复杂。脑血管病也可能是某些药物引起的，如饮酒、低血糖、孕激素、避孕等。因此，在向脑血管病患者询问药物使用情况时，要详细咨询。

（2）快速判断卒中方法：急诊处理时，由于时间紧迫难以进行详细的病史采集，当患者或家属主诉以下情况时，常提示卒中的可能，应及时采取有效的处理措施，待病情平稳后，再进行详细的病史采集。

2. 脑血管病的特殊检查　脑血管病除了进行内科系统及神经科查体外，还有特殊的检查：

（1）神经血管检查：神经血管学检查是临床脑血管病检查的最基本内容，是血管检查的开始。标准的临床神经血管检查包括：①供血动脉相关的触诊，主要是颈动脉和桡动脉的触诊，获得动脉搏动强度和对称性的信息。②双上肢血压的同时测量，了解双上肢血压的一致性。③脑血管的听诊，选择钟形听诊器对脑动脉主要体表标志进行听诊，主要听诊区包括颈动脉听诊区、椎动脉听诊区、锁骨下动脉听诊区和眼动脉听诊区，了解血管搏动的声音对称性以及有无杂音。听诊时要注意找到准确的体表标志，杂音的最强部位，通过适当加压可以判断。

（2）临床严重程度的评估：准确记录患者的病情严重程度是有效观察患者病情变化的前提。临床上，常采取一些量表来记录患者的病情。如美国国立卫生研究院卒中量表（NIHSS）是一个省时方便、可信有效且内容较全面的综合性脑卒中量表，它所评定的神经功能缺损范围大，在脑血管病的病情判断中被广泛采用。

（3）影像学检查：脑血管病的影像学检查近年来得到长足的进步。尤其在急性期，早期、快速的影像学检查对急性脑血管病患者的诊治至关重要。脑血管病的影像学检查需要注意，不仅需要进行结构影像学的评估，还应进行血管影像学与灌注影像学的评估。

3. 治疗原则　急性脑血管病起病急、变化快、异质性强，其预后与医疗服务是否得当有关，在急性脑血管病的处理时，应注意：①遵循"循证医学（evidence-based medicine，EBM）与个体化分层相结合"的原则；②按照"正确的时间顺序"提供及时的评价与救治措施；③系统性，即应整合多学科的资源，如建立组织化的卒中中心或卒中单元系统模式。

（1）临床指南：循证医学是通过正确识别、评价和使用最多的相关信息进行临床决策的科学。循证医学与传统医学相比，最大特点是以科学研究所获得的最新和最有力的证据为基础，开展临床医学实践活动。以循证医学为指导，能够保证临床决策的规范化。但再好的证据也不一定适合所有患者。临床决策的最高原则仍然是个体化。循证医学时代衡量临床医生专业技能的标准是能否将个人的经验与所获取的最新证据有机地结合起来，为患者的诊治做出最佳决策。合格的临床医生应该对研究对象、研究方案、研究结果进行辩证地分析和评价，结合具体病例采用有效、合理、实用和经济可承受的证据。必须真心诚意地服务于患者，临床决策时理应充分考虑患者的要求和价值取向。

（2）急诊通道：急性脑血管病是急症，及时的治疗对病情的发展变化影响明显。

缺血性卒中溶栓治疗的时间窗非常短暂。脑卒中发病后能否及时送到医院进行救治是能否达到最好救治效果的关键。发现可疑患者应尽快直接平稳送往急诊室或拨打急救电话由救护车运送至有急救条件的医院。在急诊，应尽快采集病史、完成必要的检查、做出正确判断，及时进行抢救或收住院治疗。通过急诊绿色通道可以减少院内延误。

（3）卒中单元（stroke unit）：是一种多学科合作的组织化病房管理系统，旨在改善住院卒中患者管理，提高疗效和满意度。卒中单元的核心工作人员包括临床医生、专业护士、物理治疗师、职业治疗师、语言训练师和社会工作者。它为卒中患者提供药物治疗、肢体康复、语言训练、心理康复和健康教育。

》 二、短暂性脑缺血发作

（一）短暂性脑缺血发作现状和研究成果

短暂性脑缺血发作（transient ischemic attack，TIA）是急性缺血性脑血管病一种高危不稳定状态，早期脑卒中和再发的风险均较高。TIA 是脑梗死的预警信号，其早期卒中率为 10% ~ 13%，尤其发病 48 h 内卒脑梗死险最高。其症状多仅持少数分钟，很少超过 1 h，当症状持续超过 1 h，常残留永久性神经功能缺损，脑影像学常表现有脑梗死。TIA 的发病机制目前研究多集中于微栓子学说、血液动力学改变学说，以及颈部动脉扭曲受压、脑血管痉挛、血管炎性反应、血液高凝状态等，但均处于探讨阶段，尚不完全明确。目前研究显示，TIA 发病与动脉粥样硬化明显相关。年龄 > 60 岁、男性、长期吸烟、大量饮酒、脑血管病家族史、糖尿病、高血压病、高脂血症等危险因素与 TIA 发病及 TIA 的脑梗死转化关系密切，而频繁发作（> 3 次 / 天），发作时间长（> 30 min）为脑梗死转化的主要临床特点。目前随着对 TIA 发病机制研究的深入，高同型半胱氨酸血症（high homocysteine）、超敏 C- 反应蛋白（hypersensitive C-reactive protein，hs-CRP）升高、颅内外动脉狭窄、动脉硬化不稳定斑块、心房纤颤及卵圆孔未闭（patent foramen ovale，PFO）等心源性栓塞及一些隐源性栓塞的研究越来越受到广泛关注。对 TIA 危险程度评估的研究，主要包括加利福尼亚评分、ABCD 评分、ABCD2 评分、ABCD3 评分等。因考虑准确性、敏感性以及操作的简便性，ABCD2 评分目前应用最为广泛。

（二）短暂性脑缺血发作的研究目的和方法

近年来随着经济的发展、生活条件的改善、生活习惯的西方化，脑血管病的发病率逐年上升，甚至有赶超冠状动脉粥样硬化性心脏病、肿瘤以及慢性支气管炎的趋势。脑血管病又可以分为缺血性脑血管病和出血性脑血管病两类，在我国以缺血性脑血管病为主，并有年轻化的趋势。除了年龄、性别、糖尿病、高血压病、高脂血症、吸烟、饮酒等已经明确的危险因素外，研究发现高同型半胱氨酸血症是动脉粥样硬化的独立危险因素。动脉粥样硬化是一种慢性非特异性炎症反应，而 hs-CRP 在其中扮演了重要角色，是目前脑血管病研究的又一焦点。随着颅内外血管支架安置术及颈动脉内膜剥脱术等技术的研究及应用，颅内外动脉狭窄、颈动脉斑块形成等越来越受到神经科医师的关注。有研究发现，60 ~ 69 岁人群中严重颅内外动脉粥样硬化的比例可达 43%，而 70 ~ 79 岁人群中的比例为 65% 左右，而 80 岁以上的人群中可达到 80%。

（三）治疗

在 TIA 发作后，应当从最基本的治疗开始，恢复脑的供血不足，包括患者平卧位，不降压治疗，静脉补液等。在 TIA 急性期，应慎重降压，因为此时脑的自动调节功能受损，脑的灌注尤其是靠侧支循环代偿供血区域，直接依赖于全身血压。等渗液体的输入保持足够的血容量。静脉补液时，需要注意患者的心脏功能，在没有已知的或可疑的心力衰竭时，可以先给予 500 ml 的生理盐水，之后再以 100 ~ 150 ml/L 静脉滴注。

一旦确诊 TIA，应及时给予抗栓治疗。到目前为止，虽然缺乏随机对照试验，证明在 TIA 的 24 ~ 48 h 给予抗栓治疗能够改善患者的预后；但是由于缺血性卒中的研究较多，两者的发病机制类似，因此把这些治疗方法外推至 TIA 是合理的。但是两者存在两个大的区别。第一，由于大的梗死发生脑出血的概率高，因此推测 TIA 患者的出血风险较少。第二，在早期，TIA 发生缺血性卒中的风险，较完全性卒中复发的风险要高，因此行介入治疗的效果可能更好。

不同的 TIA 患者发生卒中的风险不同，虽然缺乏足够的证据，但是考虑资料有限，目前常依据不同评分系统来对 TIA 患者进行分层治疗。

》 三、脑梗死

（一）病理生理机制

1．造成脑组织缺血损伤的血管壁及血管内病理　导致脑组织缺血性损伤的血管壁和血管内病理变化包括动脉粥样硬化、小动脉玻璃样变（也称为小动脉硬化）、血管壁变化的其他原因和血栓形成。颅外颈动脉粥样硬化发生在主动脉弓起点、颈内动脉起点、椎动脉起点和锁骨下动脉起点。颅内动脉粥样硬化发生在内侧动脉的起始处、颈内动脉的虹吸处、椎动脉的颅内段、基底动脉和大脑后动脉。穿孔分支起源的载体动脉中的动脉粥样硬化斑块可阻塞穿孔动脉。微动脉粥样硬化瘤也可在穿支动脉口形成，并可阻塞穿支动脉。高血压引起的脂质性玻璃样变或纤维性玻璃样变主要累及穿支动脉，导致内膜增生和纤维沉积，导致管腔变窄。血管壁变化可能还有其他原因，例如血管壁外伤或自发性破裂导致的动脉夹层、动脉炎、纤维肌营养不良（内膜和中膜增生）、烟雾病（内膜板层增生）。

2．导致脑组织损伤的心脏病理　心脏的很多疾病都有导致脑栓塞的风险，临床上称作心源性栓塞或心源性卒中。心源性栓塞是来源于心脏的栓子或经过心脏异常分流的栓子随血流进入脑循环阻塞脑动脉而导致梗死。这些可能已经存在的心脏疾病包括：①心律失常，特别是心房颤动和病态窦房结综合征；②心脏瓣膜疾病，特别是二尖瓣狭窄、人工心脏瓣膜、感染性心内膜炎和非细菌性心内膜炎；③心肌疾病或心内膜病，特别是心肌梗死、心内膜炎和扩张性心肌病；④心内病变如黏液瘤、左心室室壁瘤、左心室附壁血栓；⑤右向左分流，特别是房间隔缺损和卵圆孔未闭，来源于深静脉的栓子可经此通道进入体循环引起反常栓塞。

3．导致脑组织缺血损伤的机制　导致脑组织缺血性损伤的机制包括栓塞和低灌注。栓塞可以起源于心脏（心脏起源）和动脉（动脉起源）。栓子离开心脏并随血流进入脑动脉，栓塞大脑中的一根或多根动脉对脑组织造成损伤。源自主动脉弓、颅外颈动脉和颅内主动脉等大动脉的栓子沿着血流到达大脑中一根或多根动脉的远端并导致脑组织损伤。栓塞也可能来自静脉系统，当心脏有右向左分流时，静脉系统中的血凝块通常会进入大脑，例如房间隔缺损或卵圆孔未闭。被栓塞阻塞的脑动脉本身可能没有任何病变，如右大脑中动脉被心源性栓塞阻塞造成大面积梗死，而栓塞的大脑中动脉本身没有病变。例如，在颈内动脉或中脑动脉粥样硬化斑块表面形成的血栓、斑块碎片、胆固醇结晶等，阻塞同侧大脑中动脉的分支，导致供血区梗死。分支和闭塞的大脑中动脉分支本身没有病变。还有一些比较少见的栓塞，如空气、脂肪、肿瘤细胞等，进入心脏后栓塞到脑动脉中。不同大小、性质和来源的栓塞可以阻塞不同的动脉。

（二）临床表现

1. 大脑中动脉供血区梗死

（1）皮质支梗死（superficial MCA territory infarct）：完全的皮质支闭塞典型表现为突发起病的偏侧面瘫及肢体瘫痪（上肢重、远端重）、偏身感觉障碍，优势半球可出现失语（混合型失语或者运动型失语）、Gerstmann's syndrome（左右失认、手指失认、失算和书写困难），非优势半球可出现视空间障碍。此外，还可以出现对侧偏盲、象限盲或者凝视障碍等。根据受累分支不同，上述症状可以单独或者合并出现。

（2）豆纹动脉梗死（lenticulostriate arteries infarct）：也称深穿支动脉梗死，豆纹动脉主要的供血区域包括内囊前肢的上半部、整个内囊和放射冠的上半部、外囊、豆状核以及尾状核头和体的上半部分。因此，相应的穿支闭塞可以导致以下腔隙综合征的表现，如纯运动偏瘫、偏身感觉运动障碍、构音障碍 - 手笨拙综合征、构音障碍 - 面瘫综合征，少见的还有失语、偏侧忽视以及结构性失用等，后者有时与皮质支梗死不好鉴别，一般来说出现这些症状往往提示病灶范围较大。如果病变位于尾状核，还可以出现舞蹈症等不自主运动。

2. 大脑前动脉供血区梗死　肢体瘫痪是 ACA 梗死最常见的症状，下肢突出，上肢症状相对轻，一般不出现面瘫。如果 ACA 的分支 Heubner 动脉梗死累及尾状核头，壳核以及内囊前部时，临床症状也可以面瘫和上肢瘫痪突出，不同于常见的 ACA 梗死。亦可出现偏身感觉异常，此外皮质分支受累尚可以表现额叶的部分症状，如无动性缄默症、精神行为异常、遗忘、病理性抓握现象以及言语障碍等，后者临床上因为无肢体瘫痪等症状，急性起病时常需要与脑炎等其他疾病鉴别。此外，ACA 梗死可以累及旁中央小叶从而导致尿失禁或尿潴留。

3. 脉络膜前动脉梗死　起源及解剖走行和供血区域变异较大，常见供血区域包括视束、视放射、外侧膝状体、内囊后肢的后 2/3、苍白球以及大脑脚的中 1/3 部分。另外，也供应侧脑室后角旁的放射冠区域。经典的临床症状三联征包括偏瘫、偏身感觉障碍和同向偏盲，但是多数患者仅表现为上述症状的一部分，临床并无特异性，以不伴失语、意识改变等与 MCA 梗死鉴别。尽管不多见，有时还可以表现皮质受累的症状。多数脉络膜前动脉梗死临床仅表现单一的腔隙综合征。少见的症状包括偏瘫对侧的上睑下垂，眼球上下视障碍等（累及中脑）。

4. 大脑后动脉及分支梗死　临床症状依赖于 PCA 闭塞部位。PCA 起始部闭塞可以累及中脑及丘脑，临床表现为不同程度的意识改变、不自主运动、动眼神经麻痹，对侧偏瘫、偏身感觉障碍和偏盲，后者如果单独出现似 MCA 梗死，临床需要鉴别。PCA 后交通动脉发出以远闭塞时，临床常无偏瘫出现（因中脑未受累），以此与近端病变鉴别。大脑后动脉远端闭塞累及皮质时最常见的症状是对侧视野缺损，多为同向偏盲，亦可为象限盲，症状轻重取决于梗死范围，黄斑区保留，因此视力常不受累。双侧 PCA 梗死临床少见，表现为双侧颞枕叶症状如皮质盲，言语障碍或者认知行为异常等。

5．椎 - 基底动脉及其分支梗死　后循环梗死特征性的临床症状包括眼球垂直运动障碍、复视、脑神经症状及交叉瘫等。急性椎 - 基底动脉闭塞可表现为意识障碍、四肢瘫痪、共济失调、高热及眩晕、呕吐等，临床出现上述症状时要高度警惕危及生命的后循环梗死可能。

（三）治疗

1．急性期的治疗

（1）一般治疗：卒中一般支持治疗的主要目的是尽量维持患者的内环境稳定，为卒中的特异性治疗和卒中康复创造条件。卒中的所有早期治疗可以在卒中单元（stroke unit）中进行。目前认为，它是组织化卒中管理较好的形式。常规的一般治疗包括：纠正低氧血症、及时处理心脏病变、积极控制感染和体温升高（＞ 38℃ 给予降温）、重视营养支持等。

卒中早期的高血压处理仍没有定论，普遍认为急骤降压有可能加重卒中。作为溶栓前准备，应使收缩压＜ 180 mmHg、舒张压＜ 100 mmHg。血压持续升高，收缩压≥ 200 mmHg 或舒张压≥ 110 mmHg，或伴有严重心功能不全、主动脉夹层、高血压脑病，可予以谨慎降压治疗，并严密观察血压变化，必要时可静脉使用短效药物（如拉贝洛尔、尼卡地平等）。

（2）溶栓治疗：国际上多项随机、双盲、对照研究证实了超早期 t-PA 静脉溶栓治疗（0.9 mg/kg，最大剂量 90 mg，其中 10% 在最初 1 min 内静脉推注，其余持续滴注 1 h）的有效性，时间窗由 3 h 延长到了 4.5 h。我国"九五"攻关课题"急性缺血性脑卒中 6 h 内的尿激酶静脉溶栓治疗"证实了尿激酶（100 ～ 150 WU，溶于生理盐水 100 ～ 200 ml，持续静脉滴注 30 min）的治疗作用，并已在国内广泛应用。在有条件的医院，介入动脉溶栓可以将 t-PA 的溶栓时间延长到 6 h，尽管这还需要更大规模的临床研究来验证。溶栓治疗的主要风险是颅内出血，约占 6%。溶栓适应证的严格把握有助于减少这一并发症。

（3）抗血小板治疗：多项大样研究证实了脑卒中后 48 h 内口服阿司匹林（150 ～

300 mg/d）的疗效。阿司匹林能显著降低随访期末的病死率或残疾率，减少复发，但会轻度增加症状性颅内出血的风险。对于不能耐受阿司匹林者，可考虑选用氯吡格雷等抗血小板治疗。

（4）恶性大面积脑梗死的减压治疗：严重脑水肿和颅内压增高是急性重症脑梗死的常见并发症。对发病 48 h 内、60 岁以下的恶性大脑中动脉梗死伴严重颅内压增高、外科减压术可以降低死亡率和致残程度。对压迫脑干的大面积小脑梗死患者也可考虑积极外科干预。

（5）其他治疗：多项抗凝治疗的研究发现，它不能降低卒中病死率和致残率，但对于严重偏瘫的患者，抗凝治疗可以用于防治下肢静脉血栓形成和肺栓塞。有关降纤、扩容、神经保护、中医药的卒中治疗研究正在进行，但目前还没有足够的证据广泛应用于临床。

2. 卒中的二级预防　即卒中复发的预防，应该从急性期就开始实施。卒中二级预防的关键在于对卒中病因的诊断及危险因素的认识，针对不同病因，对不同复发风险的患者进行分层，制订出具有针对性的个体化的治疗方案。如：①危险因素控制；②大动脉粥样硬化患者的非药物治疗；③心源性栓塞的抗栓治疗；④非心源性卒中的抗栓治疗。

》 四、脑出血

（一）脑出血的病因

脑出血（ICH）常见病因有高血压病、脑海绵状血管瘤（CCM）、脑淀粉样血管病（CAA）、动静脉畸形、药源性、系统性疾病、颅内肿瘤。芬兰医生对 1013 例原发性 ICH 患者使用 SMASH-U 病因分类法进行分类，结果显示高血压性 ICH 占 35%，原因不明占 21%，CAA 占 20%，抗凝药应用占 14%，血管结构损害及系统性疾病各占 5%，其中高血压性 ICH 最多，CAA 其次，而不明原因的 ICH 所占比例也相对较多，提示 ICH 病还可进一步明确。

1. 高血压　高血压常引起 ICH，尤其是控制不良的高血压，出血部位最常见于壳核。长期高血压作用可使细、小动脉变性、坏死，血管壁弹性减弱，血压骤然升高时易导致血管破裂出血；波动的血流冲击引起微小动脉瘤形成，血压剧变时可引起动脉瘤破裂出血，血液快速聚集，压迫邻近脑组织，引起周围组织细胞死亡、血管源性水肿及血脑屏障破坏，同时引起多种血管活性物质及血肿分解产物释放，导致局部脑组织供血减少及出凝血系统平衡改变，加重出血所致脑损伤。

2．血管病变 脑血管畸形、颅内动脉瘤、烟雾病及脑静脉窦血栓等为常见引起 ICH 的血管病变。颅内静脉畸形最为常见，动静脉交通及静脉内压力升高可引起畸形血管出血，而引流静脉的狭窄甚至梗阻会增加血流阻力，使出血率升高。脑海绵状血管瘤（cerebral cavernous malformation，CCM）为低血流量的颅内血管畸形，约 50% 的 CCM 患者有家族史。CCM 是一种常染色体显性遗传疾病，由于 7q、7p 和 3p 染色体上的 CCM1、CCM2 和 CCM3 基因突变，破坏了细胞内皮之间的连结而导致小血管渗透性改变，从而引起血管畸形。另一个常见 ICH 病因是颅内动脉瘤，其病因包括先天性因素、动脉硬化、感染、创伤、遗传因素等，多位于 Willis 环分叉处，此处管壁薄，血流动力学改变时可引起血管破裂出血。烟雾病的发病可能与免疫相关蛋白、甲亢、血管相关因子有关，具有烟雾病易感基因人群，在感染、炎症等内外环境因素作用下，颅内大动脉内膜增厚伴纤维增生，导致血管狭窄、闭塞，促使代偿血管异常扩张、增生形成烟雾样血管。脑静脉窦血栓多见于孕妇、术后、凝血异常等，是较少见的 ICH 病因，其机制尚未明确。

3．脑淀粉样血管病（cerebral amyloid angiopathy，CAA） 以脑微出血、短暂性脑缺血发作、痴呆为主要表现，为老年人 ICH 的常见病因，部分患者因脑梗死等预防性应用抗血小板聚集药物，从而反复发生 ICH。其导致 ICH 机制可能为 β 淀粉样蛋白沉积异常于中、小血管的中外膜及平滑肌上，长期作用可导致细胞缺失、炎症反应、氧化应激，引起血管壁纤维素样坏死、破裂、微小动脉瘤形成，反复出现脑微出血。

4．药物应用 随着缺血性脑卒中、心房颤动、下肢静脉血栓的诊治增加，抗凝及抗血小板聚集药物应用较以往更加普遍，多数患者未规律监测相关凝血指标，使颅内出血风险增加。有研究表明，抗凝剂相关的 ICH 发生率为 9% ~ 13%，比不用抗凝剂风险增加 6.7 ~ 11 倍。抗凝药物华法林可干扰维生素 K 依赖性凝血因子、抗凝蛋白 C 及抗凝蛋白 S 的合成，导致凝血途径受阻，诱发出血。随着抗凝强度的增加，颅内出血风险也逐渐增大。抗血小板聚集药物可导致血小板功能障碍，研究显示输注血小板可增强血小板功能活性，从而使血肿扩大减少，而应用抗血小板聚集药物可能导致出血量增加。抗凝、抗血小板聚集及溶栓药物所致 ICH 的共同原因是阻断了正常凝血机制，权衡应用该类药物时机及监测有助于减少药物相关性 ICH。

5．系统性疾病

（1）肿瘤：颅内肿瘤的供血血管破裂出血，可引起颅内血肿形成或蛛网膜下腔出血，称为"瘤卒中"。与良性肿瘤相比，恶性肿瘤肿如胶质母细胞瘤、少突胶质细胞瘤及转移性颅内肿瘤等更易发生 ICH。肿瘤供血血管常存在薄壁、扭曲、血管畸形等结构异常，是其易发生出血的主要原因，而肿瘤浸润、压迫邻近脑组织回流血管，引起局部血流淤滞而血管内压力升高也可导致出血。

（2）血液系统及肝病：血液系统疾病亦可出现中枢神经系统并发症，多见于白血病、淋巴瘤等，瘤细胞可浸润脑膜、脑实质，引发颅内出血。血小板数量减少或功能异常，血液病相关的凝血因子异常，使凝血功能障碍诱发 ICH。白血病细胞可直接浸润并损伤血管壁，使血管通透性增加，引起血液外渗、出血。

肝病常可导致凝血因子Ⅰ、Ⅱ、Ⅴ、Ⅶ、Ⅹ等合成受阻，引起凝血功能障碍，若伴随脾功能亢进，则可导致血小板减少及功能异常，引起 ICH。

6．血管炎　中枢神经系统血管炎的病理表现为血管壁及周围炎性细胞浸润，同时伴血管损伤，常呈"卒中样"起病，以脑叶多发梗死灶为主要表现，部分患者可出现颅大量细胞因子及炎症因子，引起血管内皮细胞损伤、介导免疫反应，血管炎症性改变，使局部血流减少、血管组织受损，最终可引起 ICH。

7．遗传因素　ICH 的基因多态性研究现已取得一定进展，主要集中在凝血因子通路、脂质代谢、炎症反应、氧化应激、蛋白 - 受体系统等方面。现已证实血脂与动脉粥样硬化密切相关，载脂蛋白 C 可调节血清三酰甘油和极低密度脂蛋白水平，引起血管动脉硬化改变，血管紧张素转化酶与血管重建及动脉粥样硬化密切相关，研究证明血管紧张素转化酶的 D 等位基因与 ICH 有关，中国 ICH 人群中常出现 D 等位基因。多种基因与 ICH 密切相关，未来对于 ICH 发病相关研究可以从基因表达产物方面进一步探讨。

（二）脑出血的危险因素

脑出血是由多种因素、机制作用所致，其最常见的病因为高血压，可能的危险因素有性别、年龄、遗传、血脂异常、糖尿病、高同型半胱氨酸血症、高尿酸血症等，这些因素引起动脉血管壁损伤，逐渐导致动脉粥样硬化形成，在血流骤然波动时可引起出血。

1．糖尿病　是脑血管病独立危险因素，可通过多种途径损伤血管，促进动脉粥样硬化形成。ICH 时可使机体处于应激状态，导致儿茶酚胺、胰高血糖素、皮质醇等升血糖物质大增加，从而引起血糖应激性升高，高血糖加重细胞内代谢性酸中毒，扩张血管而加重脑水肿，进一步加重脑损伤。糖尿病患者血糖控制差可导致血糖升高，而患者血糖也可能在脑出血发生后出现应激性升高，因此不能确定血糖升高与 ICH 发生的因果关系。

2．血脂异常　强化降脂治疗作为心脑血管疾病二级预防措施被广泛应用，大部分患者并未对血脂进行规律监测，过度降低血脂治疗是否会引起出血性卒中引起了学者们的关注。胆固醇可维持血管完整性，过高水平则易引起动脉粥样硬化，过低可能导致血管完整性受损，引起出血。

LDL-C 目前被证实为动脉粥样硬化的危险因素，LDL-C 可使白细胞介素 -1 分泌增加，其与相关受体结合后启动炎症级联反应，促进血管内皮细胞及平滑肌细胞增生，并生成单核细胞激活物，参与动脉硬化形成、损伤血管。各血脂成分为机体代谢所必需，若血脂平衡紊乱，可能引发代谢性疾病、血管损伤，长期发展则可能出现各种心脑血管并发症，因此饮食及药物治疗需考虑如何维持这一平衡。同时，对于冠心病、缺血性脑血管病等预防及治疗，权衡降脂药物选择利弊十分重要。

3. 血液疾病　如白血病、血小板减少症、肝硬化等以及抗血小板聚集、抗凝药物的应用均可引起人体凝血功能障碍，易导致体内血肿形成。凝血功能障碍相关的 ICH 常常出血量更大，易出现血肿扩大，导致预后不良，确诊 ICH 患者凝血功能障碍并及早处理可改善预后。

（三）脑出血流行病学特征

中老年人群中发生 ICH 概率高于青年，与其易合并动脉粥样硬化、高血压、糖尿病及病程较长有关。近年来，青年人 ICH 发病呈增加趋势，其发病原因也较老年人群广泛，包括血管畸形、血管炎、药物滥用及吸毒等。研究结果提示 ICH 高发年龄为 45 ~ 64 岁（72.3%），31 ~ 44 岁年龄组占 13.1%，65 ~ 74 岁年龄组占 17.9%，年龄高于 75 岁患者占 9.9%，中老年人群 ICH 发病率较高，高龄患者 ICH 发病较青中年有所减少。

季节、气候等也可影响 ICH 发病，寒冷空气可使交感神经系统兴奋性增加，分泌大量儿茶酚胺，使外周小血管持续收缩，导致血压升高。

（四）血肿扩大相关因素

随着头部 CT 在急性 ICH 动态观察的应用，部分患者在首次脑出血后的最初 24 h 内存在继续出血情况，特别是发病 6 h 内更易发生血肿扩大，而 48 h 后继续出血的可能性大大减小。ICH 患者入院后血肿扩大是指与入院时影像学显示的血肿体积相比，入院后血肿体积增大，血肿体积增大标准仍未统一，目前多以相对体积增加 33% 和绝对出血量增加 12.5 ml 为准。早期血肿扩大是病情恶化、不良结局的重要因素，甚至可能增加死亡风险。ICH 早期血肿扩大可能的危险因素有血压、出血部位及出血量、血肿形态是否规则、凝血功能异常、抗凝及抗血小板聚集药物的应用等。

1. 年龄及性别　中老年人群是脑血管病高危人群，其 ICH 发病也高于青年人群，高龄患者常常预后不佳。Forti p 等对 383 名 ICH 患者（年龄 34 ～ 104 岁）中老年（≥ 65 岁）受试者临床特征进行研究，发现最老的老年患者具有最高的容许血肿体积（$P < 0.01$），而年龄与其他临床特征包括血肿扩大无明显相关性。研究中 ICH 扩大的患者平均年龄为 57.2±11.4，最高 80 岁，最低 32 岁，男性 30 例，女性 20 例，出血扩大组与未扩大组性别及年龄无明显差异，由于样本量较小，研究未对年龄进行分层对比，需待进一步大样研究明确性别、年龄是否与 ICH 早期血肿扩大相关。

2．血压　ICH 急性期常有血压升高，与既往高血压病史、脑水肿及颅内高压导致血压反射性增高、交感神经系统兴奋引起血管收缩血压升高有关。近年来国内外研究报道显示降压治疗可减少血肿扩大风险。一项纳入了 4360 例急性 ICH 患者 meta 分析显示，与标准降压治疗相比，强化治疗组血肿扩大风险较低（$OR = 0.82$，$95\%CI = 0.68 \sim 1.00$，$P = 0.056$）。长期高血压可导致小动脉玻璃样变及纤维素样坏死，血管壁薄弱，血管通透性增大，可能出现血液渗出增大；同时出血急性期因各种原因血压骤然升高，血流动力学发生改变，使血管壁持续受到血流冲击，血管修复慢，导致出血扩大。研究结果显示两组患者高血压病史、入院收缩压、舒张压均无显著差异，提示高血压病史及入院血压水平可能不是血肿扩大影响因素，但研究仅对患者入院时血压进行分析，未跟踪患者入院后血压控制情况，存在一定偏移。

3．临床特征　高血压性脑出血易发生在基底节区，尤其是壳核（占 50% ～ 60%），与豆纹动脉垂直发出、易受血流冲击有关。一项随访研究中多因素分析表明，脑室出血更易出现血肿扩大。研究中血肿扩大共 50 例，29 例位于基底节区，脑叶 12 例，幕下出血 9 例，由于各出血部位出血例数较少，未进行相关性研究分析，需更大样本量研究探讨脑出血部位与血肿扩大相关性。

对于急性出血后是否应用止血药或中成药物存在不同意见。一项 meta 分析纳入 9 个随机对照临床试验，结果显示促进血液循环和去除血瘀单一治疗及联合治疗急性 ICH 可能减少血肿体积，改善神经功能。

4．凝血功能异常　近年来发现抗凝相关颅内出血发病增加，容易发生出血扩大，且常常预后较差。Purrucker JC 等研究认为非维生素 K 拮抗剂口服抗凝血剂相关的自发性 ICH 具有高死亡率和不良预后，且更易出现血肿扩大。研究中两组患者发病前无抗血小板聚集及抗凝药物应用。两组患者入院时血小板计数、D- 二聚体、纤维蛋白原等凝血功能指标无显著差异，单因素显示出血扩大组 PT 及 APTT 较未扩大组延长（$P < 0.05$），但 Logistic 回归分析提示 PT 及 APTT 与血肿扩大无显著相关性。

（五）治疗

脑出血病情凶险，经常有血压和颅内压升高，经常需要气管插管和辅助通气，所以脑出血患者的监测与管理应在重症监护室进行。

1. 血压的管理　脑出血的急性期血压会明显升高，血压的升高会加剧脑出血量，增加死亡风险、神经功能恶化及残疾率，因此血压的控制尤为重要。脑出血急性期后，如无明显禁忌，建议良好控制血压，尤其对于出血位于高血压性血管病变部位者。脑出血急性期后，推荐的血压控制目标是 < 140/90 mmHg，合并糖尿病和慢性肾损害者 < 130/80 mmHg。脑出血急性期高血压的药物治疗，推荐的一线降压药物为口服卡托普利（captopril，6.25 ~ 12.5 mg），但是其作用短暂，且降压迅速。静脉用药的一线选择为半衰期短的降压药物。在美国和加拿大推荐使用静脉注射拉贝洛尔（labetalol），或者盐酸艾司洛尔（esmolol）、尼卡地平（nicardipin）、依那普利（enalapril）。静脉注射乌拉地尔（urapidil）的应用也日益广泛。最后，必要时应用硝普钠（nitroprusside），但是其主要不良反应有反射性心动过速、冠状动脉缺血、抗血小板活性、增高颅内压和降低脑灌注压。静脉注射治疗高血压需要对血压进行连续监测。

2. 血糖的管理　在脑出血后最初 24 h 内持续高血糖（> 140 mg/dl）提示预后不良。血清葡萄糖 > 185 mg/dl 时，建议静脉滴注胰岛素治疗，并密切监测血糖浓度并调整胰岛素剂量，以避免发生低血糖。

3. 颅内压增高的治疗　颅内压增高、脑水肿和血肿占位效应都会使脑出血后的致残率和死亡率升高。对于怀疑颅内压增高和意识水平持续下降的患者，需要进行连续有创颅内压监测，但是其应用价值是否优于临床和放射学监测仍未被证实。

对于脑出血后颅内压增高的治疗应当是一个平衡和逐步的过程。抬高床头、镇痛和镇静，渗透性利尿药（甘露醇和高张盐水）、经脑室导管引流脑脊液、过度通气，目前仍不推荐使用类固醇激素。同步监测颅内压和血压，以使脑灌注压 > 70 mmHg。

4. 脑出血并发症预防和治疗　病情不严重的患者采取措施预防亚急性并发症，如吸入性肺炎、深静脉血栓形成和压力性溃疡等。脑出血患者临床稳定后，应进行早期活动和康复治疗。

（1）发热：查找感染证据。治疗发热原，给发热的患者使用退热药以降低体温。

（2）控制感染：应用适当的抗生素治疗脑出血后感染。不建议预防性应用抗生素。

（3）预防深静脉血栓形成：有轻偏瘫或偏瘫患者使用间歇充气加压装置预防静脉血栓栓塞。如果脑出血停止，发病 3 ~ 4 d 后，可以考虑给偏瘫患者皮下注射低剂量低分子肝素或普通肝素治疗。

（4）痫性发作：脑出血患者有临床痫性发作时，给予适当抗癫痫药物治疗；脑叶出血的患者在发病后立即短期预防性应用抗癫痫药，可能降低其早期痫性发作的风险。

5．治疗凝血异常和纤维蛋白溶解引起的脑出血　使用鱼精蛋白逆转肝素引起的脑出血；华法林引起的脑出血，静脉给予维生素 K 以逆转华法林的效应，并给予凝血因子替代治疗；溶栓引起的脑出血使用凝血因子和血小板替代。合并严重凝血因子缺陷或严重血小板减少的患者，应该适当补充凝血因子或输注血小板。

6．脑出血的外科治疗

（1）外科治疗的意义：对于大多数脑出血患者而言，手术的作用尚不确定；对于有手术指征的脑出血患者，血肿的清除减少了血肿量，降低颅内压，提高了受损半球的灌注压及减少神经细胞毒性水肿。

（2）外科治疗指征：小脑出血伴神经功能继续恶化或脑干受压或脑室梗阻引起脑积水，应尽快手术清除血肿；脑叶出血超过 30 ml 且血肿距皮质表面 1 cm 以内者，可以考虑血肿清除术。

（3）手术时机：超早期开颅术能改善功能结局或降低死亡率。极早期开颅术可能使再出血的风险加大。严密监测病情，及时进行手术评估。

第三节　中枢神经系统感染性疾病

》 一、细菌性脑膜炎

（一）诊断

细菌性脑膜炎若不予治疗，患者可在数小时到数天内死亡，因此及时准确的诊断是治疗的先决条件。腰椎穿刺是唯一可以明确诊断细菌性脑膜炎的方法，并可能发现病原菌，所以对疑诊为脑膜炎的患者应尽早进行脑脊液检查。一般情况下，应在使用抗生素之前做脑脊液的细菌培养，但也有资料表明在使用抗生素 4 h 内做脑脊液培养也常获得阳性结果，如果患者在做腰穿前必须检查其他项目（如影像学检查），可以先使用抗生素。脑脊液的典型表现是外观浑浊，白细胞数增高，以中性粒细胞为主，糖含量下降（常低于 40 mg/dl），蛋白含量增高（大于 50 mg/dl）。但在使用过抗生素的患者、严重感染的早期、白血病、免疫抑制患者和某些细菌感染以淋巴细胞升高为主

（如单核细胞增多性李司德菌和螺旋体）的情况下，脑脊液结果可能会不典型。

（二）治疗

1. 全身并发症的治疗

（1）休克：应及时补液，必要时加用血管活性药物。脑膜炎球菌性脑膜炎可并发罕见的 Waterhous-Friderichsen 综合征，表现为在休克基础上合并肾上腺出血性梗死，表现为大量瘀斑和菌血症，应给予类固醇激素替代治疗直至病情稳定。约有 8% 的细菌性脑膜炎患者合并弥散性血管内凝血（DIC），且多在发病第 1 周内出现。微循环衰竭还可以导致成人呼吸窘迫综合征（ARDS），亦称休克肺，发生率为 3.5%，表现为严重的低氧血症和难治性肺水肿，一旦发生，死亡率几乎为 100%。

（2）血容量：由于细菌性脑膜炎可以导致脑组织肿胀和颅内压增高，因此补液量不能过多，如果患者血压不低，成年患者一天补充生理盐水 1200 ～ 1500 ml 足够，儿童按 1000 ml/m² 体表面积进行补液（口服补液量也包括在内），避免用糖水补液。这种限制随着症状好转和颅内压降低可以逐渐放松。

（3）发热：解热镇痛药可以用来降温，但根本措施是应用敏感的抗生素，如有效常于治疗后第 2 ～ 5 d 体温恢复正常。体温持续不退或重新升高，应该重新评估，必要时可复查脑脊液，鉴别是否抗生素应用不足、并发症如大脑皮质血栓性静脉炎、硬膜下脓肿、颅外器官血源性感染和药物热等。

（4）隔离：脑膜炎球菌性或者是病原菌不明脑膜炎患者，应用抗生素 24h 内应置于呼吸道隔离病房，耐药菌株感染患者也应置于隔离病房，以免传染给其他易感者。

2. 抗生素治疗细菌性脑膜炎的基本原则

（1）应全程住院治疗，并静脉给药。腰穿检查无须等待 CT 结果，除非患者昏迷、局灶神经系统体征、视盘水肿或者意识水平逐渐恶化，如果出现这些情况，应在血培养后行经验性抗生素治疗。其他情况下，腰穿后即可行经验性抗生素治疗，以后根据脑脊液培养结果调整最佳抗生素。

（2）抗生素疗程：常见病原菌如肺炎球菌、流感嗜血杆菌和奈瑟脑膜炎球菌，经静脉给予足量抗生素，疗程至少 10 d，且在体温正常后至少使用 7 d；对于耐药菌株（肠道阴性菌、单核细胞增多性李司德菌和 B 族链球菌）或手术外伤后脑膜炎，抗生素治疗应延长至 2 ～ 3 周或更长。

（3）应避免使用难以穿透血脑屏障的抗生素，如四环素类、第一代和第二代头孢霉素。

（4）注意药物毒性，由于治疗脑膜炎常使用最大耐受剂量的抗生素，对有肝肾功能不全或血液系统疾患的患者应密切监测。

3．细菌性脑膜炎的鞘内治疗　由于一些抗生素在脑脊液中浓度较低，因此试探各种蛛网膜下腔直接给药的途径，目前有以下几种方法。

（1）腰椎穿刺给药：方法与腰穿相同，先放去 5 ～ 10 ml 脑脊液，将药物溶解于脑脊液中，经腰穿针注入。

（2）脑池穿刺给药：与腰穿给药相比，其优点在于药物在大脑底部和凸面的浓度更高，缺点在于可能损伤延髓，必须有专门培训和经验丰富的医生执行，且不适合多次穿刺给药。

（3）经脑室给药：可手术植入 Ommaya 储液囊，其一端是导管置入侧脑室前角，另一端是硅酮橡胶做成的储液囊埋于头皮下。其优点是可以反复多次穿刺给药、抽取脑脊液检查或减压，给药后在脑室内获得较高的药物浓度，在基底池和椎管内脑脊液药物浓度也较高，如氨基糖苷类药物一次给予 5 mg 就可以在整体脑脊液中达到治疗浓度（4 ～ 6 μg/ml），且可以维持 24 h。缺点在于该装置可能产生管腔阻塞、离断和继发感染。

4．激素治疗　婴幼儿和儿童患者，在抗生素治疗的前 4 d，予地塞米松 0.15 mg/kg，每 6 h 静注 1 次，可降低听力下降和其他神经系统后遗症的发生，因此对于 2 个月以上的婴幼儿和无免疫抑制状况的儿童，推荐早期常规使用激素。

成年患者若无免疫抑制，也推荐使用抗炎性反应剂量的激素（泼尼松，40 ～ 80 mg/d），尤其脑脊液中细菌浓度高和颅内压高的患者效果更显著，但尚无安慰剂对照研究证实。

大剂量激素用于伴有脑水肿的重症脑膜炎；若怀疑有肾上腺坏死的患者（Waterhous-Friderichsen 综合征），应给予激素维持治疗。

（三）细菌性脑膜炎的并发症

1．颅内压增高　是细菌性脑膜炎常见并发症，主要是由于炎性渗出物和炎性细胞堆积于蛛网膜颗粒周围，导致脑脊液吸收障碍；其次，脑积水和脑实质水肿也使颅内压增高，其中脑水肿是由于细菌和炎性细胞所致的毛细血管通透性增加（血管源性水肿）和细胞膜完整性受损（细胞毒性水肿）造成的。

一般而言，抗生素治疗起效后，颅内压很快下降。但患者如果有颅高压的症状和体征，如头痛、呕吐、视盘水肿、意识淡漠或丧失、血压升高、心率减慢等，则应降颅压治疗。

2．惊厥　是脑膜炎较常见的表现，婴幼儿和儿童特别好发，一般不影响预后，

3% ~ 7% 发展为癫痫。惊厥有时提示以下较严重的几种情况：细菌性脑炎、脑皮质静脉血栓形成、硬膜下积液或积脓、感染性血管炎、脑脓肿（新生儿多见）或代谢异常（如抗利尿激素分泌不当综合征所致的低钠血症）。

3．脑积水　增厚的脑膜在颅底阻断脑脊液循环产生交通性脑积水，一般不需紧急处理，不行分流术也可能自行缓解。较少见的是部分性或完全性阻塞中脑导水管导致非交通性脑积水，如果是完全阻塞，可导致昏迷、双侧巴宾斯基征阳性和双眼不能向上凝视，由于进展较快，可不出现视盘水肿，头颅 CT 或 MRI 可明确诊断。不处理可迅速致死，应急诊行持续脑室外引流术，待脑脊液中感染控制后，再行分流术。部分阻塞不是急诊手术指征，但应密切观察以防进展为完全性阻塞。

4．硬膜下积液　1 岁以下婴幼儿患细菌性脑膜炎（特别是流感嗜血杆菌）易并发硬膜下积液，诊断依靠颅骨透照试验、头颅 CT 和经未闭合的囟门硬膜下穿刺。治疗目的主要是维持正常的颅内压，如果没有颅内高压的症状和体征以及局灶神经系统体征，则不须处理，否则可反复行硬膜下穿刺，直到感染控制后液体不再聚集，极少数病例可能持续积液，则必须行手术切除渗出周围的脑膜。

5．硬膜下积脓　是罕见的并发症，表现为视盘水肿、颅内压持续升高、持续发热、局灶体征或惊厥。诊断依靠头颅 CT 或 MRI，脑电图作用不大，腰穿检查有脑疝危险，一旦诊断应立即手术引流，并根据手术标本的细菌培养和药敏结果选用适当抗生素治疗 1 周以上。

6．永久神经功能缺失　局灶神经功能缺失提示病程中有脑实质感染、血管炎性脑梗死或占位性病变（如硬膜下积液或硬膜下积脓）。听力下降是最多见的颅神经麻痹。脑皮质静脉血栓性静脉炎导致静脉血栓形成，抗生素治疗可以预防进展，而抗凝剂疗效尚不明确。血管炎是一个相对多见的并发症，尤其是儿童患者多见，一般随抗感染治疗起效后缓解，但脑底部大动脉受累可导致脑卒中而遗留永久神经功能缺损。

》 二、病毒性脑炎

（一）单纯疱疹病毒脑炎

1．病因和发病机制　已知人类疱疹病毒（human herpes virus，HHV）科有两个重要的病毒，人类疱疹病毒 1（human herpes virus1，HHV-1），又称为单纯疱疹病毒 1 型（herpes simplex virus type 1，HSV-1），通常引起口周部位感染（热病性疱疹），多数能自然恢复；人类疱疹病毒 2（human herpes virus 2，HHV-2），又称为单纯疱疹病毒 2 型

（herpes simplex virus type 2，HSV-2），常引起生殖器部位感染。虽然 HSV-1 和 HSV-2 病毒可反复多次感染，却很少发生单纯疱疹病毒脑炎（herpes simplex virus encephalitis，HSE）。美国 HSE 的发病率为每年 2 人 /100 万人，其他国家的情况类似。在非流行性脑炎中，HSE 是最常见的一种。一旦 HSE 发生，生命受到威胁，如未经治疗，病情迅速进展，通常在 7 ～ 14 天内死亡，死亡率高达 70%，存活者将遗留严重的神经功能缺损。

2. 病理　急性期，双侧大脑半球弥漫性病变，可不对称；颞叶和额叶眶面病变最为严重。镜下组织学的基本改变是急性出血和坏死，如皮质神经细胞、胶质细胞和血管壁坏死；血管周围出血，淋巴细胞和浆细胞浸润；细胞核内发现嗜酸性 CowdryA 型包涵体；软脑膜充血，淋巴细胞和浆细胞浸润。

3. 临床表现　HSE-1 感染无季节性、地区性和性别差异，多见于成年人。急性或亚急性起病，病程长短不一，多数在 2 ～ 3 周内稳定，以后逐渐好转。少数病程迁延达数月，重症患者病情凶险，数日内死亡。前驱症状常见，如上呼吸道卡他症状、头痛、发热（38 ～ 40℃）等。重症患者精神症状明显，表现为人格改变、记忆力下降、定向力障碍、行为异常、幻觉或妄想等，常误入精神病医院。意识障碍几乎无一例外，表现为中重度昏迷，或特殊的意识障碍（去脑强直发作或去皮层状态）。癫痫发作或癫痫持续状态常见，发作形式多为全身强直阵挛发作。锥体外系损害的表现多种多样，如扭转痉挛、手足徐动或舞蹈样多动等。其他还可见偏瘫、失语等神经功能缺失。脑膜刺激征不甚明显。当颅内压增高形成脑疝时，则危及生命。

HSE-2 多见于新生儿，为急性爆发性起病，病情凶险，主要表现为广泛的脑损害和多脏器坏死。子宫内胎儿感染后遗留先天性畸形，如精神迟滞，小头畸形，小眼球，视网膜发育不全等。

（二）其他急性病毒性脑炎

1. 病因和发病机制　病毒性脑炎按病因或发病机制不同分为 4 类：急性病毒性脑炎、感染后脑脊髓炎、中枢神经系统慢性病毒感染和中枢神经系统变性疾病（推测与病毒感染有关）。急性病毒性脑炎最为常见，病情凶险，病死率高。

儿童和青年人是两个最易罹患本病的年龄段。男性因频繁活动在蚊虫区域而患虫媒传播的病毒性脑炎概率高于女性。

2. 临床表现　急性病毒脑炎的一部分临床表现具有共性特征，另一部分临床表现则有一定的特殊性，其取决病毒孢子对中枢神经系统不同细胞的作用。

3．辅助检查

（1）实验室检查：一般的实验室检查项目对病毒性脑炎的诊断帮助不大。全血细胞计数淋巴细胞增多提示病毒性感染。脑脊液白细胞（淋巴细胞）中度增高（1000×10^6/L）；蛋白轻度增高（60 ~ 80 mg/dl），糖和氯化物正常。脑脊液病毒酶联免疫吸附试验（Enzyme-linked immunosorbent assays，ELISA）IgM 和 IgG 阳性具有诊断意义，病毒 IgM 抗体的检出对早期诊断有所帮助，日本乙型脑炎的脑脊液病毒 IgM 阳性，敏感性和特殊性高达 95%，而 IgG 抗体效价增加仅可作为回顾性诊断依据，脑脊液聚合酶链反应（polymerase chain reaction，PCR）高度敏感，但可靠性不确定。脑脊液病毒培养对早期诊断和治疗无帮助。

（2）影像学检查：影像学检查不能确定病毒性脑炎的诊断，亦无助于鉴别不同的病毒性脑炎。但有的病毒性脑炎具有一定影像学特征。脑 CT 扫描可迅速发现脑出血、脑积水、脑疝等并发症，从而指导外科干预。脑 MRI 比脑 CT 敏感，日本乙型脑炎的灰质病变明显。斜方体脑炎（肠道病毒 71）的脑干可见异常信号。

（3）EEG 检查：流感病毒脑炎可出现额部慢波，偶尔可见锐波。日本脑炎可见 3 种脑电改变形式：广泛连续的 δ 活动、广泛 δ 活动伴锐波和 α 昏迷。

（三）**治疗**

治疗的目的在于缩短病程，预防并发症，防止复发和减少传播。

1．抗病毒

（1）阿昔洛韦（acyclovir，ACV）：又名无环鸟苷，为去氧鸟苷类化合物，发挥作用的重要环节在于抑制疱疹病毒 DNA 聚合酶合成，从而使病毒 DNA 复制终止。因其疗效好，毒性低，成为单纯疱疹病毒脑炎的首选药物，对水痘 - 带状疱疹亦有一定疗效，但对其他疱疹病毒作用不肯定。临床确诊或怀疑诊断时，应立即予以 ACV 治疗，而不应等待病毒学结果而延误用药。ACV 血浆半衰期为 1.5 ~ 6.3 h（平均 2.19 h），血浆药物浓度与药物剂量成正比，脑脊液的药物浓度是血浆药物浓度的 50%，脑组织中的药物浓度是血浆药物浓度的 11% ~ 33%，因此应给予足够的药物剂量。成人常用剂量每次 10 mg/kg，每 8 h 静脉滴注 1 次，连用 14 ~ 21 日，或根据病情决定疗程。给药 72 h 后，60% ~ 90% 的 ACV 从肾排出，当肾功能损伤，肌酐清除率下降，或与其他肾毒性药物同时应用时，剂量应有所减少。与丙磺舒、青霉素或头孢类抗生素合用可提高 ACV 浓度，此时应注意药物的不良反应。

（2）乏拉昔洛韦（valaciclovir）：为阿昔洛韦的前体药，口服制剂，吸收迅速完全，在肠壁和肝经酶水解后转变为阿昔洛韦，与口服阿昔洛韦相比生物利用度高，有效成分维持时间长，但不作为重症单纯疱疹病毒脑炎的首选药。常用的口服剂量为每次 0.3 g，每日 2 次，连用 7 ~ 10 日。

（3）喷昔洛韦（penciclovir，PCV）：为无环核苷类化合物，抗病毒谱和药理作用与 ACV 相似，对病毒 DNA 的抑制作用比 ACV 弱，但细胞内浓度比 ACV 高，细胞内停留时间比 ACV 长，因此 HSE 治疗指数高，为高度选择性抗疱疹病毒药物。

（4）法昔洛韦（famciclovir，FCV）：为 PCV 的二乙酰酯化物，口服在肠壁吸收后迅速去乙酰化和氧化成为 PCV。口服 FCV 后 PCV 的生物利用度达 70%。目前仅为口服用药，每次 250 ~ 500 mg，每 8 h 1 次，连用 7 ~ 10 日。

（5）更昔洛韦（ganciclovir，DHPG）：为去氧鸟苷类化合物，在 ACV 化学结构的侧链上多一个羟基，因此可渗入病毒及宿主的 DNA 中。对多数疱疹病毒均有效，因其比 ACV 在感染细胞内浓度高 10 倍，细胞内半衰期 > 24 h，因此对巨细胞病毒有较好作用。静脉滴注每日 5 ~ 15 mg/kg，分 2 次，连续 14 ~ 21 日。

上述所有药物均有不同程度的不良反应，如中枢神经系统症状：头痛、精神错乱、抽搐等；骨髓抑制：红细胞、白细胞和血小板减少，用药期间应注意监测血细胞，必要时停药；肾功能损害：尿路结晶所致肾小管阻塞、尿素氮和肌酐增高；其他还有药物性皮疹、静脉炎、药物热、消化道症状、肝功能异常等不良反应。更昔洛韦有致畸、致癌和免疫抑制作用。

2．其他治疗

（1）肾上腺皮质类固醇：可减轻炎症反应和减轻水肿，多采用早期、大量和短程给药，如地塞米松 10 ~ 20 mg/d，每日 1 次，连用 10 ~ 14 日。

（2）抗癫痫：癫痫发作或非惊厥性癫痫发作时必须给予抗癫痫治疗。一线药物为卡马西平或苯妥英钠。卡马西平，口服 100 mg，每日 2 次；控制不佳时可逐渐加量，每日最大剂量不超过 1600 mg。苯妥英钠，口服 100 mg，每日 3 ~ 4 次；控制不佳时可逐渐加量，每日最大剂量不超过 1500 mg。癫痫持续状态是本病的急危重症，须尽快终止发作，常用药物为苯巴比妥钠、丙戊酸钠和地西泮，静脉途径给药作用迅速而有效，注意首次给药足量，维持剂量直至发作停止。

（3）降低颅内压：头部床位抬高；药物利尿，如甘露醇、甘油果糖、呋塞米等；气管插管过度呼吸的方法较为复杂，临床应用较少。

昏迷患者应保持呼吸道通畅，给予营养代谢支持，维持水、电解质平衡，加强口腔和皮肤护理，防止压疮，积极治疗下呼吸道感染等。恢复期可采用理疗、按摩、针灸等帮助神经功能恢复。

》三、结核性脑膜炎

（一）结核性脑膜炎的诊断

结核性脑膜炎（tuberculous meningitis，TBM）是由结核分枝杆菌（mycobacterium tuberculosis，MTB）引起的中枢神经系统感染性疾病，表现为结核性炎症、脑水肿、脑积水等引发的脑膜刺激症和发热、头痛等结核中毒症状群，具有致死率和致残率高等特点。

传统的 TBM 诊断策略是根据结核病的发病率、流行病学、体格检查、血液和 CSF 分析等进行疑似 TBM 诊断，但其临床特征及传统实验室检测方法存在诸多问题。

TBM 是结核分枝杆菌侵犯蛛网膜下腔导致的亚急性或慢性脑膜炎症，不具有典型临床表现，易与其他形式的中枢神经系统结核病相混淆，如结核瘤和结核性脑脓肿；尤其是老年 TBM 患者，通常需结合既往病史、实验室检测及诊断性抗结核治疗有效而确诊。

目前，尚缺乏高敏感度和高特异度的单一诊断 TBM 的检测技术。传统的 TBM 检测方法包括抗酸杆菌涂片镜检和分枝杆菌培养。涂片镜检虽耗时短、应用广泛，但敏感度仅为 10% ~ 15%。MTB 培养虽更敏感（50% ~ 60%），但耗时长，难以满足临床及时性的需求；又由于 CSF 中的 MTB 载量较低，且培养前的经验性治疗更进一步降低了 MTB 载量，常难以检出或呈现假阴性，加之标本获取困难，尤其是儿童患者，这些均是目前 TBM 诊断困难的重要原因。

（二）TBM 实验室检测

目前，常用的实验室检测方法包括分枝杆菌萋 - 尼抗酸染色镜检、BACTEC MGIT 960（简称"MGIT 960"）培养、生化诊断、免疫学诊断、核酸扩增技术和基因测序技术。

《2019 中国中枢神经系统结核病诊疗指南》对于疑似中枢神经系统结核病患者，推荐行 CSF 的 MTB 快速核酸检测，如超敏利福平耐药基因检测（GeneXpert MTB/RIF Ultra，简称"XpertUltra"）、环介导等温扩增试验（loop mediated isothermal amplification assay，LAMP）等抗酸杆菌涂片镜检及 MGIT960 培养；对于不能明确诊断的患者，可行多次检查以提高阳性率（强烈推荐）；当 CSF 送检 MTB 病原学标本量不足时，可优先送快速核酸检测（推荐）。这提示传统的分枝杆菌萋 - 尼抗酸染色镜检和核酸扩增技术（如 Xpert 和 XpertUltra）均可用于 TBM 的快速诊断。目前，在改良萋 - 尼抗酸染色镜检、脂阿拉伯甘露聚糖（lipoarabinomannan，LAM）抗原检测和 Xpert Ultra 检测方面均有较新进展。

1. MGIT 960 培养　MGIT 960 培养仍然是确诊 TBM 的金标准。Krishnakumariamma 等发现，以 MGIT 960 培养结果为参照标准，Xpert 检测 CSF 标本中 MTB 的敏感度和特异度分别为 72.7% 和 98.5%，且 MGIT 960 检出的 3 株耐异烟肼（INH）的 MTB 中有 2 株经线性探针检测（line probe assay，LPA）显示对 INH 耐药，1 株耐多药菌株经 Xpert 检测为利福平耐药假阴性。因此，Xpert 检测阴性样本仍应进行 MGIT 960 培养以排除 TBM。

2. 改良萋 - 尼抗酸染色镜检　改良萋 - 尼抗酸染色镜检 CSF 在结合患者临床症状、CSF 细胞组成、生化结果和微生物检测的基础上可临床诊断 TBM 及提供 TBM 免疫监测，有助于早期诊断，最佳治疗和改善预后。但目前的研究结果尚存在较大差异。如我国报道传统和改良萋 - 尼抗酸染色镜检对 TBM 的检测敏感度为 33% 和 82.9%，但 Heemskerk 等在一项大型前瞻性、国际多中心研究中发现，传统和改良萋 - 尼抗酸染色镜检检测 CSF 标本用于诊断 TBM 的敏感度分别为 33.9% 和 34.5%，差异无统计学意义。因此，尚不能明确改良萋 - 尼抗酸染色镜检是否存在优势，但可在检测敏感度更佳的诊断方法出现前，充分利用现有检测手段，通过扩大 CSF 的检测量来优化检测结果。

3. 生化诊断　腺苷脱氨酶（adenosine deaminase，ADA）在机体组织中（主要在胸腺、脾和其他淋巴组织）分布广泛，在血液中（红细胞和 T 淋巴细胞）含量丰富。对 CSF-ADA 的活性检测是一种简单、快速和稳定的方法，可用于早期鉴别 TBM 和其他原因的脑膜炎，利于及时治疗和改善预后。

TBM 患者 CSF-ADA 水平随有效抗结核治疗时间的延长而明显降低，且呈动态变化，有助于评价抗结核治疗的效果及判断患者病情变化。陈颜强等依据英国医学研究委员会对 TBM 的分期标准发现，III 期患者的 CSF-ADA 水平明显高于 I 期患者（$P < 0.05$），且随着治疗时间的延长 CSF-ADA 水平逐渐降低。另外，Chan 等研究显示，TBM 患者的 CSF-ADA 活性水平［（8.6±2.1）IU/L］明显高于非 TBM 患者［（2.8±55.9）IU/L］，在最佳诊断截断值为 5.1IU/L 时的敏感度和特异度分别为 100% 和 91%，但目前诊断临界值仍存在争议。

4. 免疫学诊断　外周血结核感染 T 细胞斑点试验（T-SPOT.TB）可测定 MTB 在特异性抗原刺激下外周血 γ- 干扰素（IFN-γ）释放效应 T 细胞的数量。该试验可及时捕获细胞因子，排除免疫状态和卡介苗接种的影响，敏感度和特异度均较高，已成为诊断 TBM 的可靠辅助参考指标之一。

5．核酸扩增（nucleic acid amplification test，NAAT）技术

（1）数字聚合酶链反应（digital PCR，dPCR）：是通过定量检测 CSF 中 MTB 插入序列 IS6110 来提高对 TBM 的诊断能力，是快速和敏感的分子检测方法。

（2）Xpert、Xpert Ultra、LAM 与 LPA：Xpert 和 Xpert Ultra 均是 WHO 推荐的快速分子检测技术。Xpert 检测操作简单，可在 2h 内获得结果，已在全球广泛应用。以 MGIT 960 液体培养为参照标准，Xpert 检测 CSF 标本用于诊断 TBM 的敏感度和特异度分别为 72.7% 和 98.5%，具有高特异度、中等敏感度和快速诊断特点，可作为早期诊断 TBM 的方法，在分子诊断中具有重要地位，但由于其阴性预测值为 84%，故建议对阴性样本进一步行 MGIT 960 培养或 LPA 以排除 TBM。

Xpert Ultra 弥补了 Xpert 在结核病诊断方面的局限性，提高了诊断的敏感度和可靠性。其体外检测下限由 Xpert 的 100 ~ 120 菌落形成单位（CFU）/ml 下降至约 16 CFU/ml，与 MTB 培养相似（约 10 CFU/ml）。虽然 Xpert Ultra 阴性结果亦不能排除 TBM，但与其他实验室诊断方法比较，Xpert 和 Xpert Ultra 仍对 TBM 具有较高的诊断价值，特别是 Xpert Ultra 可使 TBM 的确诊率从 36% 增加到 51%，已被推荐为诊断 TBM 的首选检测技术，可替代 Xpert 检测。

以 CSF 中 MTB 培养阳性为参照标准，LAM 抗原检测诊断 TBM 的敏感度仅为 21.9%。对可能和高度疑似 TBM 患者的 CSF 行新型即时护理尿脂阿拉伯甘露聚糖试验（Fujifilm SILVAMP TB LAM，FujiLAM）的检测敏感度为 52%，特异度为 98%，与 Xpert Ultra 检测的敏感度（55%）接近，而 Alere Determine TB LAM Ag（简称"ALERELAM"）检测的敏感度仅为 14%。故在 Xpert Ultra 不可行的情况下可使用 FujiLAM 替代。

Xpert Ultra 和 LAM 检测方法使诊断 TBM 进入了快速诊断和早期治疗的新时代，但 Xpert Ultra 不能作为诊断 TBM 的单一诊断方法，应谨慎据此排除 TBM。基于目前诊断方法的局限性，联合患者临床症状、影像学特征和其他实验室指标等多种方法对诊断 TBM 仍非常必要。

6．测序技术

（1）二代测序（next generation sequencing，NGS）：CSF-NGS 可用于常规筛查 MTB 阴性患者，以提高病原学检出率，且在 CSF 常规检查结果不典型的情况下，有助于早期精准诊断 TBM。另外，NGS 存在以下局限：第一，NGS 虽能准确检测病原体 DNA 类型，但对病原体 RNA 类型仍需进一步探索；第二，NGS 的检测费用目前仍相对较高，限制其临床使用；第三，NGS 无法确定 MTB 是否耐药，无法检测耐药菌株。

（2）焦磷酸测序：是第一代基因型检测方法，可以在 6 h 内检测出 MTB 突变，直

接诊断 TBM，并可提供广泛耐药突变信息，有助于早期确定治疗决策。

（三）TBM 的辅助诊断

1. 病理诊断　TBM 患者中枢神经系统可发生多种病理性改变，包括炎性渗出、肉芽肿性病变、闭塞性血管炎、结核瘤或脓肿等。其中，77% 的 TBM 患者发生脑动脉炎，61.8% 血管异常改变的 TBM 患者会出现脑梗死及脑积液。

2. 临床诊断　TBM 临床症状及体征表现多样，多以亚急性起病为主，且颅神经损伤、头痛、意识障碍、颈项强直、克氏征（Kernig 征）、布氏征（Brudzinski 征）、巴宾斯基征（Babinski 征）等不典型表现的发生率均较高，但精神症状、癫痫发作的发生率均低于病毒性脑膜炎患者。因此，临床诊疗应综合临床症状、影像学特征、血清免疫学指标、血生化检测结果、CSF 涂片和培养、组织病理和抗结核治疗反应等表现，CSF 细胞外观、ADA 活性、乳酸脱氢酶、隐球菌抗原水平等也可作为重要鉴别参数。

（四）治疗

1. 抗结核化学药物治疗（化疗）　遵循早期给药、合理选药、联合用药、全程规律用药原则，参考国家防痨规划的结核病化疗方案，选用抗结核一线药物对 TBM 进行治疗。目的在于迅速杀灭细菌，提高疗效；延缓耐药菌株产生；减少用药剂量，缩短疗程，减轻药物不良反应。异烟肼、利福平、吡嗪酰胺（或乙胺丁醇）和链霉素是最有效的一线联合用药方案。儿童因视神经毒性作用而不选择乙胺丁醇，孕妇因胎儿位听神经的影响而不选用链霉素。化疗时间采用短程（6～8 个月）或"标准"疗程（12～18 个月），有些研究者强调长于 24 个月。

（1）TBM 一线药物治疗

1）异烟肼（isoniazid，INH）：抗菌机制与抑制结核分枝杆菌中分枝菌酸（Mycolic acid）的生物合成有关。INH 大部分以原形或代谢产物从肾排出，小部分经肝代谢。主要毒性反应是肝损害、周围神经炎、精神异常和癫痫。当单项血清转氨酶（ALT）升高，而无肝损害症状时可继续用药；一旦出现明显肝损害表现如黄疸等，应减量或停药。为了防止或治疗本药所致的神经功能障碍，须同时口服维生素 B_6，每日 100 mg。考虑到维生素 B_6 与 INH 相互竞争对疗效的影响，可将用药时间分开。

2）利福平（rifampicin，RFP）：特异性抑制细菌 DNA 依赖性 RNA 多聚酶活性，阻止 mRNA 合成。主要在肝内代谢，自胆汁排泄。RFP 与 INH 联合使用可增加肝损害，必要时减量或停药。

3）乙胺丁醇（ethambutol，EMB）：与结核菌内二价离子络合，干扰 RNA 合成。主要经肾排泄，肾功不全时易蓄积中毒，应适当减量。本药最重要的副作用是视神经炎，用药期间应定期检查视觉灵敏度和红绿色辨别力，一旦发生视神经炎应即刻停药，并给予维生素 B_6、烟酰胺和血管扩张药治疗。

4）吡嗪酰胺（pyrazinamide，PZA）：干扰细菌内的脱氢酶，使细菌对氧的利用障碍。不良反应主要是药疹、胃肠功能紊乱和肝损害，因影响尿酸排泄而致高尿酸关节损害。PZA 用量减至 20～30 mg/（kg·d）时，肝损害发生率明显下降，糖皮质激素可减轻肝损害。

5）链霉素（streptomycin，SM）：脑膜炎症时才易通过 BBB，发挥抗菌作用。不良反应是肾小管损害和位听神经损害。

（2）TBM 耐药菌株治疗

1）丙硫异烟胺（proionamide，TH）：作用机制不明，渗透力强，能自由透过血脑屏障，各种组织和 CSF 中浓度与血浓度相似。治疗剂量能抑制结核分枝杆菌生长繁殖，大剂量有杀菌作用。不良反应以胃肠反应多见，如口感金属味、恶心、厌食、呕吐、腹泻等；此外尚有肝功能障碍、黄疸。用法：0.6～1.0 g/d 或 0.75～1.0 g，每周 2 次。

2）卷曲霉素（capreomycin）：通过抑制细菌蛋白质合成发挥杀菌作用，可部分通过血脑屏障。只对细胞外生长繁殖快、碱性环境中的结核分枝杆菌具有杀菌作用。不良反应主要为位听神经损害、肾功能损害和过敏反应。用法：0.75 g～1.0 g/d，分 2 次肌内注射，连续 2～4 个月；以后 1.0 g/d，分 2～3 次肌内注射，连续 18～24 个月，最大剂量不超过 15～20 mg/（kg·d）。

3）环丝氨酸（cycloserine）：抗结核作用远比 INH、链霉素弱，但细菌不易产生耐药性。主要用于耐药结核分枝杆菌的感染，多与其他抗结核药合用。不良反应大，主要为神经系统毒性反应，也可有胃肠道反应及发热等。用法：0.5 g/d，分 2 次口服，连续 2 周；以后逐渐增致 1.0 g，分 2 次后服。

4）糖皮质激素：可减轻炎症和水肿，抑制肉芽组织和纤维细胞增生，减轻蛛网膜下腔粘连，改善脑脊液循环。糖皮质激素通常用于重症 TBM，并在充分抗结核药物治疗的基础上给药。地塞米松初始剂量为每日 20～40 mg，维持时间不宜过长，每 3～7 d 减量 1 次，以减少不良反应，整个用药疗程为 1～1.5 个月。

（3）TBM 鞘内药物治疗：TBM 的鞘内药物治疗有争论，一是有创；二是增加了其他细菌感染的机会。但有文献报告，重症 TBM 患者在全身药物治疗的基础上辅以鞘内药物注射，可提高治疗的成功率。通常选择异烟肼（0.1 g）、地塞米松（5～10 mg）、α-糜蛋白酶（4000 U）和透明质酸酶（1500 U），每隔 2～3 d 鞘内注射 1 次，症状消失后每周 2 次，体征消失后 1～2 周 1 次，直至脑脊液检查正常。鞘内注射前先放出 1 ml 脑脊液，注射时反复抽吸脑脊液与药物混合，注入速度须缓慢（5 min），脑脊液压力增高时慎用此法。

2. 其他治疗　急性重症 TBM 需要更多的辅助治疗，如降颅压、营养支持、肝肾功能保护以及外科手术治疗。

（1）降颅压：颅内压增高是结核性脑膜炎常见的并发症，特别是重症患者颅内压增高贯穿整个病程，甚至成为致死和致残的主要原因。目前，降颅压的主要方法仍然以药物为主，如甘露醇、甘油果糖、呋塞米等，其选择和应用的原则是因人而异，即个体化。因脑积水或颅内结核病灶致使的颅内压增高需脑外科手术治疗解决。

（2）营养支持：急性或慢性 TBM，特别是同时存在全身性结核感染时需要很好的营养支持。当结核中毒症状严重或颅内压增高影响进食时，可考虑全肠外营养或部分肠外营养。

（3）肝肾功能保护：长期抗结核药物治疗将会损害肝肾功能，从而影响治疗继续进行，尤其是原已存在肝肾功能障碍者更是难以将治疗进行到底。因此，早期就应监测肝肾功能，并采取保护措施，同时避免使用其他肝肾功能损害药物。

（4）颅脑外科手术：主要针对 TBM 的颅内并发症，如脑积水的脑室穿刺引流术、分流术，脑或脊髓结核瘤的摘除术等。

目前，TBM 的诊断仍基于传统的临床表现、影像学和实验室检查等进行评估，并对病原学不明确的 TBM 采用二代测序鉴定。虽然 TBM 的诊断研究在不断发展，Xpert Ultra 诊断 TBM 的准确度和敏感度也获得了进一步提高，但 Xpert Ultra 检测阴性仍不能完全排除 TBM。为进一步提高确诊率，目前的研究建议：①若出现脑膜炎症状超过 5 d，出现局灶性神经功能缺损，应怀疑 TBM。②胸部 X 线摄影显示粟粒性结核病或肺结核，脑部 X 线摄影显示脑梗死、基底脑膜强化或脑积液，应怀疑 TBM。③重点采集 CSF 和增加 CSF 采集量（＞6 ml），最大化检测样本中的 MTB 菌量，经 3000× G 离心 15 min 可提高诊断敏感度。④如果 CSF 检测失败，应对其他可能涉及的部位进行诊断性检测，以寻找病原学证据，如痰液 Xpert 或尿液 TB-LAM 检测。⑤当 CSF 表现为以淋巴细胞为主、低血糖、高蛋白等特点时，通常见于 TBM，但应注意排除免疫抑制患者隐球菌性脑膜炎的可能。⑥对常规抗生素治疗无效或诊断不明确的患者可在 48 ～ 72 h 后行重复腰椎穿刺，可能对提高确诊率具有一定的临床应用价值。

2021 年，世界卫生组织发布的 NAAT 检测结核病和耐药结核病的报道表明：通过低、中、高复杂度自动化 NAAT 检测痰标本、呼吸道样本和 MTB 菌株对不同药物的耐药性是高度准确的。但目前尚无以 CSF 为样本进行上述三类 NAAT 的研究，宿主生物标志物和 CSF 抗原检测可能在 TBM 诊断中具有一定的发展前景。

（孙　苗　买吾拉尼江·依孜布拉）

主要参考文献

[1] 戎靖枫，王岩，杨茂．临床心血管内科疾病诊断与治疗．北京：化学工业出版社，2021．

[2] 刘雪艳．内科常见疾病临床诊断与治疗．哈尔滨：黑龙江科学技术出版社，2021．

[3] 赵晓宁．内科疾病诊断与治疗精要．开封：河南大学出版社，2021．

[4] 王为光．现代内科疾病临床诊疗．北京：中国纺织出版社，2021．

[5] 金琦．内科临床诊断与治疗要点．北京：中国纺织出版社，2021．

[6] 黄佳滨．实用内科疾病诊治实践．北京：中国纺织出版社，2021．

[7] 徐玮，张磊，孙丽君．现代内科疾病诊疗精要．青岛：中国海洋大学出版社，2021．

[8] 魏佳军，曾非．神经内科疑难危重病临床诊疗策略．武汉：华中科技大学出版社，2021．

[9] 孙彬．临床内科疾病诊断治疗．长春：吉林大学出版社，2020．

[10] 李振．临床内科疾病诊断与治疗．南昌：江西科学技术出版社，2020．

[11] 闫东．内科疾病基础与临床诊断．昆明：云南科学技术出版社，2020．

[12] 王洪图．临床内科系统疾病诊断与治疗．哈尔滨：黑龙江科学技术出版社，2020．

[13] 赵静．神经内科疾病临床诊断与治疗．天津：天津科学技术出版社，2020．

[14] 王琰淏．心内科疾病临床诊断与防治．哈尔滨：黑龙江科学技术出版社，2020．

[15] 苑秀莉．肾内科疾病临床诊断与治疗实践．天津：天津科学技术出版社，2020．

[16] 方千峰．常见内科疾病临床诊治与进展．北京：中国纺织出版社，2020．

[17] 杨晓东．临床呼吸内科疾病诊疗新进展．开封：河南大学出版社，2020．

[18] 王庆秀．内科临床诊疗及护理技术．天津：天津科学技术出版社，2020．

[19] 冯忠华．新编消化与血液内科疾病诊疗学．西安：陕西科学技术出版社，2020．

[20] 赵新华．心内科疾病诊治精要．开封：河南大学出版社，2020．

[21] 冯明臣，金林．新编内科疾病综合治疗学．天津：天津科学技术出版社，2020．